基本护理实践与技能

张 薇 / 周传云 / 陈 莉 / 姚 雨 / 王 萍 / 赵 静　主编

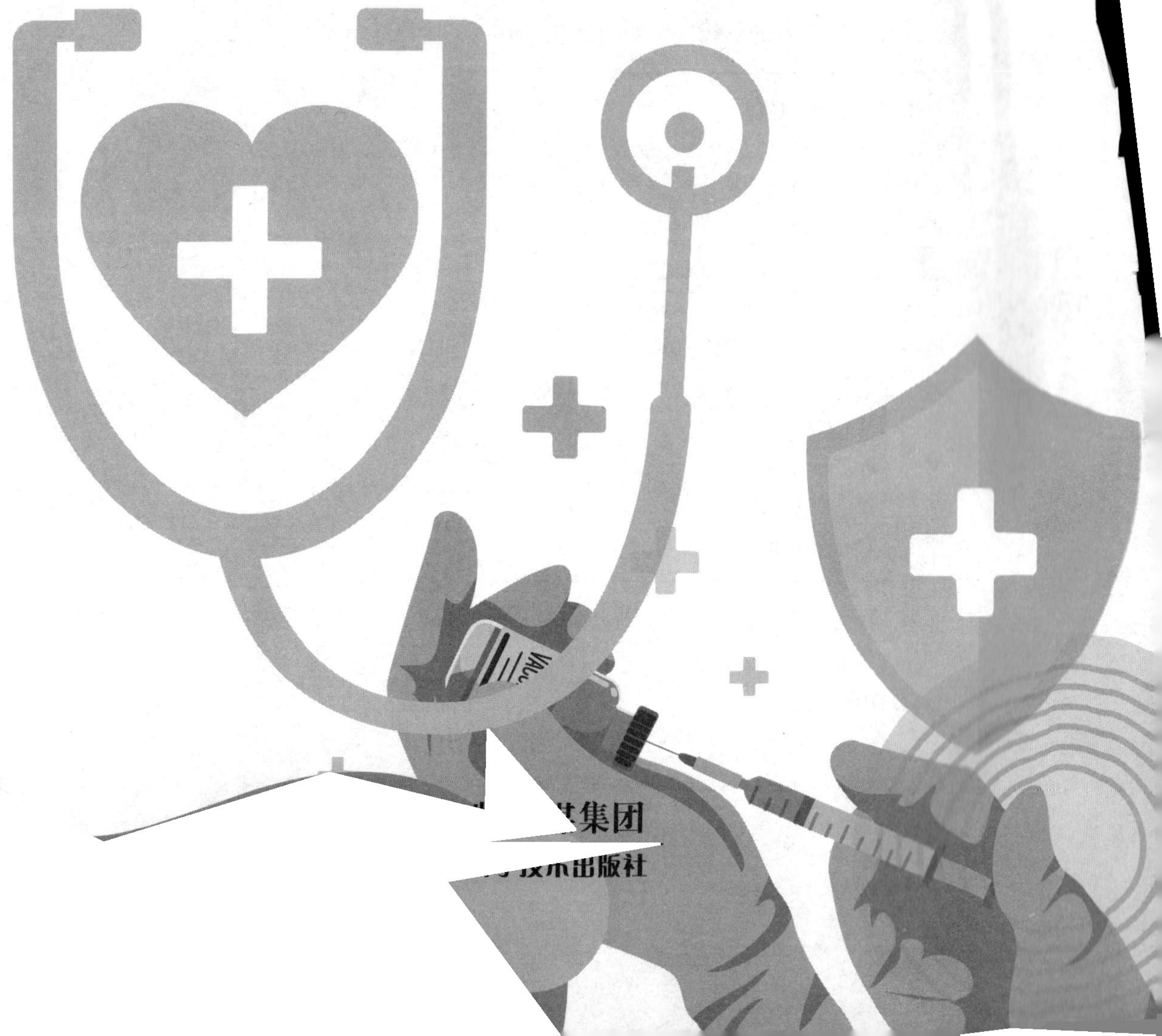

集团
技术出版社

图书在版编目（CIP）数据

基本护理实践与技能 / 张薇等主编. -- 天津 : 天津科学技术出版社, 2024.4
 ISBN 978-7-5742-2047-8

Ⅰ.①基… Ⅱ.①张… Ⅲ.①护理学 Ⅳ.①R47

中国国家版本馆CIP数据核字(2024)第086458号

基本护理实践与技能
JIBEN HULI SHIJIAN YU JINENG

责任编辑：李　彬
责任印制：兰　毅

出　版：	天津出版传媒集团
	天津科学技术出版社

地　址：天津市西康路35号
邮　编：300051
电　话：（022）23332377
网　址：www.tjkjcbs.com.cn
发　行：新华书店经销
印　刷：天津市宏博盛达印刷有限公司

开本 787×1092 1/16 印张 20.75 字数 400 000
2024年4月第1版第1次印刷
定价：70.00元

《基本护理实践与技能》编委会

主　编

张　薇　枣庄市立医院

周传云　枣庄市立医院

陈　莉　枣庄市立医院

姚　雨　枣庄市妇幼保健院

王　萍　枣庄市立医院

赵　静　枣庄市立医院

副主编

董春娟　山东中医药大学第二附属医院

曹翠君　山东中医药大学第二附属医院

孙启坤　枣庄市立医院

王玉华　枣庄市立医院

李　涛　枣庄市立医院

刘　苇　枣庄市台儿庄区人民医院

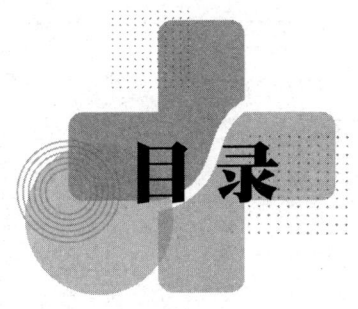

目录

第一章　常用护理技能 001

第一节　人工呼吸与机械通气 001

第二节　心脏按压 005

第三节　脑复苏 005

第四节　外科输血 006

第五节　休克的护理 008

第六节　水电解质与酸碱失衡的护理 010

第七节　外科营养 018

第八节　消毒与灭菌 021

第九节　伤口处理与敷料交换 023

第十一节　静脉切开置管 029

第十二节　动脉插管与动脉血压的测定 030

第十三节　气管切开病人的护理 031

第十四节　颅脑术后常用引流的护理 033

第十五节　腰穿 035

第十六节　胸腔穿刺与胸腔闭式引流的护理 036

第十七节　胃肠减压 038

第十八节　三腔管压迫 040

第十九节　腹腔穿刺与置管引流 041

第二十节　腹膜透析 043

第二十一节	灌肠法	045
第二十二节	消化道造瘘病人的护理	047
第二十三节	导尿术	049
第二十四节	膀胱冲洗	051
第二十五节	耻骨上膀胱穿刺	053
第二十六节	泌尿道造瘘病人的护理	054
第二十七节	牵引术	055
第二十八节	石膏绷带术	058
第二十九节	小夹板外固定	061

第二章 内科常见疾病护理 063

第一节	内科一般护理	063
第二节	呼吸内科常见疾病护理	064
第三节	心血管内科常见疾病护理	078
第四节	消化内科常见疾病护理	100
第五节	代谢性内分泌常见疾病护理	110
第六节	肾脏内科常见疾病护理	117
第七节	血液内科常见疾病护理	126
第八节	肿瘤科常见疾病护理	141
第九节	神经内科常见疾病护理	144

第三章 外科常见疾病护理 153

第一节	外科一般护理常规	153
第二节	胸外科常见疾病护理	154
第三节	普外科常见疾病护理	171
第四节	骨科常见疾病护理	195
第五节	神经外科常见疾病护理	209
第六节	泌尿外科常见疾病护理	222

第四章 儿科常见疾病护理 230

第一节 儿科一般护理 230
第二节 新生儿常见疾病护理 230
第三节 高热护理 236
第四节 肺炎护理 236
第五节 哮喘护理 237
第六节 充血性心力衰竭护理 238
第七节 病毒性心肌炎护理 239
第八节 先天性心脏病护理 240
第九节 风湿热护理 241
第十节 小儿腹泻护理 241
第十一节 婴儿红臀护理 242
第十二节 急性肾炎护理 242
第十三节 肾病综合征护理 243
第十四节 营养不良护理 244
第十五节 维生素 D 缺乏性佝偻病护理 244
第十六节 血液病护理 245
第十七节 营养性缺铁性贫血护理 247
第十八节 原发性血小板减少性紫癜护理 248
第十九节 急性白血病护理 248
第二十节 中枢神经系统感染性疾病护理（化脓性脑膜炎、病毒性脑膜炎） 250
第二十一节 蓝光疗法护理 251
第二十二节 保暖箱应用护理 252

第五章 妇产科常见护理 253

第一节 女性生殖系统炎症护理新进展 253
第二节 子宫颈癌护理 254
第三节 子宫肌瘤护理 256

    第四节　卵巢肿瘤护理 257

    第五节　滋养细胞疾病护理 258

    第六节　妇科肿瘤化疗护理 260

    第七节　围手术期护理 263

    第八节　正常分娩期妇女护理 265

    第九节　产褥期护理 269

    第十节　正常新生儿护理 271

    第十一节　妊娠高血压综合征护理 272

    第十二节　妊娠合并心脏病护理 274

    第十三节　产后出血护理 276

    第十四节　晚期产后出血护理 278

    第十五节　产褥感染护理 278

    第十六节　前置胎盘护理 279

    第十七节　流产护理 280

第六章 眼科常见疾病护理 282

    第一节　眼科一般护理 282

    第二节　角膜溃疡护理 283

    第三节　眼内手术护理 284

    第四节　白内障手术护理 286

    第五节　斜视手术护理 287

第七章 康复科常见疾病护理 289

    第一节　脑血管疾病的康复护理 289

    第二节　颅脑损伤的康复 291

    第三节　脊髓损伤的康复护理 293

    第四节　周围神经损伤的康复 295

    第五节　骨关节伤病的康复护理 298

第六节　颈肩腰腿痛的康复护理 300

第八章　肿瘤科疾病护理 303

第一节　肺癌的护理 303

第二节　胃癌的护理 305

第三节　肝癌的护理 308

第四节　乳腺癌的护理 310

第五节　膀胱癌的护理 312

第六节　子宫内膜癌的护理 314

第九章　急诊科常见疾病护理 317

第一节　急性左心衰的护理 317

第二节　呼吸衰竭护理 317

第三节　休克护理 318

第四节　急性有机磷中毒护理常规 318

第五节　一氧化碳中毒护理 319

第六节　急性心肌梗死护理 319

第七节　脑出血护理 320

第八节　镇静安眠药中毒的护理 320

第九节　危重病人护理常规 321

第十节　心脏、呼吸骤停护理 321

第一章 常用护理技能

第一节 人工呼吸与机械通气

一、人工呼吸

【目的】

心搏骤停时,应用人工方法帮助病人呼吸以挽救生命。常用于因麻醉、电击、中毒、颈椎骨折或其他伤病所致的呼吸麻痹者。

【操作步骤】

先解松衣领口及裤带,并清除病人口腔内的异物、黏液及呕吐物等,以保持气道通畅。

1. 口对口人工呼吸

(1) 病人平卧,以两层纱布或手帕盖于口上。术者一手托起下颌,尽量使头部后仰,另一手捏闭鼻孔,不使漏气。

(2) 术者深吸一口气,将嘴紧贴病人口部向嘴内吹气,直至胸部升起为止。

(3) 吹气毕,术者头转向一侧,并立即松开捏鼻的手,让病人胸廓自行回缩将气排出。如有回气声,即表示气道通畅,可再吹气,成人吹气12～16次／min,儿童一般20次／min,婴儿行口对口人工呼吸时,于吹毕可用手轻压胸廓,协助呼吸。

2. 仰压式人工呼吸

(1) 病人仰卧,腰背部垫枕,头偏于一侧。

(2) 术者跨于病人两股外侧或位于一侧,屈曲两肘关节,将两手横放在肋弓上部,手指自然分布于季肋部肋骨上,拇指向内。

(3) 将体重支于两手,使身体向前逐渐加压于胸部。2秒后放松两手,术者直跪起，使胸腔恢复原状，2秒后再按上述方法反复施行。

3. 负压式人工呼吸

（1）使病人俯卧，一臂伸于头前，一臂屈曲垫于面下，头偏向一侧。

（2）术者跨跪于病人两腿外侧，以掌压于病人下背部。手指自然放在肋骨上，小指置于最低肋骨处。

（3）术者两臂垂直，使身体徐徐前倾，以身体重力逐渐加压于患者，至术者两肩与掌垂直为宜，保持此姿势2秒。

（4）将身体逐渐退回原姿势，使压力放松，经2秒后，再如上述方法反复施行。

4. 举臂压胸人工呼吸

（1）使病人仰卧，腰部垫一低枕，头偏向一侧。

（2）术者跨跪于病人头之两侧面对着病人，以两手握住病人双臂尺侧，将臂上举至180°，使胸廓被动扩张而吸气入肺。待2秒后，再屈其两臂，并以其肘部的前侧方压迫两肋弓2秒；让病人胸廓缩小而呼气，如此反复进行。

【注意事项】

1. 宜将病人置于空气新鲜、流通处的地面，以便施术。如在软床上抢救时，应加垫木板。

2. 口内如有异物，必须清除。必要时用纱布包住舌头牵出之。以免舌后缩阻塞呼吸道。

3. 头宜偏向一侧，以利口鼻分泌物流出。

4. 人工呼吸速度以12～16次／min为度，节律宜均匀。

5. 待病人恢复自主呼吸后，可停止人工呼吸，但应观察数分钟，如确能建立有效呼吸后方可停止。

6. 行2、3、4法人工呼吸时，注意勿用力过猛过大，以免造成肋骨骨折。

7. 以上人工呼吸术仅适用于短时间急救之用，应尽早行气管插管或气管切开，连接呼吸机行机械通气抢救、治疗。

二、机械通气

【目的】

利用机械装置，改变病人气道或胸腔压力，产生通气以代替、控制和辅助病人呼吸运动，达到改善通气功能，减少氧耗量的目的。可用于脑部外伤、感染、脑血管意外及中毒等所致中枢性呼吸衰竭，呼吸肌无力或麻痹状态；胸部外伤或肺部、心脏手术及肺复苏等。

【呼吸机类型】

1. 简易球囊式呼吸机为手工控制，结构简单，携带方便。常用于机械呼吸机使用前，病人翻身或更换导管及呼吸机发生故障时。手捏频率为16～20次l／min。潮气量：单手挤压约600ml，双手挤压约为900ml。

2. 定容型（容量转换型）呼吸机以压入肺内预定容量的气体为呼吸相转换条件。工作性能稳定，适用于气道阻力大、肺顺应性差、病情危重的病人。常用的如上海医疗器械四厂生产的SC型呼吸机，瑞典产Engstron300型呼吸机。

3. 定压型（压力转换型）以呼吸道内预定的压力峰值为呼吸相转换的条件。优点为结构简单、同步性能好。但呼吸频率、潮气量、吸气／呼气时间不能直接调节，受胸廓、肺组织弹性和气道阻力的影响较大。适用于有一定自主呼吸、病情较轻的病人。如美国产鸟牌（Bird）各型呼吸机。

4. 定时型（时间转换型）以预定的吸气时间作为呼吸相转换条件。通气量一般较稳定，具有定容和定压两型的一些特点。但通气压力受呼吸道阻力影响。绍兴三五仪表厂的KTH-2型呼吸机属此类。

5. 高频呼吸机可分为高频高压通气、高频喷射通气、高频振荡通气三型。特点为通气频率高，60～5 000次／min，潮气量小于解剖无效腔。用于不适用于建立人工气道的外科手术及呼吸窘迫综合征等治疗。

6. 新型多功能呼吸机瑞典产的Serv0900B及900C型呼吸机可以调节呼吸频率、压力、容量、吸气／呼气时间、氧浓度。可选择多种通气方式，还有自动检测装置、湿化装置。使用方便，能直接判断通气效果和病人病情，减少机械通气并发症，对病人较安全舒适。其他的新型呼吸机还有美国生产的熊牌呼吸机，英国产的CPUI型呼吸机。

【操作方法】

1. 对呼吸机有关部件认真进行清洁消毒，检查有无漏气等情况。按要求正规安装；开机观察运转及性能是否良好。

2. 根据病情需要选择与病人气道的连接方式

（1）面罩：适用于神志不清楚、能合作、短时间使用机械通气或做雾化治疗的病人。应用时间一般为1～2小时。

（2）气管插管：用于半昏迷、昏迷短期作机械通气治疗的病人。保留时间一般不超过72小时，如经鼻、低压力套囊插管可延长保留时间。

（3）气管切开：适用于需长期做机械通气治疗的重症病人。

3. 按病情需要选择、调节各通气参数

（1）潮气量：500～800ml。

（2）呼吸频率：成人一般为12～20次／min，呼吸时间比为1:(1.5～3)。

（3）通气压力：成人为2～2.6kPa(15～20cmH$_2$O)

(4）给氧浓度：低浓度氧（24%～28%）不超过40%，适用于慢性阻塞性肺部疾病（COPD）病人；中浓度氧（40%～60%）用于缺O_2而CO_2储留时，高浓度氧（>60%）适用于CO中毒、心源性休克，吸入高浓度氧不应超过1～2天。

4. 机械通气中的监护和护理

（1）密切观察生命体征的变化。

（2）观察呼吸机的运转情况，各通气参数是否符合病人情况。

（3）定期测定动脉血气、电解质及肾功能等，如有异常，应立即分析原因，及时处理。

（4）注意呼吸道的湿化每30～60分钟，注入生理盐水3ml～5ml。以确保痰液稀薄而易于吸出、咳出，又要使肺底不因湿化过度而出现哕音为宜。

（5）呼吸道分泌物的吸引吸痰管的外径不应超过气管导管或套管内径的1/2，吸痰前先适当提高吸入氧浓度。阻断吸痰管前的负压，把吸痰管插入超过气管导管或套管外约0.5～1cm，再与负压相通，然后边退边旋转边吸引。最初的3～4cm退出要慢些，随后较迅速地退出。吸引的负压不超过19.6kPa(200cmH_2O)，每次吸痰时间不超过15秒。

5. 使用气管插管或气管切开时的护理

6. 撤机

（1）条件：一般情况好转，神志清楚，呼吸及咳嗽、咳痰能力恢复，肺部感染基本控制。血气分析正常或接近正常，肺活量达10～15mL/kg，最大吸气压达-2kPa（-15cmH_2O）时，可考虑停用呼吸机。

（2）方法：做好病人撤机前的思想准备工作，停用前于白天利用SIMV（同步间歇强制通气）装置进行自主呼吸锻炼，然后逐渐延长间歇时间，以致最后完全停用呼吸机。在没有SIMV装置时可逐步停机。

【注意事项】

1. 未经引流的张力性气胸，纵隔气肿，大咯血，急性心肌梗死；低血容量性休克未补足血容量前及肺大疱者应禁忌或暂缓使用呼吸机。

2. 呼吸机的操作者应熟练掌握机械性能、使用方法、故障排除等，以免影响治疗效果或损坏机器。

3. 使用呼吸机的病人应有专人监视、护理，按时填写通气记录单。

4. 病室每天以1%～2%过氧乙酸喷雾消毒，或紫外线灯照射1～2次。

5. 呼吸机应有专人负责管理，定期维修、保养。使用前后，呼吸机的外部管道，呼吸活瓣、雾化装置等每2～3天更换消毒1次。

第二节 心脏按压

【目的】

对创伤、电击、溺水、窒息、心脏疾病或药物过敏等引起的心搏骤停建立有效的人工循环方法。

【用物】

如病人睡于软床,应备与床同宽的硬板1块,另备踏脚凳1只。

【操作步骤】

1. 检查颈动脉是否有搏动,用右手食指及中指并拢先置于甲状软骨突出处,然后下滑至右侧颈旁血管沟,直接对颈椎方向下压,其位置即颈动脉处。如无搏动,立即开始胸外心脏按压。

2. 使病人仰卧于硬板床或地上,或加硬板于病人身下。头后仰10°左右,解开上衣。术者紧靠病人一侧。根据位置高低,采用踏脚凳或跪式等不同体位。

3. 术者以一掌根部置于病人胸骨中、下1/3交界处,另一手掌压于其上,手指并拢或互相交叉握持,只以掌根部接触病人胸骨,两臂伸直,肘关节不弯,以上身前倾之力向脊柱方向作有节奏的带冲击性的按压,下压深度约3～4cm,而后迅速放松,以利心脏舒张。放松时,两手不应离开胸骨接触面。

4. 按压频率约80～100次/min,直至心跳恢复。

【注意事项】

1. 按压部位要准确。太低易引起肝破裂,偏高可伤及大血管,偏向两侧易致肋骨骨折。

2. 按压力度要适宜。以能扪及股动脉搏动或瞳孔不散大为满意。

3. 按压时,应配合人工呼吸。单独操作时,可先行口对口人工呼吸2次,再做胸外心脏按压15次。如两人配合,则一人先借口对口人工呼吸1次,另一个作胸外心脏按压5次,如此反复进行。

4. 按压期间,密切观察病情变化,判断效果。胸外心脏按压有效指标是可扪及颈动脉搏动;原已散大的瞳孔逐渐缩小,并出现对光反射;外周灌流改善,皮肤转暖,肤色变红;原已停搏的心脏恢复自主循环,恢复自主呼吸,神志清楚。

第三节 脑复苏

【目的】

脑复苏(brain resuscitation)的目的是保护脑细胞恢复脑功能。主要为降低脑细胞代谢率,加强氧和能量供给,促进脑循环再流通及纠正可能引起继发性脑损害的全身和颅内病理因素。

【操作步骤】

1. 低温与冬眠疗法降温开始越早越好,1小时内降温效果最好,2小时后效果较差。可用冰帽进行头部重点降温,在体表大血管处置冰袋。降温深度一般在33~34℃,维持2~3天恢复听觉即可逐步复温。注意低于28℃易于诱发室颤,降温过程中避免起伏。冬眠药物有助于降温且可消除低温引起的寒战。可选用冬眠Ⅰ号(哌替啶100mg,异丙嗪50mg,氯丙嗪50mg)或Ⅳ号(哌替啶100mg,异丙嗪50mg,乙酰丙嗪20mg)分次肌注或静滴。

2. 利尿脱水常选用20％甘露醇125~250ml静滴,呋塞米20~100mg静注,或白蛋白5~10g静滴。

3. 激素的应用减轻脑水肿,改善循环功能。地塞米松常为首选。一般10~30mg,8~12h静注1次。

4. 促进脑细胞代谢药物的应用可用三磷酸腺苷(ATP)20~40mg、辅酶A 100~200U,加入5％~10％葡萄糖液250~500mL中静滴。此外,与脑代谢有关的药物均可应用。

5. 高压氧的应用对生命体征平稳、脱离呼吸机后而脑功能未恢复的病人应尽早进行高压氧治疗。

【注意事项】

1. 在复苏的同时,采取针对病因的治疗。
2. 复苏后,应观察病人的神志、瞳孔的变化及肢体活动等情况。
3. 应及早应用低温疗法及脱水剂。
4. 严密监测血容量及电解质变化。

第四节 外科输血

【目的】

纠正低血容量,纠正血液成分的缺乏。

【血液来源】

1. 自身血可有两种情况:(1)在病人术前预计失血量,采自身血1~3次,贮存于血库,术中根据需要回输给病人。(2)手术中出血量较大,并无明显污染时,可于胸或腹腔内吸出所出血并经过抗凝和过滤后回输给病人。自身血无需交叉配血,无需另行确认。但血小板和纤维蛋白原含量均较低,游离血红蛋白含量高，可能会诱发DIC。

2.库存血这是外科输血的主要来源。有新鲜库存血和一般库存血之分。新鲜库存血指24小时内采的血，主要是血小板含量较高。

【操作方法】

1.输血前准备

（1）凡需输血的病人，应由主治医师决定由住院医师书写输血申请单，主治医生签名。

（2）于预定输血日前2日，在无菌操作下采集受血者全血标本1份，每200～300ml为1单位，需血1~2单位者取血2mL，3~4单位者取血3mL，置于干燥洁净试管内，试管上贴上瓶签，注明受血者姓名、床号及住院号或门诊号，连同输血申请单交输血科，进行血型鉴定及交叉配合试验用（急诊例外）。

（3）填写输血志愿书。

（4）凭取血单到输血科取血，与发血者共同查对。查血的有效期，血的质量，输血装置是否完好，病人姓名、床号、住院号或门诊号，血袋号，血型，交叉配合试验结果，血液种类及剂量。并在配血单上签名。

（5）取血后，勿剧烈震荡血液，以免细胞大量破坏而引起溶血。不能将血液加温，防止血浆蛋白凝固变性而引起反应，应在室温下放置15～20分钟后再输入。

2.输血方法

（1）静脉输血法①用物：一次性输血器1套，2.5%碘酊，75%乙醇，消毒棉签，止血带，血管钳，胶布，弯盘，网套，输液架及输血卡。②按静脉输液法先输入少量生理盐水。由两位护士仔细进行查对，确定无误后，顺一个方向轻轻旋转血袋，使血浆与红细胞混合均匀。消毒血袋上塑料管和橡胶套管，拔出输血器针头，插入消毒部位。调节输血速度，开始时宜慢，观察10分钟无不良反应后，调整滴速，一般成人40～60滴/min，儿童酌减。③输入两袋以上血液时，应在两袋之间输入少量生理盐水。待血液将输完时，继续滴入少量生理盐水，使输血器内的余血全部输入体内。④输血后血袋应保留2～4小时，以备发生迟发性输血反应时作检验标本之用。

（2）动脉输血法①用物：动脉输血器一套，静脉切开包，无菌手套，局麻药，生理盐水，余物同静脉输血。②输血部位常用桡动脉或肱动脉。③局部皮肤消毒，铺巾、局麻。④在动脉搏动明显处，经皮动脉穿刺或切开皮肤显露动脉，将18号针头向动脉近心端刺入动脉或将带有塑料管外套的穿刺针同法刺入，退出穿刺针而置塑料管于动脉内。⑤接上动脉输血器，充气加压至21.3~29.3kPa，进行输血；或将输血导管经三通开关连接于输血针头，三通开头另一端接一

20ml注射器,先把输入的血液抽入注射器内,改变三通开关方向,然后注入动脉,如此反复抽吸注射或用活塞动脉输血器并根据阻力调整推进速度。⑥输血毕,拔除穿刺针或塑料管后,局部加压止血。如为切开皮肤暴露动脉者需缝合皮肤切口,加压包扎。

【注意事项】

1. 采集血标本时,一次只允许为一位病人采集,取血时,一次只取一位病人的血,以免发生错误。

2. 输血前,须两人核对无误后,方可输用。

3. 输血中,不得随意向血袋内加入其他药品,如钙剂、碱性及碱性药物等,以防血液变质。

4. 输血中,应密切观察病人有无输血反应,如发生严重反应,应立即停止输血,并通知医生,给予相应处理,并保留余血以供检查分析原因。

5. 动脉输血仅适用于其他方法救治无效的重症病人。

6. 从动脉输入的血液不应含有血管收缩药。

7. 动脉输血时,应密切观察穿刺部位肢体血循环,注意有无缺血现象。

第五节 休克的护理

【目的及分类】

休克(shock)是机体在各种有害因素侵袭下引起的有效循环血容量骤减,组织器官氧合血液灌注不足,细胞缺氧,以末梢循环障碍为特点的病理综合征。外科休克分为创伤性休克,低血容量性休克、感染性休克及神经源性休克。休克发病急,进展快,护理人员应配合医生进行积极抢救。以去除病因,恢复有效循环血量,纠正微循环障碍,增进心脏功能及恢复正常代谢。

【护理评估】

1. 病因:由各种原因引起的大量失血、出血、烧伤、严重损伤或感染等病因。

2. 意识和表情:休克早期呈兴奋状态,烦躁不安,休克加重时表现为表情淡漠、意识模糊、反应迟钝,甚至昏迷。

3. 皮肤色泽及温度:皮肤口唇黏膜苍白,四肢湿冷,晚期出现发绀,皮肤可出现花斑状现象。但感染性休克时,皮肤温暖,干燥色红。

4. 血压与脉压:血压常低于 10.6/6.6kPa(80/50mmHg),脉压<4kPa(30mmHg)。

5. 脉搏:早期脉率增快,休克加重时脉细弱,甚至摸不到。

6. 呼吸：注意呼吸次数及节律。休克加重时呼吸急促、变浅、不规则。呼吸增至 30 次/分以上或 8 次/分以下表示病危。

7. 体温：大多偏低，但感染性休克有高温，如体温突升至 40℃ 以上或骤降至 36℃ 以下，则病情危重。

8. 瞳孔：双侧瞳孔散大，对光反射消失，说明病人濒于死亡。

9. 尿量：每小时尿量少于 25ml，比重增高，表明肾血管收缩或血容量不足。

10. 辅助检查

（1）中心静脉压低于 49Pa(5cmH$_2$O)，表示血容量不足；高于 147Pa(15cmH$_2$O)，表示有心功能不全；高于 196Pa(20cmH$_2$O)，提示有充血性心力衰竭。

（2）红细胞计数血红蛋白检查可了解失血情况。红细胞压积增高，可反映血浆丢失。在 5 万～7 万／mm^3 以下，凝血酶原时间比对照组超过 3 秒，纤维蛋白原在 1.6～2g/L 以下，说明发生弥散性血管内凝血（DIC）。

（3）尿比重增高。

（4）动脉血气分析了解有无酸碱平衡失调。休克时，因过度换气，二氧化碳分压（PaCO$_2$）一般较低或正常。如超过 5.9～6.6kPa(45~50mmHg)，而通气良好，提示肺功能不良。氧分压（PaO$_2$）低于 8kPa(60mmHg)，吸入纯氧后不改善，考虑有急性呼吸窘迫综合征。

（5）动脉血乳酸盐如持续升高，则病情严重。

（6）血浆电解质钾、钠、氯等测定了解感染情况及电解质水平。

【护理要点】

1. 应设专人特护，病人置于重危病室。

2. 体位尽量减少搬动病人。将病人头和躯干抬高 15°～20°，防止膈肌及腹腔脏器上移，影响心肺功能，并可增加回心血量及改善脑血流。必要时可使用军用抗休克裤（military anti-shock trousers；MAST）。

3. 严密观察病情变化。

（1）观察意识表情、面唇色泽、肢端温度、瞳孔及尿量。如病人从烦躁转为平静，淡漠迟钝转为对答自如；唇色红，肢体转暖；尿量 >30ml／h，提示休克好转。

（2）每 15～30 分钟测体温、脉搏、呼吸、血压 1 次。

（3）详细记录病情变化及 24 小时液体出入量。

4. 保暖：可用棉被、羊毛毯、低温电毯保暖，或室内调温以 20℃ 为宜。感染性休克有高热时，应予物理降温，可用冰帽或冰袋置于头部、腋下、腹股沟等处；4℃ 等渗盐水 100ml 灌肠；室内通风或药物降温。

5. 保持呼吸道通畅：昏迷病人，头应偏向一侧，或置入通气管，以免舌后坠。有分泌物，应及时清除。鼻导管给氧时用40％~50％氧浓度，每分钟6～8L的流量。

6. 迅速建立1~2条静脉输液通道：根据病情安排输液先后次序。一般先输生理盐水、平衡电解质或低分子葡萄糖酐，后输葡萄糖全血等。在血压及血流动力学监测下调整输液速度。血压及中心静脉压低时，应较快补液；高于正常时，应减慢速度，限制补液，以防肺水肿及心功能衰竭。

7. 遵医嘱使用血管活性药物

（1）从低浓度慢速开始，每5～10分钟测1次血压。血压平稳后每15～30分钟测1次，并按药物浓度严格控制滴数。

（2）严防药物外渗。如出现局部红肿、疼痛，应立即更换滴药部位，局部用0.25％普鲁卡因封闭。

8. 预防并发症

（1）防坠床：烦躁的病人，应加床挡以防坠床，或四肢以约束带固定于床旁。输液肢体宜用夹板固定。

（2）防肺部感染：每日4次雾化吸入，协助病人咳嗽、咳痰。必要时，给予吸痰。

（3）防压疮：保持床单清洁、平整、干燥。病情许可时，每2小时翻身、拍背1次，按摩受压部位皮肤。

第六节　水电解质与酸碱失衡的护理

水电解质与酸碱失衡的诊断在治疗病人起着核心作用。护士应有意识地观察病情，配合医生尽早做出诊断，合理执行医嘱及主动安排其他护理措施，以便早期纠正水电解质与酸碱失衡。

一、高渗性缺水

【护理评估】

1. 病因：各种原因引起的水分摄入不足或丧失过多。如吞咽困难、昏迷、出汗、尿崩症、应用高渗性溶液引起的渗透性利尿等病因。

2. 口渴、尿少、软弱无力。

3. 精神激昂，狂躁不安，谵妄甚至昏迷。

4. 皮肤饱满度（skin turgor）降低、弹性差、干燥。眼窝凹陷。

5. 体重下降：轻度缺水失去体重的2％~4％，中度缺水失去体重的4％

~6%，重度缺水失去体重的6%以上。

6. 血压下降，有直立性低血压。脉搏快而弱。

7. 尿量少于30ml/h，尿比重大于1.030。

8. 血红蛋白、红细胞计数及红细胞压积增高。血钠升高，大于145mmol/L。血中尿素氮与肌酐比值升高。

【护理问题】

1. 体液不足，与摄入不足或流失过多有关。

2. 口腔黏膜改变，与分泌物不足有关。

3. 便秘，与体液减少有关。

4. 潜在性皮肤完整性受损，与体液缺乏及不适当的组织灌流有关。

5. 潜在的损伤：与直立性低血压及意识改变有关。

【护理要点】

1. 遵医嘱给予口服补液或静脉补液。根据血、尿电解质浓度值作为输液治疗的依据。

2. 观察并记录意识改变、生命体征、体重、出入量。

3. 补液时应注意观察有无颈静脉扩张、呼吸困难、心搏过速等循环负荷过重现象。

4. 监测并报告有无病情恶化情况，如尿液稀薄，尿量增加、低血压、脉搏增快、皮肤饱满度降低、体温增高、虚弱等。

5. 评估皮肤黏膜改变情况。

6. 协助病人定时翻身，按摩受压部位。

7. 保持皮肤清洁干燥，少用肥皂清洗，一天擦乳液3次。

8. 告知病人注意口腔卫生，必要时给予口腔护理。

9. 注意病人安全，防止意外损伤。对烦躁病人使用床栏、约束带等。有直立性低血压者，嘱其改变体位时多加小心，以免跌倒。

10. 鼓励病人摄取水分及高纤维素食物，做被动运动或下床活动，定时上厕，以预防便秘。

二、低渗性缺水

【护理评估】

1. 病因：各种原因引起的消化液丧失。如有呕吐、腹泻、肠瘘、肠梗阻、大面积创伤时补盐不足，用清水灌肠，长期使用利尿剂或限钠饮食等病因。

2. 无明显口渴，有倦怠、头晕、手足麻木，严重时神志不清，全身痉挛、定向感丧失，甚至昏迷，并出现休克。

3. 皮肤苍白、湿冷、呈光滑紧绷感。

4. 尿比重低，尿钠、氯低，血清钠低于135mmol／L。血红蛋白、红细胞计数、红细胞压积增高。血尿素氮增高，二氧化碳结合力下降。

【护理问题】

1. 体液相对过多，与摄入水多于钠或失钠多于失水有关。

2. 活动无耐力，与气体交换障碍有关。

3. 潜在性损伤，与意识障碍有关。

【护理要点】

1. 观察并记录生命体征、体重、液体出入量。监测血电解质变化。

2. 避免过量清水灌肠。

3. 鼓励病人进食，增加盐分，并摄取足够的营养。

4. 遵医嘱，给予葡萄糖盐水或高渗盐水输入。

5. 增加肺部气体交换功能。采取半坐卧位，以改善呼吸困难。指导病人缓慢深呼吸。病情允许时，鼓励病人多活动。

6. 评估病人意识行为的改变。对意识障碍病人，应移除环境中的危险因素，并加以约束，以防受伤。保持环境安静，减少刺激源。

三、等渗性缺水

【护理评估】

1. 等渗性缺水（isotonic volume deficits）病因：由各种原因引起的消化液急性丧失，如剧烈呕吐、腹泻、急性肠梗阻，或体内液体不当的积聚如腹水、水肿等。

2. 有缺水缺钠症状，如口渴、尿少、乏力、皮肤弹性减退、畏食、恶心、呕吐、手足麻木、软弱无力。颈静脉平坦，有直立性低血压。

3. 实验室检查：尿氯低于50mmol／L，血红蛋白、红细胞计数、红细胞压积均增高，二氧化碳结合力可升高，血钠、氯正常。

【护理问题】

1. 体液不足，与腹泻呕吐等有关。

2. 营养状况改变，低于机体需要量，与呕吐腹泻及摄入减少有关。

3. 潜在性损伤，与直立性低血压有关。

【护理要点】

1. 遵医嘱，给予口服或静脉补充等渗溶液。静脉输液时，速度不宜太快，以免循环负荷增加，引起肺水肿。

2. 密切观察尿量，有尿的病人，应注意及时补钾。

3. 其余护理措施参照高渗性缺水病人的护理措施。

四、低钾血症

【护理评估】

1. 低钾血症（hypokalemia）病因：吞咽困难、禁食造成钾摄入不足，呕吐、腹泻、肠瘘、胃肠道引流及长期使用利尿剂等造成钾丢失过多。

2. 全身软弱无力，神志淡漠、目光呆滞，重者出现嗜睡昏迷，恶心，呕吐，腹胀，便秘，感觉异常，手足抽搐。

3. 血压下降，心音低钝，脉搏快而弱，可有心律失常，肠蠕动减少，腱反射迟钝或消失。

4. 实验室检查：血清钾低于 3.5mmol／L，pH 值升高。心电图示 ST 段降低，QT 间期延长，有 U 波出现。

【护理问题】

1. 身体活动功能障碍，与骨骼肌无力有关。

2. 心排血量减少，与心肌搏动弱有关。

3. 便秘，与肠蠕动减慢有关。

4. 潜在的损伤，与骨骼肌无力有关。

【护理要点】

1. 观察病人有无导致低血钾的因素，如出现症状，应及时报告医生给予纠正。

2. 补钾由饮食或药物补钾。

（1）鼓励病人进食含高钾食物，如奶类、蛋类、鱼类、含钾蔬菜、水果等。

（2）口服氯化钾 1～2g，3 次/日。

（3）静脉补钾，10% 的氯化钾 30～50mL 溶于 5% 葡萄糖溶液 1500～2000mL 中缓慢滴注。注意滴速，并监测有无少尿情况。

（4）切忌静脉直接注射氯化钾，以免造成心搏骤停。

3. 与病人讨论并制定合理活动计划。

4. 移除环境中危险品，减少意外伤害。

5. 教导病人噘嘴呼吸，以减轻呼吸困难。

6. 摄取足够营养，定时排便，防止便秘。

五、高钾血症

【护理评估】

1. 高钾血症（hyperkalemia）病因：输入大量库存血，静脉输入钾盐过多过快；急性肾衰及肾上腺皮质功能不足，尿少、压伤、烧伤、药物中毒致大量细胞死亡，钾排到细胞外等病因。

2. 恶心，呕吐，肌肉无力，四肢麻木，感觉异常，尿少，心率慢，传导阻滞。

3. 血清钾高于 5.5mmol／L，心电图示 T 波高尖、QRS 间期延长、QT 间期延长。

【护理问题】

1. 心排血量减少，与心肌功能改变有关。

2. 活动无耐力，与肌无力有关。

3. 腹泻，与肠蠕动增加有关。

4. 知识缺乏，缺乏与疾病治疗及护理有关的知识。

【护理要点】

1. 评估造成高钾的原因。

2. 限制含钾高的食物及药物。

3. 如肾衰病人，遵医嘱采用血液透析或腹膜透析排钾。

4. 鼓励病人少量多餐，避免高纤维食物，必要时，遵医嘱使用止泻剂。

5. 将需要的东西尽可能放在病人随手易取之处。

6. 注意周围环境安全，减少意外伤害。

六、低钙血症

【护理评估】

1. 低钙血症（hypocalcemia）病因：长期腹泻，维生素 D 缺乏，甲状旁腺功能降低，慢性肾功能衰竭及碱中毒等。

2. 病人易激动，肌肉抽动，手足搐搦，长期低钙可发生骨折或骨弯曲。

3. 耳前叩击试验（Chvostek 征）和上臂压迫试验（Trousseau 征）阳性，血钙低于 2mmol／L。心电图 QT 间期延长，心律不齐。X 线有骨质疏松。

【护理要点】

1. 遵医嘱，经由口服，静脉补充钙盐。

（1）通常选饭前 30 分钟或睡前口服乳酸钙和维生素 D，以利肠道吸收。

（2）急性低钙可用 10% 葡萄糖酸钙 10ml 缓慢静脉滴注，约每分钟 1～2ml。

2. 提供安静环境，以减少和诱发刺激。

3. 确保病人安全，加用床栏防坠床，去除环境中的危险障碍物，以防发生意外伤害。

七、低镁血症

【护理评估】

1. 低镁血症（hypomagnesemia）病因：慢性腹泻，极度营养不良、长期肠瘘、胆瘘、使用利尿剂等。常与低钾和低钙血症同时存在。

2. 临床表现与低钙血症类似。可表现为焦急，谵妄，震颤，手足搐搦，大汗，感觉异常，心率加速等。

3. 耳前叩击试验及上臂压迫试验阳性。血镁低于 0.375mmol／L。心电图示 PR 间期及 QT 间期延长，ST 段及 T 波异常。

【护理要点】

1. 注意观察有无发生低血镁的病因存在，以便早期预防。

2. 遵医嘱给予补镁。

（1）轻度缺镁，可口服含高镁食物（如绿色蔬菜和水果等）补充。

（2）用 10mL 的 10％硫酸镁溶液，3 次/日，肌肉注射或加入 5％葡萄糖溶液中，静脉缓慢滴注。静脉注射时，应控制滴速，并严密观察病人有无发热、出汗、血压下降、嗜睡等中毒反应。

3. 避免意外伤害，减轻疼痛，提供有关的正确饮食及治疗知识。

八、代谢性酸中毒

细胞外液中碳酸根离子太少称代谢性酸中毒（metabolic acidosis）。

【护理评估】

1. 病因：酸性代谢产物产生过多：如休克，循环衰竭，高热，糖尿病性酮症酸中毒，长期饥饿；碳酸根离子排出太多：如腹泻，长期呕吐，肠瘘，胆瘘，胰瘘，大面积烧伤；酸性代谢产物在体内潴留：如急、慢性肾功能衰竭。

2. 无力、眩晕、头痛、嗜睡、感觉迟钝或烦躁不安，严重者可出现神志不清，甚至昏迷。尿少或无尿。

3. 呼吸深快。严重时可减弱。酮症酸中毒时，呼气中带有酮味。心率快、血压偏低，对称性肌张力减退，腱反射减弱或消失。

4. 实验室检查：pH 值下降，$[HCO_3^-]$ 低于 8mmol/L。由于呼吸代偿作用，二氧化碳分压降低，标准碳酸氢降低，缓冲碱降低，碱剩余负值，血浆二氧化碳结合力降低。尿呈酸性。酮症时酮体阳性。有肾衰时，血尿素氮增高。

【护理问题】

1. 低效性呼吸形态，与呼吸性酸中毒导致哮喘，呼吸困难有关。

2. 活动无耐力，与肌肉无力，反射降低有关。

3. 体液不足，与呕吐、腹泻有关。

4. 潜在性损伤，与神志不清、血压低有关。

【护理要点】

1. 补碱。可遵医嘱给予 11.2％乳酸钠 3mL/kg、5％碳酸氢钠 5mL/kg 或 3.6％三羟甲基氨基甲烷 10mL/kg，分别稀释为等渗液静脉滴注。如伴有体液代谢失调，应先纠正缺水和补充电解质。

2. 维持有效呼吸型态，鼓励病人有意识地控制呼吸。

3. 建立适当安全的活动形态。协助病人在床上做被动运动及下床活动。

4. 恢复正常体液容积，及时给予补液，并观察疗效。

5. 使用床栏或移除障碍物，以免意外伤害。

九、呼吸性酸中毒

细胞外液中 CO_2 太多称呼吸性酸中毒（respiratory acidosis）

【护理评估】

1. 病因：各种影响呼吸功能，引起肺通气不足的病因，如颈部血肿压迫，呼吸道异物，阻塞性肺部疾病，胸部创伤或手术，有机磷中毒等。

2. 全身乏力、嗜睡、气促、发绀、头痛、胸闷，呼吸困难。严重病人可有精神、神志改变，血压下降，甚至昏迷。

3. 实验室检查：血浆二氧化碳结合力升高，pH值下降，二氧化碳分压增高，血二氧化碳总量升高，标准碳酸氢升高，缓冲碱升高，剩余碱正值。血钾升高。尿呈碱性。

【护理问题】

1. 低效性呼吸形态，与大量二氧化碳潴留体内有关。

2. 活动无耐力，与乏力、呼吸困难有关。

3. 心排血量降低，与心律不齐、低血压有关。

4. 焦虑，与呼吸困难及意识程度降低有关。

5. 潜在性损伤，与意识程度降低有关。

【护理要点】

1. 遵医嘱治疗原发病预防并发症。

（1）评估病人出现通气障碍的原因。

（2）改变呼吸功能。解除呼吸道梗阻，分泌物及时吸出。紧急时，可行气管插管或气管切开，用呼吸机辅助呼吸。

（3）鼓励病人定时做深呼吸及有效咳嗽。

（4）低流量持续给氧，浓度不超过30％，以免抑制呼吸。

（5）给予三羟甲基氨基甲烷静脉注射矫正酸中毒。

（6）严密观察有无并发症出现，如手足搐搦、二氧化碳麻醉、反弹性呼吸性碱中毒及代谢性酸中毒，如出现症状，应立即报告医生，及时纠正。

2. 防止意外伤害。

（1）评估病人意识状态变化及生活自理程度。

（2）对意识障碍病人，注意使用床栏，以防坠床。

（3）对于自理能力低下病人，协助其处理日常生活事务，如喂食、更衣、倒水。

3. 向病人及家属解释疾病的原因，处理及预后，以取得合作并减轻焦虑。

十、代谢性碱中毒

细胞外液中碳酸根离子太多称代谢性碱中毒（metabolic alkalosis）

【护理评估】

1. 病因：幽门梗阻伴随持续性呕吐或长期胃液引流，长期使用利尿剂致低钾低氯碱中毒。

2. 头晕、躁动、谵妄及昏迷，呼吸浅而慢，可有阵发性呼吸暂停。游离钙减少可出现骨骼肌无力、手足搐搦及腱反射亢进。

3. 实验室检查：血浆二氧化碳结合力增高，pH值上升，二氧化碳总量增高，标准碳酸氢升高，缓冲碱升高，剩余碱升值。血清钾、钙、氯均低。尿呈碱性。

【护理问题】

1. 低效性呼吸形态，与呼吸困难有关。

2. 活动无耐力，与肌肉无力有关。

3. 潜在性损伤，与意识改变及手足搐搦有关。

【护理要点】

1. 遵医嘱治疗原发病，矫正碱中毒。

（1）口服或静脉补充等渗盐水或葡萄糖盐水。伴低血氯时，给予KCL。

（2）病情严重者，可静脉给予氯化铵，盐酸的稀释液，精氨酸或作血液透析。对缺钾性碱中毒，需补充钾。

（3）有手足搐搦者，给予10%葡萄糖酸钙溶液静脉缓慢注射。

2. 密切监测血尿电解质变化，测量体重、记录出入量，以评估病情改善状况，预防并发症：如反弹性代谢性酸中毒、红细胞溶血、脑部症状、静脉炎和高血钾等。

3. 建立正常呼吸形态及活动形态，预防意外伤害可参考前面内容。

十一、呼吸性碱中毒

细胞外液中二氧化碳太少称呼吸性碱中毒（respiratory alkalosis）

【护理评估】

1. 病因：各种致肺换气过度的病因，如外科感染、发热、休克、颅脑疾患、中枢神经系统药物中毒及不适当地使用人工呼吸器等。

2. 病人常有头晕、胸闷、淡漠、面色苍白，甚至昏迷。换气速率及深度增加，间以叹息样呼吸。有低钙引起的手足搐搦及肌腱反射亢进。

3. 实验室检查：血浆二氧化碳结合力降低，pH值升高，二氧化碳分压下降，血二氧化碳总量下降，标准碳酸氢下降，缓冲碱升高，剩余碱正值。血氯增高，血钙下降。尿呈碱性。

【护理问题】

1. 协助医生治疗原发病，改善通气功能。

（1）评估过度换气的原因，去除病因。

（2）间歇性使用纸袋或长筒罩住口鼻呼吸，增加气腔间隙，减少二氧化碳呼出。

（3）对用呼吸机的病人，调整至适当的呼吸速率，必要时加大无效腔或减小呼吸比。

（4）适当应用镇静药物，减慢呼吸。

2. 指导病人将呼吸速度放慢并加强加深。

3. 避免增加氧气需求量的活动，以减少呼吸速率过度。

4. 注意去除环境中的不安全因素，防止意外伤害。

第七节　外科营养

一、胃肠道营养

【目的】

胃肠道营养（enteral nutrition）是经胃肠道用口服或管饲来提供，可满足，超过或补充代谢需要的营养物质及其他各种营养素。适宜于因原发疾病不能或不愿经口进食，且胃肠道吸收功能良好的病人。

【营养配方种类】

1. 匀浆饮食：由天然食物加工混合匀浆而成的混合性饮食。一般选用牛肉、猪肝、鸡蛋、豆制品、面包、水果汁等食物加工而成。营养成分全面，但在肠腔内形成残渣较多。

2. 混合奶：将鸡蛋、白糖、奶糕、面粉及植物油用水调成糊状，慢慢加入煮沸的牛奶与豆浆中搅拌过滤而成。优缺点与匀浆饮食类似。

3. 要素饮食（elemental diet）：包括自然食物中各种营养素，含有氨基酸、葡萄糖、脂肪、多种维生素和矿物质。它没有纤维素等物质，不含有高分子蛋白质，所以几乎能全部被利用。

【操作步骤】

胃肠道营养可经鼻饲、胃造口、空肠造口或经肠瘘口插管灌注营养素。

1. 操作前，向病人说明有关事项，减少病人的顾虑与紧张，以取得合作。

2. 鼻胃插管法。

（1）将营养管置于小冰块上使其变硬，将管端部分弯成弧形，外涂润滑剂。

（2）测量鼻尖至耳垂再至剑突的距离，并做记号。

（3）自鼻孔将营养管插入咽部，转动管身150°，嘱病人吞咽，营养管可顺行下移直至记号处，以注射器注入少量空气，听诊在胃内后，固定营养管。

（4）如需要进入十二指肠或空肠，嘱病人右侧卧位，24～48小时后可进入空肠。

（5）营养管也可在手术毕，放入所需位置。

3.空肠造口可经空肠穿刺插管造口或施行空肠切开插管造口。

【注意事项】

1.年龄小于3个月的婴儿、麻痹性或机械性肠梗阻、腹腔内严重感染，大量小肠切除术后4~6周，营养管远端有功能小肠少于100cm的肠瘘病人不宜采用胃肠道营养。

2.按医嘱配制所需营养液，注意清洁卫生。配好后置于冰箱保存，当日使用。用前取出在室温下复温或暖水瓶等加温至35℃～40℃。

3.注意浓度、容量与滴速。一般从少量（不超过1 000mL）、低浓度（8%）、持续滴注8～12小时开始，逐渐增至能为病人所耐受。达到营养需要量。

4.注意观察灌注后有无腹胀、腹痛、腹泻、恶心呕吐等不适反应。查找原因，及时调整。

5.营养管每3～5日更换1次。营养液容器和接头，需经高压灭菌处理后使用，每日更换。

6.准确记录每日出入量。观察生命体征，定期测量体重、做血液生化检查，以了解营养物质吸收情况及预防并发症。

二、全胃肠外营养

【目的】

全胃肠外营养（total parenteral nutrition，TPN）是经由中心静脉供给病人所需营养成分，如水分、氨基酸、葡萄糖、维生素、脂肪及电解质。目的是改善病人的营养状况，增加体重、增强抵抗力和提高组织愈合能力。

【操作步骤】

1.置管经锁骨下或颈外静脉穿刺插管，或行头静脉、颈外静脉切开插管。导管尖端应达上腔静脉中部。

2.配制营养液中含碳水化合物、氨基酸、脂肪乳剂、电解质、微量元素、维生素及水。常用配方有：

(1)20%葡萄糖液2 500mL+9.02%氨基酸液1 000mL；

(2)50%葡萄糖液500mL+8.5%氨基酸液1 000mL+10%脂肪乳剂500mL；

(3)20%葡萄糖液1 000mL+7%氨基酸液1 000mL+10%脂肪乳剂1 000mL。

（4）以上3种配方各需加入电解质5%氯化钠100～150mL，10%氯化钾50～80mL，10%葡萄糖酸钙10～15mL及适量的胰岛素。

（5）长期应用 TPN 时，须添加多种静脉用维生素及微量元素，以满足人体需要。

3. 输注

（1）根据病人病情，选择配方。对肺功能差或有脂肪代谢紊乱的病人，应选不含脂肪乳剂的第1种配方。

（2）根据计划，采取重力滴注法、持续输注法或循环输注法。

（3）输注剂量由少而多，第一天用全日剂量的1/4，而后逐渐增加，在1周内调整到上述配方的全日用量。

【注意事项】

1. 静脉导管的护理

（1）置管前应向病人及家属说明置管的必要性、操作步骤及术后注意事项，以取得合作。

（2）置管后，应观察有无并发症，如气胸、血胸、败血症、气栓、静脉炎等。

（3）妥善固定导管。插管入口处每日以碘酊、乙醇清洁消毒后，将浸有碘附液的吸收性明胶海绵及无菌纱布盖于入口处，用胶布固定。

（4）每周2次用棉拭子蘸无菌盐水擦拭入口处局部，送细菌培养。

（5）除静脉导管以外的输液装置应每日更换1次。

（6）输液导管不宜做抽血、输血、临时给药、测量中心静脉压等其他作用，以防堵塞与污染。

（7）治疗完毕，或因导管堵塞，疑有导管感染时，均应拔除导管，局部按压1～2分钟，防止气栓。将导管末端剪去一段，送细菌培养。同时，全身应用抗生素，周围静脉补充适量液体。

2. 输注时的护理

（1）输注液须先冷藏，直至输注前半小时才取出。

（2）输注时，应按时按量均匀完成输注量，防止过快或过慢。注意及时调节输液速度，观察有无异种蛋白输入引起的过敏反应。

（3）采用重力滴注法时，应用塑料袋装液体输注，或将输液胶管加长，使管道低于心脏平面，或使用输液泵，可防止空气进入。

（4）输液装置的进气管所进入的空气，应经75%乙醇溶液消毒或用无菌棉花过滤。

（5）输液完毕，可用3.84%枸橼酸溶液2～3mL注入静脉导管内，用无菌"堵针器"堵塞针栓，然后用无菌纱布包裹、固定。再次输注时，去除"堵针器"，接上输液装置即可。

3. 观察与记录

（1）定时观察体温、脉搏、呼吸、血压、意识状态及其他反应。

（2）准确记录24小时液体出入量。

（3）定期做血液生化检查。监测电解质、氮平衡、血糖、尿糖及肝肾功能等。

（4）每周测体重1次，或根据需要每日或隔日测量1次，以观察治疗效果。

第八节　消毒与灭菌

【目的】

消毒（disinfection）是指杀灭或清除除芽孢以外的病原微生物和其他有害微生物。灭菌（sterile）是指杀灭一切活的微生物，达到绝对无菌状态。消毒与灭菌的目的是预防感染、减少感染机会，减轻因为被感染所引起的症状。

【分类】

1. 物理灭菌法：外科常用煮沸灭菌法，高压蒸汽灭菌法、紫外线灭菌法、火烧法。

2. 常用消毒剂包括75％乙醇、2.5％碘酊、碘醚、氯己定溶液、氯化物、酚类、季铵盐类、过氧乙酸、甲醛、戊二醛、环氧乙烷。

【操作步骤】

1. 煮沸灭菌法

（1）适用于金属器械、玻璃器材、橡胶制品、丝线等灭菌。通常为临时需要。

（2）煮沸前，应将物品彻底洗净，分门别类地将物品用纱布包裹好，以防煮沸时碰撞损坏。

（3）物品完全浸于水面之下，轻浮物品用血管钳夹住，使之下沉。

（4）根据物品的性质，分别放入煮锅内消毒。玻璃类，应先放入冷水中，使之逐渐升温，水煮沸后计时，煮沸15～30分钟；橡胶类物品待水沸后放入，煮沸5～10分钟，以免橡胶变性老化；金属及搪瓷类待水沸后放入，煮沸10～15分钟，在水中加入碳酸氢钠使之成为2％碳酸氢钠溶液，可提高沸点至105°，且能防锈。

（5）煮沸灭菌达预定时间后，用灭菌持物钳将物品取出，放入灭菌容器内，在短时间内使用。

2. 高压蒸气灭菌法（以卧式高压蒸气灭菌器为例）

（1）适用于布类、金属类、玻璃类、搪瓷类、橡胶类等各种器械用品灭菌。

（2）将物品按需要及用途分别包装，松紧适宜，体积不超过

$55 \times 33 \times 22 cm^3$，以免妨碍灭菌效果。

(3) 物品放入消毒室内，关紧阀门。注意放入物品总体积不应超过室内容积的85%。

(4) 打开进气阀，使蒸汽进入夹套。开启冷凝阀，使冷凝水与空气排出。

(5) 当夹套压力表达到灭菌所需压力时，将总阀门开放，使蒸汽进入消毒室。

(6) 当消毒室的压力与温度达到灭菌要求的范围时，(104.0~137.3kPa, 121℃~126℃)，转动压力阀，使之保持恒定，并开始计算灭菌时间。一般橡胶类及器皿类需15分钟，敷料类需30～45分钟，器械类10分钟，瓶装溶液类20～40分钟。

(7) 到达灭菌时间后，排出消毒室内蒸气或予以自然冷却。

(8) 待消毒室压力表下降至"0"位1～2分钟后，打开室门，等10～15分钟后取出灭菌物品。灭菌后可保留2周。

3. 紫外线灭菌法

(1) 主要用于手术室、病室的空气灭菌。

(2) 室内应清洁、干燥、无灰尘、无水雾。

(3) 常用可移动式灯管直接照射灭菌。一般每10~15m² 面积，用30W灯管1支，照射时间30～60分钟。

(4) 紫外线对人体有一定影响，注意照射时室内人员应避开。

4. 火烧法

(1) 紧急情况下，某些金属器械和搪瓷类可用此法灭菌。

(2) 点燃酒精灯，将物品直接放在火焰上烧灼，一般几秒钟至1分钟左右即可。或将95%酒精直接倒入放有拟灭菌物品的器皿中，点火燃烧。

(3) 此法易使器械失去光泽并变钝，一般不宜使用。

5. 药液浸泡消毒法

(1) 浸泡消毒前，应先将物品上的油污洗净擦干，器械轴节或接头应打开。

(2) 物品需全部浸入药液中，管瓶类物品内外必须充满药液。

(3) 常用消毒剂有：①1:1 000苯扎溴铵溶液（每1 000ml中加亚硝酸钠盐5g防锈），70%乙醇，1:1 000氯已定溶液，浸泡30分钟，用于一般金属器械消毒。②2%戊二醛水溶液浸泡10～30分钟，用于较精密、不耐热器械消毒。③10%甲醛溶液，浸泡30分钟，适用于导管、塑料类、有机玻璃的消毒。④漂白粉用于浸泡食具、痰具、便器。⑤尿素溶液浸泡器械30～60分钟可消毒。⑥2%碘酊及碘液用于皮肤消毒。碘酊用后需乙醇脱碘。

(4) 浸泡消毒过的物品，使用前应用灭菌盐水将药液冲洗干净。

6. 熏蒸消毒法。

（1）甲醛蒸汽熏蒸法：40％甲醛溶液5ml加入量杯中，放入容器（24cm蒸锅）底部，再加入高锰酸钾2.5g，使之汽化，熏蒸物品1小时，可达消毒目的。主要用于缝线消毒。

（2）过氧乙酸熏蒸法：0.75～1g/m^3，作用30～60分钟可达到空气消毒的目的。

（3）环氧乙烷消毒：用丁基橡胶袋装好物品，排出袋内空气，灌入环氧乙烷，放置8小时，即达消毒目的。适用于怕热、怕潮物品及较精密仪器。

（4）熏蒸后的物品和房间，须通气使消毒剂挥发后再使用。

【注意事项】

1.煮沸灭菌时

（1）中途如加入其他物品，应重新计算时间。

（2）煮锅内放置的物品，不宜超过容器的3/4。

（3）高原地区沸点低，故海拔每升高300m，灭菌时间应延长2分钟，或用压力锅煮沸灭菌。

2.高压蒸汽灭菌时

（1）灭菌前应检查灭菌器各部件性能。

（2）拟灭菌物品包内外各贴一条灭菌指示纸带（长约6～8cm），如压力达104.0kPa，温度达120℃±，维持15分钟时，纸带上即出现黑色条纹，表示已达灭菌要求。

（3）瓶装液体灭菌时，应用玻璃纸或纱布包扎瓶口，如用橡皮塞的，应插入针头排气。

（4）已灭菌的物品，应做好标记。

3.应用紫外线消毒灯，应掌握照射剂量及时间，并经常检查有效期限。

4.使用化学消毒剂时

（1）应根据物品性质，选择适宜的消毒剂。

（2）掌握准确的浓度和消毒时间。对性质不稳定的消毒剂，如含氯石灰、过氧乙酸等应严密，或临时配制。乙醇应每周过滤并核对浓度，碘酊应测定碘的含量，及时补足。其他药液应每周更换。

（3）注意安全，防止药物中毒或损害。

第九节　伤口处理与敷料交换

一、伤口处理

【目的】

伤口处理（wound care）的主要目的是清除污染，去除失活组织，使伤口干净而且闭合，以促进伤口愈合。

【分类】

1. 清洁伤口：常指无菌状态下的切口。
2. 沾染伤口：指有细菌污染，但尚未繁殖的伤口。
3. 感染伤口：已感染发炎的伤口，包括延迟处理的开放性创伤，脓肿切开，手术切口感染等。
4. 异物存留：指伤口内有异物存留。

【操作步骤】

1. 对沾染伤口，应先清洗去污，以灭菌纱布覆盖伤口，用肥皂水或消毒溶液清洗周围皮肤。若有毛发，应先剃除毛发后再清洗。
2. 去除伤口纱布，以无菌生理盐水冲洗伤口内部，并以镊子取出可见血凝块和异物。
3. 无菌纱布擦干皮肤后，局部麻醉，碘酒、乙醇消毒，铺无菌巾。
4. 清理伤口。仔细检查伤口，清除坏死组织和异物，切除失活的或不整齐的创缘组织，保护健康组织。较大的骨折片，应清洗后放置原位。用大量生理盐水冲洗创面，并结扎断裂血管。
5. 缝合伤口。更换手套、器械和无菌巾，重新检查止血。根据伤口情况，采取一期缝合或延期缝合。

（1）伤口整洁、污染轻的，可直接由内向外按层次缝合。

（2）伤口渗出多时，应留置引流物如橡皮条、软胶管等。

（3）有可能发生感染的伤口，先缝合深层组织，可延期 1～4 日后，无感染征象时，再缝合皮肤和皮下组织。

（4）若伤口组织缺失，需行皮肤移植。

6. 无菌敷料覆盖包扎伤口。
7. 感染伤口，应使感染局限化，并施行伤口引流，经敷料交换，使其愈合。
8. 伤口内异物应尽早取出，同时，应用抗生素和破伤风抗毒素。

【注意事项】

1. 伤口应进行彻底清洗与消毒。
2. 严格执行无菌操作。清理伤口时，注意随时用无菌生理盐水冲洗。
3. 尽量清除血凝块、异物及失活组织。
4. 缝合时应注意逐层对合，且无张力。

二、敷料交换

【目的】

1. 敷料交换(dress changing)时了解伤口情况,检查有无感染、血肿或积液。

2. 清除伤口内分泌物、异物和坏死组织,保持伤口引流通畅,预防和减轻感染。

3. 包扎和固定伤口,以保护伤口和减轻疼痛。

4. 拆除皮肤缝线。

【用物】

1. 换药碗2个,镊子2把,剪刀、探针,必要时备持物钳。

2. 2%碘酒、75%乙醇棉球若干、生理盐水棉球若干,必要时备0.02%呋喃西林,3%过氧化氢溶液,0.05%氯己定等。

3. 纱布、敷料若干,胶布,必要时备引流物,如胶管、烟卷、橡皮条、凡士林纱布等。

【操作步骤】

1. 换药前应先了解病情和伤口情况,以便按需准备药物。

2. 给病人解释操作步骤。

3. 戴口罩、帽子,仔细洗手。

4. 准备用物。如床头换药,在备好的换药碗上盖上无菌敷料。

5. 揭去胶布,用手取下绷带和外层敷料,再用无菌镊子取下内层敷料。如敷料与伤口粘连,先用生理盐水浸湿后再揭去。

6. 用2把镊子进行敷料交换,1把接触伤口,另一把取无菌用品。

7. 以乙醇棉球消毒伤口周围皮肤,由内向外,消毒范围应超过敷料大小的2～3cm,然后用生理盐水棉球轻蘸伤口,清除分泌物。

8. 分泌物多且伤口较深时,可用生理盐水冲洗;坏死组织较多者,可用肥皂液冲洗,脓液过多者,用0.02%呋喃西林纱布湿敷。

9. 注意清除伤口内线头,死骨及其他异物。

10. 观察肉芽组织生长情况。健康肉芽组织无需特殊处理。高出皮面不健康肉芽组织,可用剪刀剪平;也可用硝酸银腐蚀,再用生理盐水洗净多余药物;肉芽水肿明显时,可用3%～5%高渗盐水湿敷。

11. 表浅及分泌物少的伤口,可用凡士林纱布或生理盐水纱布覆盖;伤口深且分泌物较多时,宜置胶管或烟卷引流,必要时用负压吸引。

12. 伤口覆盖无菌纱布,渗出多时,可外加棉垫,然后用胶布或绷带固定。

13. 拆线

(1)拆线时间:头面颈部4～5日,胸腹部7～9日,四肢10～12日,减张缝合14日。

（2）方法：取下伤口敷料，以碘酒、乙醇消毒后，用齿镊将结扎线头轻轻提起，使皮肤表面以下的一侧缝线露出少许，在线结下方剪断缝线，顺结方向迅速抽出。再用碘酒、乙醇消毒皮肤，外用纱布保护。

【注意事项】

1. 除不能移动病人外，敷料交换应在换药室进行。若必须在床头换药时，应在晨间护理后2小时进行。

2. 如同时有数个病人换药，原则应先无菌，后有菌，先闭合伤口、后开放伤口，先换感染轻伤口，后换感染重伤口。

3. 医生当日有手术时，不应处理感染伤口，可术后换药或请他人代理。

4. 严格执行无菌技术操作。无菌物品一经取出，不得放回原容器。污染敷料须立即放入盘或敷料筒内，不得随便乱丢。

5. 换药动作应柔，注意保护健康肉芽组织。严重损伤或大面积烧伤病人，交换敷料前可给予止痛剂。

6. 感染伤口交换敷料后，应认真洗手后再给另一病人换药。

7. 拆线时应注意皮肤表面缝线不应经过皮下组织。

8. 青少年可缩短拆线时间；年老、体弱者可延长拆线时间；腹压大时，宜延期或间断拆线。

第十节　中心静脉插管术与中心静脉压的测定

中心静脉管（central venous catheter）常从锁骨下静脉、颈内静脉、颈外静脉插管入上腔静脉，从股静脉插管入下腔静脉。主要用于需长期静脉输液而周围血管输液困难者，以及进行中心静脉压测定和静脉高营养者。

一、颈内静脉穿刺插管 (intemaljughllar venous catbeter)

【目的】

1. 抢救危重病人；

2. 全胃肠外营养疗法；

3. 中心静脉压测定；

4. 需长期输液而周围血管穿刺困难者。

【用物】

1. 物品治疗盘、静脉切开包、导引钢丝、扩张管、中心静脉输液导管、10ml注射器、一次性输液器、手套、1%甲醛溶液、胶布、垫枕。

2. 药品 2%碘酒、75%乙醇、1%普鲁卡因、肝素、生理盐水。

【操作步骤】

1. 病人准备向病人解释操作目的、意义及注意事项，以便配合。平卧，头偏向左侧，右肩下垫小枕（一般多选右侧穿刺）。

2. 以胸锁乳突肌的锁骨头、胸骨头和锁骨所形成的三角区的顶部为穿刺点。或取锁骨上 3cm 与正中线旁开 3cm 的交叉点为穿刺点。以 1％甲紫溶液做出标记。

3. 局部皮肤常规消毒毛巾。以 1％普鲁卡因行局部浸润麻醉。

4. 术者用抽有生理盐水的 10ml 注射器穿刺，穿刺针应与冠状面平行，与冠状面呈 30°，向下向右及稍向外进针，指向胸锁关节的下后方，边进针边抽吸，见有明显回血即可插管。

5. 固定穿刺针，取下注射器，自穿刺针芯孔送入导引钢丝，退出穿刺针，沿导引线钢丝插入扩张管，扩张皮肤及皮下组织，退出扩张管，沿导引钢丝送入静脉留置导管。插入长度 15cm 左右，退出导引钢丝，接上输液导管。或可直接经穿刺针芯插入导管至所需深度退出穿刺针，接上输液导管。

6. 穿刺部位消毒后，盖无菌纱布，用胶布固定。调节输液滴水。

7. 协助病人取舒适卧位，交代注意事项，整理用物。

【注意事项】

1. 操作前向病人解释操作步骤，说明术中屏气的重要性，并教会病人屏气的方法。

2. 操作技术不当，可发生气胸、血胸、血肿、气栓、感染等并发症。

3. 躁动不安者，不宜施用此术。

4. 输液时输液瓶绝对不能输空，更换导管时应防止空气吸入，发生气栓。

5. 穿刺点每 1～2 日局部消毒，更换敷料。严格无菌操作，预防感染。

6. 严密观察导管通畅情况，有无压迫或扭曲。

7. 拔管时要接上注射器，边抽吸边拔管。导管拔除后需用凡士林纱布封闭，并按压穿刺孔数分钟，以防空气栓塞。

二、锁骨下静脉穿刺插管（subclaviaJl venous cadaeter）

【目的】

同颈内静脉穿刺。

【用物】

同颈内静脉穿刺。

【操作步骤】

1. 病人取平卧位，两肩胛间垫枕，头转向对侧。

2. 选择锁骨下静脉穿刺点。

（1）经锁骨上穿刺：在胸锁骨乳突肌锁骨头外侧缘与锁骨上缘所形成之夹角的平分线之顶端或其后 0.5cm 左右处为穿刺点。进针角度约为 30°～40°，一般进针 2.5～4cm 即达锁骨下静脉。

（2）经锁骨下穿刺：取锁骨中点，内侧 1～2cm 处（或锁骨中点与内 1／3 之间）锁骨下缘为穿刺点。针尖指向头部，与胸骨纵轴约成 45°，与胸壁约成 15°。进针时紧贴锁骨，深度一般为 4～5cm 即达锁骨下静脉。

3. 以下同颈内静脉穿刺。

【注意事项】

同颈内静脉穿刺。

三、股静脉穿刺插管（femoral venous catheter）

【目的】

同颈内静脉穿刺插管。

【用物】

同颈内静脉穿刺插管。

【操作步骤】

1. 病人取仰卧位，下肢伸直并略外展、外旋。

2. 局部常规消毒，铺无菌巾。

3. 术者以左手食指在腹股沟韧带下方中部扪清股动脉搏动最明显处，并予固定。其外侧为股神经，内侧为股静脉。

4. 右手持注射器，在腹股沟韧带中部下 2～3cm，股动脉内侧垂直刺入或与皮肤成 30°～40°刺入。一般进针深度 2～5cm。如抽得静脉血，即表示穿刺成功。置管方法同颈静脉穿刺插管。

【注意事项】

1. 不要选择有感染的部位穿刺。

2. 拔针后，应紧压穿刺点数分钟，至无出血为止。

四、中心静脉压测定

【目的】

中心静脉压（central venous pressure measurement，CVP）是指上下腔静脉胸段及右心房内的静脉压力。用于监测有效血容量，右心室功能及静脉回心血量。常用于急性循环衰竭，大手术或其他需要大量输血补液者，防止发生循环负荷过重。

【用物】

无菌治疗盘，静脉切开包，无菌深静脉导管，穿刺针，导引钢丝，中心静脉测压装置（包括带刻度的测压管、三通开关等）及输液导管。

【操作步骤】

1. 向病人说明操作的目的、意义。取平卧位。测上腔静脉压可经颈内静脉穿刺插管。

2. 将输液导管通过三通开关连接静脉导管。三通开关另一端接测压管。固定测压管使零点与右心房保持在同一水平面上。

3. 测压时先使输液管与测压管相通，使液体充满测压管，排空气泡，然后关闭。再使静脉导管与测压管相通，则测压管内液体迅速下降，待下降停止而稳定时，液平面的读数即为中心静脉压。

4. 测压完毕，将静脉导管与测压管关闭，使输液管与静脉导管相通，按要求调整滴数。

5. 整理用物，记录测得数据。

【注意事项】

1. 操作时必须严格无菌操作，严防空气进入。

2. 测压管的零点必须与右心房中心在同一水平面上。

3. 病人深呼吸、咳嗽、腹胀、用呼吸机等时，对CVP数值有影响。

4. 综合分析CVP和血压，可帮助判断病情。中心静脉压的正常值为：$0.49 \sim 0.98$kPa（$5 \sim 10$cmH_2O）。低血压时，CVP<0.49kPa提示有效血容量不足；CVP>1.47kPa（20cmH_2O）时，提示心功能不全、静脉血管丛过度收缩或肺循环阻力增加；CVP>1.96kPa（20mmHg）时，则表示有充血性心力衰竭。CVP异常时，应及时报告医生进行处理。

第十一节　静脉切开置管

【目的】

1. 急需静脉输血、输液而静脉穿刺有困难者。

2. 需长期维持静脉输液，而静脉穿刺不能维持过久者。

3. 用于中心静脉压测定、心导管检查等。

【用物】

无菌静脉切开包一套，无菌硅胶管一根，常规消毒用品及输液器材一套。

【操作步骤】

1. 向病人解释施行此术的目的及注意事项，以便病人配合。

2. 静脉切开部位常选用内踝前或卵圆窝处的大隐静脉。以内踝前大隐静脉切开为例。

3. 病人取仰卧位，术侧下肢外旋，踝下铺橡胶布与治疗巾。

4. 以内踝前上方为中心，常规局部皮肤消毒、铺巾、局麻。助手准备输液器，排尽空气。

5. 术者在内踝前上方约 3cm 处作一长约 2cm 的皮肤横切口或纵切口，分离出大隐静脉并挑起，在静脉下方置 2 根丝线，一根用于结扎静脉远端，留作牵引。提起静脉，在结扎近端的静脉壁上剪一 V 形口。以无齿镊夹起血管上唇，将静脉导管快速插入血管内约 5cm，结扎静脉近端丝线。将导管与输液器接头连接，观察液体输入是否通畅及有无渗漏。

6. 检查输液通畅后，剪去多余丝线，缝合皮肤，固定导管，无菌纱布覆盖切口。胶布固定。

7. 根据需要调整滴数，收拾用物。

【注意事项】

1. 切口不可太深，以免切断血管。

2. 切口处每日消毒，更换敷料。观察有无红肿、渗液现象。

3. 血管壁常因受刺激引起痉挛，导致输液不畅。应向输液管内注入 1% 普鲁卡因 2～5ml 或行局部热敷，可使痉挛缓解。

4. 一般导管留置 3 天，硅胶管留置时间可稍长。若发生静脉炎，应立即拔管。

5. 输液结束，拔除导管后，压迫局部 1～2 分钟，敷料包扎。7～10 日拆线。

第十二节　动脉插管与动脉血压的测定

一、动脉插管

【目的】

1. 用于重度休克须经动脉输液输血者。

2. 用于施行某些特殊检查，如心血管造影术、体外循环等。

3. 用于需直接观察动脉血压者。

【用物】

同静脉切开置管。

【操作步骤】

常用部位为桡动脉及股动脉，以桡动脉切开为例。

1. 病人取仰卧位，术侧上肢外展外旋。

2. 扪清桡动脉搏动后，局部皮肤消毒、铺巾、局麻。在腕关节上方约 2cm 处，沿桡动脉径路 2～3cm 直切口或横切口，分离桡动脉。

3. 在动脉下穿 2 根丝线，一根结扎动脉远端，留作牵引。提起动脉，其上剪一小口，迅速插入导管 5～10cm，结扎近端丝线，固定导管。接上输液器，即可加压输液或输血。

4. 检查输入通畅后，剪去多余丝线，缝合皮肤。

5. 输液完毕，拔出导管时，桡动脉应予以修补，缝合皮肤切口，加压包扎。

【注意事项】

1. 切口不可太深，以免损伤血管。

2. 插管时，注意勿使气体进入血管内，以防气体栓塞。

3. 绝对禁止向动脉内注入去甲肾上腺素等血管收缩剂。因会引起动脉痉挛，肢体缺血坏死。

二、动脉血压的测定

【目的】

用于连续监测收缩压、舒张压和平均压，并能抽取动脉血标本做血气分析及其他检查。

【用物】

能监测压力的监护仪，压力传感器及其附属装置，压力袋，袋装生理盐水，三通管及动脉插管用物。

【操作步骤】

1. 向病人解释操作的目的和意义，以取得配合。

2. 将10mg肝素注入500ml袋装生理盐水中摇匀，与冲洗器连接，冲洗器前端接三通管，后端接传感器。将袋装生理盐水置入压力袋内，加压至40kPa（300mmHg）左右，排净空气。

3. 行桡动脉穿刺或切开插管。导管接三通管，校正零点，使传感器通大气，当屏幕上压力线在零的位置时，关传感器测压。

4. 整理用物，记录数据。

【注意事项】

1. 严格无菌操作，以防空气进入。

2. 测压时，传感器应与心脏在同一平面。

3. 注意保持管道通畅。

第十三节　气管切开病人的护理

【目的】

维持病人呼吸道通畅，预防气管切开（aeheostomy）伤口感染。

【用物】

消毒治疗盘、无菌吸痰包、手套、无菌吸痰管、5ml注射器、带套管之管芯及同号消毒套管一副，止血钳、剪刀、气管内滴用药液、棉签、纱布、生理盐水 100ml、吸引器及氧气等。

【操作步骤】

1. 向病人解释操作过程，以取得配合。协助病人取去枕平卧位（颅内压高者禁用）。

2. 室内湿度在 50% 以上，室温在 21℃ 左右

3. 观察气管切开的病人有无呼吸受阻的症状和体征，注意分泌物的性质，若分泌物多，应予以吸引。

（1）吸痰前，应加大病人吸气流量至 4L/min。按操作规程将吸痰管连接吸引器，接通电源，打开开关，先吸入少量生理盐水，以滑润导管，并检查是否通畅。

（2）将吸痰管插入气管套管内吸痰。插入深度以刺激引起轻咳为宜。动作要轻柔，由深部自下而上，并左右旋转将痰液吸出，一次吸引不超过 15 秒，以免损伤气管壁黏膜。

（3）吸痰毕，吸入生理盐水冲洗管腔。如未吸净，可隔 3～5 分钟后再吸。

（4）痰液黏稠不易吸出者，可经套管内滴入抗生素或糜蛋白酶数滴或雾化吸入以使痰液稀释后吸出。

4. 清洁消毒内管，每 6～8 小时 1 次。分泌物稠厚又多时，可随时换刷。取下内管，先用清水及干刷将其内的痰液刷洗干净后，再放回外管内。

5. 外管不要轻易更换，尤其在术后 1 周内，因瘘口窦道尚未形成，取出后不易放回。

6. 如外管脱出，病人出现呼吸困难，或突然发出哭声或声音，以棉丝放在套管口不见有气息出入时,先试将套管顺其窦道送回,若有阻力,应将套管拔掉，用血管钳将切口撑开，使呼吸困难暂缓解，同时迅速通知医生，重新插管。

7. 注意调整套管系带的松紧。以带子与颈部间可放入一手指为宜。特别是有皮下气肿的病人，气肿消退后要及时加紧。以免过松套管脱出或太紧病人不适。

8. 套管口处应盖 1~2 层潮湿纱布，以保持空气清洁、湿润，并防落入异物。

9. 气管切开处伤口的护理。

（1）观察切口情况。

（2）每日用过氧化氢溶液消毒伤口周围皮肤，生理盐水洗净后擦干。更换伤口周围套管下的消毒纱布。

（3）若有感染情况，遵医嘱给予抗生素或抗真菌类药物。

10. 定期给予口腔护理。

11. 气管切开后，病人说话表达能力差，应建立其他有效沟通方法。

（1）将呼叫器置于病人伸手可及处。

（2）备好纸笔，为不能写字的病人准备常用语图画，以使他们尽可能表达其感受。

12. 拔管护理。拔管前，应先堵管 24～48 小时，观察病人是否有呼吸困难，如呼吸平稳，发声好，咳嗽排痰功能佳，即可告知医生拔管。

13. 如造口是永久性的，则应教给病人及家属护理的方法。

【注意事项】

1. 专人护理。因病人术后不能发音，会有窒息的危险，尤其是小儿，故一定要有专护。

2. 床旁要备有气管切开包、氧气、急救药品等以防意外。

3. 若使用一次性内套管，应在床旁备用一个，每 8～12 小时更换 1 次。

4. 注意保持室内适宜的温度和湿度。净空气直接由套管吸入肺内，失去了鼻腔的调节功能。

5. 吸痰时，注意检查负压不超过 33kPa(250mmHg)。贮液瓶内污液不得超过 2／3。

6. 定期留痰及创口分泌物培养及药敏试验，观察感染情况，及时给予治疗。

7. 一般禁用抑制呼吸、镇咳及抑制分泌物药物，如吗啡、阿托品等。

第十四节　颅脑术后常用引流的护理

颅脑术后常用的引流有 4 种，即脑室引流、创腔引流、囊腔引流及硬脑膜下引流。

一、脑室引流

【目的】

脑室引流（ventriculostomy drainage）经颅骨钻孔侧脑室穿刺后，置引流管于脑室内，引流脑脊液，以维持颅压在一定程度。

【用物】

引流管、注射器、管夹、引流瓶或引流袋。

【操作步骤】

1. 病人置入脑室引流管回病房后，立即在严格无菌条件下接引流瓶。

2. 密切观察病人的意识、四肢活动、瞳孔对光反射变化及生命体征，以判断颅内压情况。

3. 观察引流装置。

（1）术后早期，引流瓶先置于颅骨钻孔水平，后再放低至正常高度。保持颅内压在 1.96～2.45kPa(200~250mmH$_2$O)，防止颅内压突然下降，引起硬膜下血肿。

（2）保持引流管通畅，无扭曲、打折、脱出。病人头部应适当受限。

（3）控制脑脊液引流量，以每日不超过 500mL 为宜。如有颅内感染，引流量可相应增加，但应该注意水电解质平衡。

（4）观察脑脊液的性质、颜色。如脑脊液中有大量鲜血或血性脑脊液由浅变深，提示有脑室内出血。如引流液由清亮变浑浊，伴体温升高，可能发生颅内感染，及时报告医生。

（5）每日定时更换引流瓶，并记录 24 小时引流量。

4. 观察伤口敷料有无渗液，若有渗湿，应立即更换。引流管使用 3 日以上，应给予抗生素，以防感染。

5. 若病情稳定，应鼓励病人有适当的活动。

6. 拔管。脑室引流时间 3～7 日，如颅内压正常，可抬高引流瓶或夹闭引流管，病人无不良反应可拔除。如出现颅内压增高症状，应立即放低引流瓶或开放引流管，并告知医生。

【注意事项】

1. 当病人下床时，应暂时夹闭引流管，以防引流过度。

2. 注意引流过度的表现：出汗、心搏过速、头痛、恶心。

3. 引流管如无脑脊液流出，在排除引流管不通后，可能有以下原因：

（1）颅内压低，应将引流瓶置于正常高度。

（2）引流管放入脑室过深过长，在脑室内弯曲成角，可将引流管向外抽出至有脑脊液流出时重新固定。

（3）管口吸附于脑室壁，可将引流管轻轻旋转，使其离开脑室壁。

（4）如血凝块或脑组织堵塞，可在严格消毒后，无菌注射器轻轻向外抽吸。如上述处理无效，应告知医生。

4. 引流管要在头皮上固定好，包扎后在敷料外仍需用胶布绕管两周固定，防止引流管脱出。

二、创腔引流

【目的】

颅内肿瘤手术后，在创腔内放置引流物引流腔内气体及液体，使腔隙逐渐闭合。

【用物】

同脑室引流。

【操作步骤】

1. 观察意识、活动及生命体征。

2. 术后 24 或 48 小时内，引流瓶放置在与头部创腔同一高度。以保持创腔内一定液体压力，避免脑组织移位。

3. 术后 24 或 48 小时后，可逐渐放低引流瓶，以期较快引流出创腔内液体。

4. 与脑室相通的创腔引流，如术后早期引流量多，可适当抬高引流瓶。在脑脊液趋于正常时，及时拔除引流管。

5. 创腔引流一般术后 3～4 日可拔除。

三、脓腔及硬脑膜下引流

【目的】

采用颅骨钻孔，放置引流管于脓腔或血肿内，引流出脓液及血液。

【用物】

同脑室引流。

【操作步骤】

1. 严密监测生命体征。

2. 给予头低脚高位 15°，以适应丁体位引流。

3. 引流瓶低于创口 30cm。观察引流液的性质、质量。保持引流管通畅。

4. 术后 24 小时后，可用生理盐水 10～20mL，缓慢注入腔内进行腔内冲洗，再轻轻抽出。如为脓腔，冲洗后注入庆大霉素 4 万 u（稀释于 10mL 生理盐水中），注药后夹管 2～4 小时。

5. 术后 2～4 日，经 CT 检查，创腔闭合后，方可拔除引流管。

第十五节　腰穿

【目的】

1. 腰穿（1umbar puncture）采取脑脊液检查，协助诊断。

2. 测定颅内压力，了解蛛网膜下腔有无阻塞。

3. 做腰麻或造影。

4. 做鞘内注射治疗。

【用物】

治疗盘、腰穿包、测压管、注射器、手套、注射用药、细菌培养管、酒精灯、火柴。

【操作步骤】

1. 向病人解释穿刺目的、意义和注意事项。嘱其排出大小便。

2. 指导病人去枕侧卧，背部与床边垂直，头尽量向胸前弯曲，双膝屈曲，尽量向胸前靠拢，以扩大腰椎间隙，利于穿刺。

3. 常选第3、4腰椎间隙为穿刺点（两侧髂嵴连线和脊棘线交点为第3、4腰椎间隙）。

4. 术者戴手套，常规皮肤消毒，铺巾，局麻。

5. 左手固定穿刺点皮肤，右手持针由棘间与脊柱呈垂直方向缓缓刺入，穿过黄韧带及硬脊膜时，常有落空感。此时拔出针芯，即可见脑脊液流出。

6. 接上测压管测压。移去测压管，收集脑脊液标本送检。

7. 穿刺毕，拔出针头，无菌纱布压迫固定。

8. 嘱病人去枕平卧4～6小时。观察病人有无头痛、恶心、腰痛等反应。

【注意事项】

1. 颅内压明显增高者，穿刺部位有感染性病变者，病危，败血症及全身性感染者禁忌腰穿。

2. 颅内压高者严禁放液过多、过快，以防脑疝发生。

3. 穿刺过程如发生脑疝，病人瞳孔散大，意识不清，呼吸节律改变，应立即停止放液，并向椎管内注入空气，或生理盐水10～20ml，快速静滴20％甘露醇250ml。

4. 一般病人术后去枕平卧4～6小时，颅内压高者，平卧1～2天。以免引起头痛。

5. 嘱病人多饮水，防止颅内压低引起头痛。颅内压高者少饮水，以免增高颅压。

第十六节　胸腔穿刺与胸腔闭式引流的护理

一、胸腔穿刺

【目的】

1. 胸腔穿刺（thoracentesis）抽液检查，以明确诊断。

2. 抽出胸腔内积液或积气，以解除肺组织压力，改善呼吸。

3. 胸膜腔内注药治疗者。

【用物】

治疗盘、胸腔穿刺包 1 个、止血钳、无菌手套、50mL 和 5mL 注射器各 1 副，无菌试管数只、酒精灯、火柴、靠背椅、消毒局麻用药。

【操作步骤】

1. 使病人了解穿刺的过程及配合要求。有咳嗽者，术前半小时给可待因 0.03g 口服。

2. 病人面向椅背，反坐于靠背椅上，双臂平放椅背上缘，头伏于前臂。病重者可取斜坡卧位，病侧手上举，枕于头下或伸过头顶，以张开肋间。

3. 穿刺部位选胸部叩诊实音处。一般在肩胛角下 7～8 肋间或腋中线第 5~6 肋间处。包裹性积液者，以 X 线或超声检查确定穿刺部位。

4. 术者戴无菌手套，助手协助打开胸穿包，穿刺部位常规消毒、铺巾、局麻达胸膜。

5. 取胸腔穿刺针，止血钳夹闭针尾乳胶管。左手固定穿刺处皮肤，右手持针沿下位肋骨上缘垂直缓慢刺入，当穿过胸腔壁层时，突然阻力消失，助手以止血钳固定穿刺针，术者接注射器，放开止血钳，即可抽吸。当注射器吸满，准备取开时，助手夹闭乳胶管，以防空气进入胸腔。

6. 抽液中观察病人情况，如发生剧烈疼痛、呼吸困难、心慌、出汗或阵咳等，应立即停止抽液，协助病人平卧，必要时，皮下注射 1:1 000 肾上腺 0.3～0.5mL。

7. 抽液或注药毕，拔出穿刺针，盖以无菌纱布，胶布固定。

8. 协助病人卧床休息，清理用物。

9. 记录抽液性状及病人情况。留取标本及时送检。

【注意事项】

1. 有严重出血倾向，大咯血，严重肺结核，肺气肿者禁忌。

2. 严格无菌操作，防止胸腔感染及空气进入胸腔。

3. 以诊断为目的穿刺，抽液 50～200mL，以减压为目的的穿刺，首次不超过 600ml，以后每次不超过 1 000mL。

4. 穿刺中应嘱病人避免咳嗽及转动身体，以免使针头移动，损伤肺组织。

5. 向胸腔内注药时，可抽积液少许，与药液混合后再注入，以确保药液注入胸腔。

6. 穿刺后，应观察病人有无胸痛、憋气等气胸症状，以便及时对症处理。

二、胸腔闭式引流

【目的】

1. 胸腔闭式引流（closed chest drainage）使气体、液体由胸膜腔内排出。

2. 重建胸腔内负压使肺复张。

3. 平衡胸腔压力，预防纵隔摆动及肺受压缩。

【用物】

治疗盘、胸腔闭式引流包、无菌持物钳、无菌手套、胸腔引流袋或无菌闭式引流水封瓶，消毒、局麻有药。

【操作步骤】

1. 向病人介绍引流的用途及术后注意事项。

2. 病人取斜坡卧位。根据临床体征，检查确定手术部位，以甲紫作标记。

3. 常规消毒，铺巾，局麻至胸膜壁层，

4. 先用注射器做胸膜腔穿刺，以确定最低引流位置。在穿刺处作 2cm 左右皮肤切口，用直钳分开各肌层直至胸膜腔，以弯止血钳夹住胸腔引流管，伸入胸腔约 4～5cm，末端接无菌封瓶。用缝线固定引流管于皮肤上。无菌敷料覆盖，胶布固定。

5. 协助病人取半卧位，整理用物。

【注意事项】

1. 严格无菌操作，防止胸腔感染。

2. 引流瓶必须置于胸部水平位以下，严防引流液倒流。

3. 保持引流通畅，经常向水封瓶方向挤压引流管，防止引流管受压、扭转、阻塞及脱出。检查引流管通畅的方法主要是观察有否继续排出气液和长管中的水柱是否随呼吸上下移动。

4. 定时协助病人变换体位，使引流充分通畅。搬动病人或更换引流瓶时，应夹闭引流管上端，以防空气进入胸腔。

5. 记录每小时或每日引流量及其性质。正常引流量为：第一个 2 小时内约 100～300mL。第一个 24 小时约 .500mL。第一个 8 小时多为血性液。

6. 拔管。胸腔引流后，如 24 小时内水柱停止波动，无气体液体排出，经 X 线检查肺膨胀良好者，即可拔管。拔管时，嘱病人深吸气后屏气，迅速拔除引流管，立即用凡士林纱布覆盖引流口，敷料胶布贴紧。拔管后，应注意观察病人呼吸情况。

第十七节 胃肠减压

【目的】

1. 胃肠减压（decompression of stomach）抽吸出胃肠道内气体及内容物，解除或缓解胃肠道内压力，减轻腹胀。常用于幽门梗阻、肠梗阻及胃肠道术后病人。

2. 各种中毒症的洗胃。

3. 抽取胃肠内分泌物，以协助诊断。

【用物】

治疗盘、胃管或双腔管、液状石蜡棉球、治疗巾、治疗碗、弯盘、50ml 注射器、镊子、听诊器、胃肠减压器、纱布、棉签、胶布等。

【操作步骤】

1. 向病人解释操作目的及意义，取得合作。

2. 检查胃管是否通畅，减压装置是否有效，各管道连接是否正确。

3. 棉签清洁鼻腔，胃管涂以液状石蜡润滑后，一手持纱布托住导管，一手用镊子夹住导管前端，自通气顺利的鼻孔慢慢插入，当导管进入 10～12cm 达咽喉部时，嘱病人作下咽动作，将导管插入食管直至胃内肠道。

4. 用注射器抽吸胃内容物，或用注射器向胃管内注入 10～20mL 空气，用听诊器在上腹部听到气过水声时，表明导管在胃内，接上胃肠减压器。

5. 如行肠减压，插管前应检查双腔管气囊容量及有无漏气。当导管吞至 75cm 时，由管内抽出少量液体，作酸碱度试验，如为碱性者，表明导管已通过幽门进入肠内，此时向气囊内注入 20～30ml 空气，关闭其外口，使导管随肠蠕动移行至预期位置。

6. 胶布固定导管于面颊或鼻梁，别针固定导管于床单上。整理用物。

【注意事项】

1. 胃管插入 40～45cm 表示已达贲门，50～60cm 已达胃内（相当于病人鼻尖至耳垂再至剑突的长度），60～65cm 已达幽门。

2. 近期有上消化道大出血史及极度衰弱病人慎用。

3. 保持引流管通畅。胃肠减压负压一般不超过 6.7kPa(50mmHg)。

4. 若有阻塞现象，应用生理盐水冲洗导管。

5. 禁止进食和饮水，如必须口服药时，需将药物研碎调水后注入，注药后夹管 1 小时。

6. 使用胃肠减压者，每日应给予静脉补液，维持水电解质平衡。密切观察病情变化，记录引流物量及性质。

7. 做好口腔护理。鼓励病人每日做深呼吸 4 次，必要时给予蒸气吸入，预防肺部并发症。

8. 腹部膨胀消除，肠蠕动恢复，即可拔管。拔管时应捏紧导管，病人做深呼吸，迅速拔出。

第十八节 三腔管压迫

【目的】

三腔管压迫（blakemore-sengstaken tube）是在门静脉高压引起食管胃底静脉破裂大出血时，利用充气气囊压迫胃底和食管静脉出血处，以达到止血的目的。

【用物】

双囊三腔管、液状石蜡、50ml 注射器、止血钳、宽胶布、治疗碗、胃肠减压器、滑车牵引装置。

【操作步骤】

1. 检查气囊是否漏气。向胃气囊充气 150～200mL，食道气囊充气 100～150mL，置于水中，观察是否有气泡。当证实无漏气且胃管通畅后，在管与远端分辨三个腔的通道，以免搞错。

2. 向病人解释插管的必要性及配合事项，以取得合作。

3. 病人取平卧位或斜坡卧位。

4. 抽尽气囊内残气，润滑三腔管前段及气囊部分，自鼻孔徐徐插入，至咽部时，嘱病人做吞咽动作，直至管已插入 50～60cm，抽得无内容物，表明头端已达胃部。

5. 向胃气囊充气 150～200mL，用止血钳夹住管口，向内外提拉导管，当管子不能再被拉出并有轻度弹力时，利用滑车装置在管子末端悬以约 0.5kg 重物作牵引压迫。

6. 抽取胃液观察止血效果，如仍有出血，再向食管气囊充气 100～150mL，夹住食管气囊。将胃管接于胃肠减压器上，以观察出血情况。

7. 置管期间，每 12 小时应将气囊放空 10~20 分钟。如有出血再充气压迫。

8. 出血停止 24 小时后，先排空食管气囊，放松牵引，后排空胃气囊，观察 12～24 小时，确无出血后，给口服液状石蜡 20～30mL，抽尽气囊内气体后，缓缓拔出导管。

【注意事项】

1. 导管三个腔通道应标记清楚易于辨认。

2. 插管后，病人应侧卧位或头部侧转，以利咽部分泌物吐出，

必要时，用吸引器吸出，以防发生吸入性肺炎。

3. 严密观察有无呼吸困难，烦躁，胸闷，以防气囊上滑，堵塞咽喉。出现上述症状，应放气，去除牵引。

4. 置管时间一般不超过 3～5 天，以免食管、胃底黏膜受压而溃烂、坏死。

5. 置管期间，应禁饮食，保持鼻腔和口腔清洁。给予静脉补液，维持水、电解质平衡。

第十九节　腹腔穿刺与置管引流

一、腹腔穿刺

【目的】

1. 腹腔穿刺（abdominal paracentesis）抽腹水协助诊断。
2. 放腹水缓解压迫症状。
3. 腹腔内注射药物，用于治疗。

【用物】

治疗盘、胸腔穿刺包、手套、10ml 及 50mL 注射器、腹带、标本瓶、橡胶布、浴巾、水桶、局麻及急救药品等。

【操作步骤】

1. 嘱病人排空尿液，并向其解释穿刺的目的及注意事项。
2. 协助病人取坐位或斜坡卧位。将腹带置于病人腰带背部下，腹下部垫以橡胶布及治疗巾。
3. 穿刺点可选脐与髂前上棘连线的中、外 1/3 交界处，或脐与耻骨连线中点偏左或偏右 1~2cm 处。
4. 常规皮肤消毒、铺巾、局麻。术者左手固定穿刺点，右手持穿刺针缓缓刺入腹腔，刺破腹膜时，可有落空感。先用注射器抽吸腹水留标本送检。然后在针栓处接一乳胶管，将腹水引入水桶中。
5. 放液速度宜慢，初次放液不宜超过 3 000mL。随腹水的流出，助手应由上而下逐层收紧腹带，以防腹压突降引起虚脱、休克。
6. 密切观察病人面色、呼吸、脉搏等，如有晕厥、休克，应报告医师，停止放液，安静平卧，给予及时处理。
7. 腹穿完毕，拔出穿刺针，局部消毒，覆盖纱巾，胶布固定，再紧好腹带。
8. 整理用物，嘱病人卧床休息 12 小时，并记录腹水量及性状。

【注意事项】

1. 粘连性结核性腹膜炎，巨大卵巢囊肿及肝昏迷前期禁忌穿刺。
2. 穿刺前可测量病人体重及腹围，以便术后对照。
3. 腹水若为血性，取得标本后应停止抽吸或放液。
4. 大量放腹水时可引起晕厥、休克、水与电解质紊乱、血浆蛋白质丢失等严重并发症。

5. 如腹水流出不畅，可令病人变换体位。

6. 放腹水后，应注意穿刺孔有无渗漏，如有渗液，可涂火棉胶封闭，及时更换敷料，防止局部感染。

7. 若为诊断性穿刺，可用注射针直接穿刺，无需腹带。

8. 整理用物，嘱病人卧床休息12小时，并记录腹水量及性状。

二、双套管引流

【目的】

为胃肠道瘘、胆瘘、胰瘘病人做持续吸引，减少其对周围组织的刺激和腐蚀作用。

【用物】

双套管、负压吸引器、引流瓶、输液用具。

【操作步骤】

1. 向病人解释操作的目的和注意事项，取得合作。

2. 病人在术中，可根据需要放置双套管，经腹壁切口引出，缝线固定。如为术后置管，应消毒引流管周围皮肤后，拔除引流管，沿窦道插入双套管，缝线固定于腹壁，纱布覆盖。

3. 引流管接负压吸引。有冲洗液的输液器连接冲洗管。

【注意事项】

1. 双套管近端应置于引流腔最低位，以利充分引流。

2. 保持引流管通畅，如引流液突然减少，病人出现腹胀发热，应检查双套管是否脱出或堵塞。如有堵塞，可用生理盐水冲洗。

3. 注意引流管周围皮肤清洁干燥，涂复方氧化锌软膏加以保护。

4. 密切观察并记录引流液的量和性质。保持水与电解质平衡。

5. 一般每周更换管子1～2次。

三、烟卷引流

【目的】

烟卷引流（penrose dnliIlage）常用于深部脓肿、腹腔引流及渗血渗液较多的伤口引流。

【用物】

烟卷（乳胶套里卷入细网格纱布制成，放入伤口端剪孔数个），安全别针，纱布等。

【操作步骤】

1. 术中置管。手术毕，根据需要将有孔端置于引流腔内，经切口或戳口引出，外端用安全别针固定，以防陷入伤口内。

2. 每日换药时，转动烟卷使引流通畅。

3. 随引流液减少，将烟卷逐渐向外拔出，并将别针下移，直至全部拔出。

四、T管引流

【目的】

T管引流（T-tube drainage）用于胆管术后，上能引流胆汁，支撑胆道，减压防胆汁外漏及排石。

【操作步骤及护理】

1. 病人胆道手术毕，将T型管插入胆总管。T型上端水平线，一端通肝管，一端通十二指肠，下面垂直部分经腹壁戳口引出，缝线固定于腹壁，外接引流瓶或引流袋。

2. T型管要在腹壁妥善固定，严防脱出。可将小绷带卷置于T管下接近出口处加以固定，再将纱布固定于皮肤上。

3. 观察胆汁量和性质并做记录。如引流出大量血液或24小时总量超过500ml，应报告医生。

4. 保持引流通畅，可用生理盐水冲洗引流管，并经常检查是否扭曲、受压。

5. 注意无菌操作，预防感染。腹壁引流管伤口应每日消毒，更换敷料。与引流管连接的引流瓶，每日消毒更换。如接引流袋，应每周更换。

6. 拔管。术后2周，胆汁量减少，插管后病人无腹胀、黄疸及发热，胆总管造影显示通畅时，可准备拔管。造影后，应开放T管1天，使造影剂流出。第2日夹管，如无异常反应，则拔管。

7. 拔管后，伤口以凡士林纱布填塞，观察渗出情况，渗液多时，及时更换敷料。

第二十节　腹膜透析

【目的】

腹膜透析（peritoneal dialysis，PD）是利用腹膜作半透膜，将透析液灌入腹腔，以清除代谢产物、毒物，纠正水电解质、酸碱失衡，从而保持机体内环境稳定。

【用物】

腹膜透析管，腹膜透析液，腹膜透析连接管（Y型连接管），无菌引流袋，无菌手套；置管时需消毒，局麻药品，腹穿包，纱巾，胶布等。

【透析方式】

1. 间歇性腹膜透析（intemaittent peritoneal dialysis，IPD）在每个透析期，快速交换透析液，每 30 分钟交换 1 次，每天 10 小时，每周 4 次。

2. 非卧床持续性腹膜透析（continuous ambulatory peritoneal dialysis，CAPD）此法腹腔内始终保留着腹膜透析液，病人不需卧床，透析液袋及导管存于衣内。换液时展开空袋，置于地面。每日交换透析液 4 次，每周 7 天。

3. 持续循环腹膜透析（continuous-cycle peritoneal dialysis，CDPD）此法使用透析机进行透析，于夜间病人休息时进行，交换 3 次，白天离机保留透析液 14 小时。

【操作方法】

1. 测量病人生命体征、体重及腹围。

2. 嘱病人排空膀胱，并介绍操作过程。

3. 置管。术者常规消毒、局麻，选脐下 3～5cm 正中作切口，分层切开腹膜，用卵圆钳将透析管送入膀胱直肠陷窝，腹膜荷包缝合。短期透析者，可选用无涤纶套透析管，长期透析常选用 Tenckoff 管，有双涤纶套，可防滑脱感染。

4. 透析管外接 Y 形连接管一端，另二端分别接新鲜透析液及废液袋。即可进行透析。透析液用前应置于室内，使其升温。

5. 根据具体情况，选择不同透析方式进行透析。

6. 每次透析应准确记录输入、排出的液量及时间，观察透出液的色泽及透明度，经常做显微镜及细菌学检查。

【注意事项】

1. 广泛的腹腔粘连及广泛的腹部皮肤感染绝对禁忌。

2. 严格无菌操作。

（1）更换透析液、透析管道时，必须戴口罩，清洗双手。

（2）透析主机管道系统以及透析过程中各个环节都要保证严格无菌。

（3）透析液使用前应检查有无浑浊、沉淀、霉变及破损。

（4）透析室要保持清洁，定期消毒。

3. 保证腹透管在位。连接管每 1~6 月更换 1 次。透析液在腹内停留期间，管道应密闭。

4. 透析管皮肤出口处应保持清洁、干燥，每周换药 1～2 次。

5. 鼓励病人进行高蛋白、高维生素、低碳水化合物饮食、低脂肪、低磷饮食。

6. 透析前后应观察病人生命体征，测体重，定期进行血生化检查。

7. 注意并发症的防治。

（1）腹痛：去除病因，透析液中加入普鲁卡因或利多卡因。

（2）引流不畅：导管移位时，可嘱病人变换体位或取半卧位；疑有阻塞时，可用肝素或尿激酶冲洗；腹胀者可给予灌肠或小量新斯的明。

（3）透析液渗漏：严密缝合腹膜，术后5～14天再开始透析1～2天，一般休息数日后可自行停止。

（4）腹膜炎：应以预防为主。一旦感染，应用2L透析液连续3次冲洗腹腔，然后在透析液中加入广谱抗生素进行透析，以后可根据细菌培养结果调整抗生素。

（5）水、电解质紊乱：水分过多，加强超滤；缺水时，应用等渗盐水或血浆扩容；及时调整透析液中相应离子浓度。

（6）肺部感染：鼓励病人深呼吸、翻身、变换体位，必要时应用抗生素。

（7）低蛋白血症：鼓励病人进行高蛋白、高维生素饮食。

第二十一节　灌肠法

一、大量不保留灌肠

【目的】

1.大量不保留灌肠（high-volume enema）可解除便秘和腹胀。

2.手术前做肠道准备。

3.灌入药物进行治疗。

【用物】

治疗盘、灌肠筒、橡胶管、玻璃接管、肛管（24～26号）、弯盘、水温计。另备便盆、输液架、屏风。灌肠液：常用0.1%～0.2%肥皂液、生理盐水，成人用量每次500～1 000mL，小儿每次200～500mL，液温39℃～41℃，降温用28℃～32℃，中暑用4℃等渗盐水。

【操作步骤】

1.备齐用物携至病人床旁，向病人解释操作目的及意义，取得合作，并嘱排尿。大病房以屏风遮挡。

2.病人取左侧卧位，双膝屈曲，退裤至膝部，臀部移至床沿，臀下垫橡胶单及治疗巾，弯盘放于臀边。不能控制排便的病人可取卧位，臀下置便盆。

3.灌肠筒挂于输液架上，高于床面40～60cm，润滑肛管前端，排除管内气体，将肛管夹闭。

4.左手分开臀部，露出肛门，嘱病人张口呼吸，右手将肛管轻轻旋转插入肛门约7~10cm，固定肛管，松开止血钳，使灌肠液缓慢流入。

5. 观察筒内液面及病人反应。如液面不动，应稍移动肛管，避开粪块堵塞。如有腹胀或便意，应放低灌肠筒嘱病人张口深呼吸，减低腹压。如病人出现面色苍白，出冷汗，心慌气短，脉搏加快时，应立即停止灌肠，报告医生处理。

6. 溶液将流完时，夹闭橡胶管，用手纸包住肛管，轻轻拔出放入弯盘。嘱病人平卧，保留 5～10 分钟后再排便。

7. 便毕，取走便盆、橡胶单、治疗巾等，协助病人穿衣，整理用物及床单位。记录灌肠结果。

【注意事项】

1. 急腹症、消化道出血、妊娠及心脏病病人应禁忌灌肠。

2. 肝昏迷病人禁用肥皂水灌肠，伤寒、痢疾病人可采用少量低压灌肠（灌肠液不超过 500mL，不高于肛门 30cm）。

3. 插管前应检查病人有无肛门疾患，插管动作应轻柔，以免造成损伤。

二、小量不保留灌肠

【目的】

小量不保留灌肠（small-volume enema）为解除粪团嵌顿或便秘，减轻腹胀。适于腹部或盆腔术后及危重、孕妇、老、幼病人。

【用物】

治疗盘、漏斗或 100ml 注射器、肛管（20～22 号）。灌肠液：常用"1、2、3"灌肠液（50％硫酸镁 30mL、甘油 60mL、温开水 90mL）或水和甘油各 60～90mL。其余同大量不保留灌肠。

【操作步骤】

1. 准备工作，同大量不保留灌肠。

2. 将注射器或漏斗与肛管相连，吸取或倒入灌肠液，润滑肛管前端后，排气夹管，插入肛管，松夹，缓缓注入灌肠液。注毕，夹管后拔管。嘱病人保留溶液 10～20 分钟再排便。

3. 整理床单位，清理用物，记录结果。

三、清洁灌肠

【目的】

1. 清洁灌肠（clean enemas）用以彻底清除留滞在结肠内的粪便，以便于检查、造影或手术。

2. 稀释和清除肠道内毒性物质。

【用物】

同大量不保留灌肠。灌肠液用 0.1％肥皂水 500mL，生理盐水 5～10L。

【操作步骤】

先用 0.1％肥皂水 500mL 灌入后夹管，待溶液排出后，用生理盐水反复多次进行大量不保留灌肠，直至排出液清洁无粪块为止。

【注意事项】

1. 对年老、休克体弱者灌肠时压力要低。

2. 注意观察记录灌入量及排出量，以防水中毒。

3. 清洁灌肠病人宜取右侧卧位，便于灌肠液达结肠深部。

四、保留灌肠

【目的】

保留灌肠（medicated-retention enema）常用以降温、镇静、治疗肠道疾病及补充水分和营养。

【用物】

同剂量不保留灌肠。肛管宜细（20号以下）。灌肠液：常用10％水合氯醛，抗生素溶液或按医嘱配制。溶液量不超过 200mL。

【操作步骤】

1. 嘱病人排便或行排便性灌肠 1 次。

2. 根据病情决定卧位。慢性菌痢，病变多在直肠和乙状结肠，宜取左侧卧位；阿米巴痢疾，病变多在回盲部，取右侧卧位。

3. 病人抬臀 10cm 铺巾，插入肛管 10～15cm，液面距肛门不超过 30cm。液量在 200mL 以内者可用漏斗或注射器低压缓慢注入。液量在 200mL 以上者，将臀部抬高约 20cm，用开放输液吊瓶缓慢滴入，滴速为 60～70 滴/分。滴液时应注意保温。

4. 拔管后，用卫生纸在肛门处轻轻按摩，嘱病人平卧，尽量忍耐，保留药液 1 小时以上。

5. 整理用物并记录。

第二十二节　消化道造瘘病人的护理

一、胃造瘘

【目的】

胃造瘘（gastrostomy）是指在胃部作一开口，插入导管，以便灌食，减压及引流。适用于咽喉，食管疾患不能进食者及贲门癌或食管癌术前准备。

【操作步骤及护理】

1. 向病人解释操作的目的及过程，以取得合作。

2. 术前晚清洁灌肠，预防术后胀气。

3. 术者在胃前壁开一小口，放入 18~20 号导尿管，深约 5cm，然后由腹壁口引出，缝合伤口并固定导管。

4. 术后 72 小时，无任何渗漏，可开始灌食。首次由医师灌入开水或葡萄糖液 30～60mL，若无不适，可逐渐加量并灌入流汁饮食或要素饮食。

5. 灌食前应拉帘子或用屏风，以保护病人的隐私。

6. 灌入或滴入的食物应保持适当温度及速度。灌水前后灌少许温开水，以确定是否通畅及清除管壁残渣。

7. 灌食前让病人闻、尝及咀嚼少量食物后吐出，以刺激唾液及胃液分泌，并有助于口腔卫生。

8. 观察造瘘口周围皮肤状况，周围以凡士林纱布保护或涂擦氧化锌软膏。

9. 记录 24 小时滴入或灌入食物总量及病人反应。

二、肠造瘘

【目的】

在回肠或结肠部位做人工通道，作为肠道废物排出体外的途径。

【操作步骤及护理】

1. 向病人解释行肠造瘘的目的及过程。

2. 术前两天控制饮食，术前 3 天肠道准备。

3. 单管式肠造瘘为永久性人工肛门。在腹壁作一切口，止血钳夹造口处，切断肠管，将近侧肠管末端牵至腹壁外 5～6cm，用肠钳夹住。远端肠壁周围与腹膜缝合。凡士林纱布包绕近端切口，待肠壁与腹壁发生粘连后，除去肠钳。

4. 双管式肠造口为暂时性人工肛门。适用于结肠癌肿切除后短期内须做吻合者。在腹壁切口，提出结肠至腹壁外，将玻璃管置于其下，缝合腹壁各组织层。凡士林纱布包绕外露肠管，以后择期切开。

5. 术后 3 天内注意观察造口处血运情况及有无回缩。若发现黏膜发紫变色或肠段下陷，应及时报告医生。

6. 防止瘘口狭窄。术后 1 周开始用戴指套手指扩张瘘口，每周 2 次，每次 5～10 分钟，持续 3 个月。注意不宜用力过猛，避免损伤。

7. 保持瘘口周围皮肤清洁、干燥。用凡士林纱布在瘘口周围包绕，周围皮肤涂复方氧化锌软膏。排便后立即更换敷料以防皮肤糜烂。

8. 腹部切口愈合良好，人工肛门排便通畅者，可出院。

9. 健康教育。

（1）鼓励病人及家属正视瘘口，并参与瘘口的照顾工作。

（2）指导病人使用人工肛门袋。应至少备2个肛门袋，交替使用。每次更换时，应以清水将周围皮肤洗净，涂上氧化锌油膏保护皮肤，袋口紧贴于造口处，以弹性带系于腰间。袋内积有粪便时应及早倾倒清洗。

（3）饮食指导。进食时应细嚼慢咽，且需摄取足够的液体及营养。避免进食产气性食物及会引起便秘食物。

（4）训练定时排便习惯。

（5）术后1～3月内勿参加重体力劳动，避免增加腹压，以防肠管外翻。

（6）让病人了解并接受性生活的改变。

（7）定期来院复查。若发现人工肛门狭窄或排便困难，及时检查处理。

三、胆囊造瘘

【目的】

降低胆道压力。适用于急性胆囊炎及化脓性胆管炎不宜施行胆囊切除者及胆囊穿孔有化脓现象和粘连严重者。

【操作步骤及护理】

1. 向病人解释操作目的及过程，并留置胃管。
2. 在胆囊壁开一小口，用20～22号导尿管或蕈状导尿管插入胆囊内4～6cm，荷包缝合固定后由戳口引出。
3. 术后瘘管接引流瓶或引流袋，妥善固定，以防脱出。
4. 保持引流通畅。术后3～5天可用生理盐水缓缓冲洗，以防引流不畅。
5. 观察并记录每日引流量及性状。
6. 术后2～3周无胆汁排出，可拔除造瘘管，瘘口以凡士林纱布填塞，可自行愈合。

第二十三节　导尿术

【目的】

1. 解除尿潴留。
2. 取无菌尿液标本做检查，以助诊断。
3. 大手术、全麻或盆腔内器官术前准备。
4. 昏迷、尿失禁病人留置导尿。
5. 测量膀胱容量、压力及残余尿。
6. 膀胱内注入药物治疗。

【用物】

治疗盘、无菌导尿包、无菌手套、橡胶布及治疗巾、弯盘、纱布、0.1%苯扎溴铵、棉球，必要时备检验标本容器、酒精灯及火柴。另备便盆、屏风。留置导尿时备一次性尿袋、止血钳、宽胶布。

【操作步骤】

1. 备齐用物携至床旁，向病人解释说明操作目的及意义，以取得合作，并用屏风遮挡病人。

2. 嘱病人自己用肥皂水和清水洗净外阴，不能自理者给予协助。长期留置者，应先剃除阴毛。

3. 站病人右侧，帮助脱去对侧裤腿，盖在近侧腿上并适当遮盖。病人仰卧，两腿屈膝外展分开。

4. 将橡胶布及治疗巾垫于臀下，治疗碗、弯盘置于外阴附近。用血管钳夹苯扎溴铵溶液消毒外阴。女病人顺序为阴阜、大阴唇、小阴唇、尿道口；男病人为阴阜、阴囊、阴茎、尿道口。将弯盘、治疗碗移至床尾。

5. 打开导尿包，置于两膝之间，倒苯扎溴铵溶液于小药杯内，戴手套，铺洞巾，使洞巾和导尿包内层包布形成一无菌区。

6. 液状石蜡润滑导尿管前端。女病人，以左手分开并固定小阴唇，右手持镊子夹苯扎溴铵棉球由内向外消毒尿道口、双侧小阴唇，然后持另一镊子夹导尿管轻轻插入尿道 4～6cm，见尿液流出后再插入 1cm，用弯盘接取尿液；男病人，以左手提阴茎使之与腹壁成 600°，显露尿道口，消毒尿道口及龟头后，夹导尿管轻轻插入 20～22cm，见尿液流出，再插入约 2cm，用弯盘接取尿液。留尿培养者，直接导尿入无菌试管，以防污染。

7. 导尿毕，反折尿管后拔出。擦净外阴，整理床单及用物。记录导尿结果。

8. 若留置导尿，导尿管需要固定。女病人，用三叉胶布固定，宽大部分固定在阴阜上，中间短条固定导尿管，两边长条于导尿管上交叉后固定于会阴部；男病人，以蝶形胶布固定在阴茎两侧，再以胶布轻轻环绕固定，胶布狭端用线绳将其与尿管结扎。

9. 将尿管末端与一次性尿袋连接，悬挂于床旁。若为间歇性排尿，以止血钳夹闭引流管，定时开放。

【注意事项】

1. 严格无菌操作。女病人导尿时误入阴道或脱出时，应更换尿管后再插入。

2. 插尿管动作要轻柔，如遇阻力，可嘱病人张口深呼吸片刻后再插，以免损伤尿道黏膜。

3. 膀胱高度膨胀且极度虚弱者，第一次放尿不应超过 1 000ml，以免导致虚脱或血尿。

4. 留置尿管者，应保持引流通畅。每日膀胱冲洗 2 次。

5. 一次性尿袋每 3 天、导尿管每周更换 1 次，保持尿道口清洁，防止感染。

6. 嘱病人多饮水。

第二十四节　膀胱冲洗

一、开放式冲洗法

【目的】

1. 清洗膀胱内沉积物，以减轻刺激和疼痛。

2. 维持尿液引流通畅，预防感染。

【用物】

治疗盘、无菌膀胱冲洗器、治疗碗、弯盘、纱布、乙醇棉球，冲洗液：常用 1∶8 000 高锰酸钾、3％硼酸、1∶5 000 呋喃西林、1∶5 000 依沙吖啶或生理盐水等，溶液温度 37~38℃，液量 1 000~1 500mL。如无留置尿管者，需备导尿用物。

【操作步骤】

1. 向病人解释操作的目的及意义，以取得合作。

2. 在有留置导尿管的基础上，先将尿液放尽，消毒导尿管及玻璃接管，手持无菌纱布拔下玻璃接管，包裹后放置床旁，以防污染。

3. 用冲洗器吸取无菌冲洗液，接导尿管将冲洗液缓缓注入膀胱，然后让其自行流出或缓慢吸出，如此反复冲洗，直至回流液清净为止。

4. 冲洗毕，消毒导尿管口后连玻璃接管，更换引流袋或无菌橡胶管及贮尿瓶。

5. 整理用物。

【注意事项】

1. 严格无菌操作，防止感染。

2. 冲洗及抽吸时不可用力过猛，避免鼓膜损伤。

3. 吸出的液体不得再注入膀胱。

4. 若吸出液量少于注入量，可能因尿管在膀胱内位置不当，或有沉积物堵塞，应及时加以调整或增加冲洗量。

二、密闭式冲洗法

【目的】

同开放式冲洗法。

【用物】

无菌密闭冲洗装置一套：瓶内盛无菌冲洗液，橡胶导管3根（长约60～90cm），Y形管，玻璃接管，莫菲氏滴管。贮尿瓶、输液架、输液调节夹、血管钳、弯盘、纱布、乙醇棉球。

【操作步骤】

1. 备齐用物，携至病房。向病人解释操作目的及意义，取得合作，并将密闭冲洗装置倒挂于输液架上。

2. 在留置导尿管基础上，无菌操作下，消毒导尿管口，Y形管上端接冲洗瓶，另两端分别连接导尿管及排尿引流管，贮尿瓶置于床下。

3. 吊瓶高度距病人骨盆1m左右，Y形管放于膀胱同一水平，以使尿液引流彻底。

4. 冲洗前先将尿液放尽，夹闭排尿引流管，打开输液调节夹，使冲洗液以40～60滴/分的速度流入膀胱。

5. 当滴入100～200mL左右时，关闭输入管，开放排尿引流管，使尿液流入贮尿瓶内。观察尿流速、色泽及浑浊度。

6. 如此反复冲洗，直至回流液清澈为止。

【注意事项】

1. 一次注入量不宜超过300mL。待回流液排尽后，再行注洗。

2. 冲洗装置每周更换1～2次。

三、潮式冲洗法

【目的】

同开放式冲洗法

【用物】

潮式冲洗装置一套：冲洗吊瓶、输液调节夹、莫菲氏滴管、Y形管、玻璃管、压力计、倒置U形管、T形管。贮尿瓶、输液架。

【操作步骤】

1. 准备工作，同开放式冲洗法。在无菌操作下，将导尿管与潮式冲洗装置连接。

2. 测量膀胱容量和压力。将U形管置于膀胱同一水平，测压计标尺的零点也置于此水平。测量膀胱容量后，夹住流向虹吸管一端的导管，开放输入管，以每分100～200滴速度使冲洗液流入膀胱。每进入50mL，记录压力一次，直至膀胱容忍度，记录此高度。

3. 将虹吸管固定在膀胱容忍度的高度处，松开流向虹吸管侧的橡胶管夹子，开放输入管，使冲洗液以50～60滴/分的速度流入膀胱。当膀胱充盈超过容忍度时,则引起虹吸作用,产生潮式引流。待膀胱内液排尽后,虹吸作用消失,第二周期冲洗开始,如此循环不息。

【注意事项】

1. 宜选用18~22号导尿管,用大口径玻璃管,以保证引流通畅。

2. 正常膀胱容量为400mL左右,膀胱内压力为0.98～1.96kPa(10～20cmH$_2$O)。虹吸管固定高度不能超过正常膀胱压力,以免膀胱内超压使病人不适。

3. 若引流管内尿液呈持续流出,或在发生虹吸作用后膀胱不能排空,表示装置有漏气或不完善.应及时调整。

第二十五节　耻骨上膀胱穿刺

【目的】

1. 用于急性尿潴留导尿未成功者,以排出尿液保护膀胱功能。

2. 经穿刺取膀胱尿液做检验及细菌培养。

3. 需经膀胱造口引流。

【用物】

长穿刺针、套管针、8号导尿管、100mL注射器、5mL注射器、手套、消毒及局麻药。

【操作步骤】

1. 向病人解释操作的目的及意义,取得合作。协助病人取平卧位或斜卧位。

2. 下腹部皮肤消毒,于耻骨联合上缘一横指正中部为穿刺点行局麻。

3. 以穿刺针略向后下倾斜刺入膀胱,常有落空感。拔出针芯,即有尿液流出,吸尽尿液并送检合作细菌培养。

4. 如用套管针穿刺做耻骨上膀胱造口术者,可先用套管针在穿刺点穿刺成功后,拔出针芯,将8号导尿管经套管送入膀胱,观察尿液引流通畅后,拔出套管,固定导尿管。

5. 整理用物。

【注意事项】

1. 严格无菌操作。

2. 穿刺前,膀胱内需有一定量的尿液。

3. 对有膀胱手术史的病人,穿刺需慎重,以防穿入腹腔,伤及肠管。

4. 过分膨胀的膀胱,抽吸尿液时宜缓慢,一次抽液不得超过400mL,以防膀胱内减压过速引起休克或出血。

5. 置引流管者，应保持引流通畅。嘱病人多饮水。

第二十六节　泌尿道造瘘病人的护理

【目的】

泌尿道造瘘是在尿液不能通过正常的径路排出体外时，暂时或永久性地建立尿路造口以排出尿液，维护肾功能。根据梗阻部位，可分为肾及肾盂造瘘、输尿管及膀胱造瘘。

【操作步骤与护理】

1. 肾及肾盂造瘘：引流管经肾实质放入肾盂为肾造瘘；引流管直接放入肾盂则为肾盂造瘘。引流管一般以带有 5mL 囊的 16 号导管为宜，从侧腹部腋中线靠前部位切口引出。

2. 输尿管造瘘：暂时性造瘘常用有侧孔的细塑料管，插入输尿管远段，经腹壁引出体外；永久性造瘘，部位常选腹前壁外侧，腰带水平以下，造瘘部位做一大的乳头，插入导管，固定于腹壁。

3. 膀胱造瘘（cystostomy）：多采用局麻下做一小切口，经套管针穿刺后置管于膀胱内。造瘘前应使膀胱充盈，紧贴前腹壁，以免伤及肠管。

4. 术后，应妥善固定引流管，避免牵拉及向内推入。

5. 保持引流通畅。经常检查引流管有无堵塞、扭曲或受压。

6. 观察引流尿液的颜色、性状，记录 24 小时引流量，如发现出血或无尿，应及时报告医生处理。

7. 每日更换伤口敷料，清洗导尿管周围分泌物。

8. 预防尿路感染。

（1）术后应鼓励病人多饮水。

（2）每日消毒尿道外口 2～3 次，每 3 天更换一次引流管的连接管，必要时按医嘱给予抗生素。

（3）长期留置造瘘者，应每 2~3 周更换导尿管 1 次，以免导尿管上沉积过多尿结石。换管时，须备好一根相同的引流管，将造口周围清洗干净，消毒后，拔出原引流管，立即插入备好的引流管，可避免插入困难。

9. 造瘘管一般不冲洗。如病情需要必须冲洗时，应严格按无菌操作进行，以低压小量冲洗。

10. 术后 12 天拔出导管。过早拔管，瘘管尚未形成，会导致尿液渗漏。拔管前，应了解尿路通畅情况。若夹管 3 天无异常反应，如腰胀、发热，或在病人卧位将引流管提高超过躯体 30～40cm 的高度，如病人无不良反应，下方尿路通畅，即可拔管。

第二十七节　牵引术

【目的】

1. 牵引术（traction）用以牵拉关节或骨骼，使脱位的关节或错位的骨折复位，并维持复位后的位置。

2. 牵拉及固定关节，以减轻关节面所承受的压力，缓解疼痛，使局部休息。常用以治疗关节炎症等。

3. 矫正和预防关节挛缩畸形。

【牵引种类】

1. 皮牵引。

2. 骨牵引。

3. 兜带牵引。

【用物】

1. 牵引床、牵引架、床脚木垫、扩张板、牵引绳、滑轮、重锤。必要时，备棉垫或棉花。

2. 皮牵引：皮牵引套一副（根据肢体粗细长短选择大、中、小号牵引套）或胶布、纱布绷带（小儿用 6.6cm 宽，成人用 10cm 宽绷带）、苯甲酸酊（婴儿禁用）。

3. 骨牵引：骨牵引器械包（内备骨圆针和克氏针、手摇钻、钉锤）、切开包（内备弯盘、消毒碗、手术刀及刀柄、剪刀、血管钳、消毒巾、缝合针线及消毒纱布）、牵引弓、无菌手套、局麻及皮肤消毒用品。

4. 兜带牵引：兜带（枕颌兜带、骨盆兜带及帆布脚兜）

【操作步骤】

1. 术前准备。

（1）向病人介绍实施牵引的重要性、目的及注意事项，以便更好地配合治疗。

（2）牵引肢体局部皮肤必须用肥皂和清水擦洗干净，去除油污。必要时剃毛。行颅骨牵引时，应剃除全部头发。

（3）皮牵引时应根据肢体的粗细长短选择皮牵引或准备合适的胶布。胶布两头分叉劈开，以扩展其宽度。在胶布长度中点粘着面上放置比肢端稍宽的中央有孔的扩张板。

(4) 骨牵引术前应询问药物过敏史，尤其是普鲁卡因过敏史，如过敏，可改用1%利多卡因。

(5) 勃朗架及托马斯架应包扎平整。

2. 皮牵引。

(1) 用皮牵引套牵引时，将其平铺于床上，需牵引的肢体用大毛巾包裹，骨突处垫以棉花或纱布，将肢体包好，扣上尼龙搭扣，拴好牵引绳。安装牵引架，挂上重锤，悬离地面。

(2) 如用胶布，局部皮肤应涂以苯甲酸酊（婴幼儿除外），以增加黏合力及减少对胶布过敏。在与肢体纵轴一致的走向粘贴胶布。

(3) 皮牵引重量一般为体重的1/10。

3. 骨牵引。

(1) 选择穿针部位。①尺骨鹰嘴牵引：屈肘90°，前臂中立位。距鹰嘴顶端3cm尺骨后侧骨皮质1cm处，由内向外穿过骨质。②股骨髁上牵引：自股骨内髁的内收肌腱上方2cm，前方1cm处，由内向外穿入。③胫骨结节牵引：从胫骨结节最高点垂直向后2cm，向下2cm处，由外向内侧穿入。④跟骨牵引：踝关节中立位，从内踝尖与足跟后下缘连线的中点，由内向外穿入。⑤颅骨牵引：先通过两侧乳突划一连线，再从鼻尖至枕外隆凸划一条连线。自二线相交点向外各5cm处或以交点为中心，用颅骨牵引钳的钉齿在横垂线上选两点作为进针部位。

(2) 局部皮肤消毒、铺巾，局麻至骨膜下。助手将入口处皮肤稍向反牵引方向拉，术者将针尖呈水平方向刺入皮肤，也可用尖刀刺一小切口，经皮下达骨质，术者注意水平方向有无偏斜，助手注意高低，在不断校正下用钢锤将钉子打穿骨质，从对侧皮肤穿出。

针孔处皮肤用乙醇纱布覆盖。

(3) 装上相应的牵引弓。系上牵引绳，通过滑车，加上所需重量进行牵引。

(4) 牵引针的两端套上软木塞或有胶皮盖的小瓶，以免刺伤皮肤或划破被褥。

(5) 颅骨牵引，用安全钻头钻穿颅骨外板，将牵引弓两侧的钉尖插入此孔，旋紧固定螺丝，扭紧固定，以防滑脱。

(6) 牵引重量根据病情和部位确定，下肢一般是体重的1/7~1/10。

4. 兜带牵引。

(1) 枕颌兜带牵引：可采取坐位或卧位，将兜带分别兜住下颌及后枕部，定时、间歇牵引。牵引时，注意带子不可压迫两耳及头面两侧。

（2）骨盆兜带牵引：用特制胸部及骨盆兜带，将胸部兜带拴在床架上和反牵引，在骨盆兜带上加适当重量，可定时间歇牵引。

（3）帆布脚兜牵引：用于临时牵引固定下肢。一般只用 2.5kg 牵引力。且宜短期应用，长时间使用易导致血液循环障碍。

【注意事项】

1. 凡新上牵引的病人，应列入交接班项目。

2. 保持牵引的有效性。

（1）牵引重锤应保持悬空，牵引重量不可随意增减或移去，以免影响骨折的愈合。

（2）牵引绳与被牵引的肢体长轴应成直线。牵引绳不应有其他外力作用，以免影响牵引力。

（3）保持反牵引力量。颅骨牵引时，应抬高床头，下肢牵引时，应抬高床尾。如身体移位，抵住了床头或床尾，应及时调整，以免失去反牵引作用。

3. 皮牵引时，应密切观察病人患肢血液循环，如出现青紫、肿胀、发冷、麻木、疼痛、运动障碍，以及脉搏细弱时，应详细检查，分析原因并报告医生。

4. 皮牵引时，注意胶布绷带有无松脱，扩张板是否位置正确，应随时予以调整。观察胶布边缘处皮肤有无水疱或皮炎，如有水疱，应去胶布，用注射器抽吸，并给予换药；如面积较大，应立即去除胶布，暂停牵引，或换用其他牵引方法。

5. 骨牵引时，穿针处，皮肤应保持清洁，预防感染。每日用75％乙醇滴注穿针处，如牵引针有滑动移位，应消毒后，予以调整。

6. 对骨折或脱位病人，应每日测量肢体的长度，以免牵引过度。在牵引开始数日，可用 X 线透视或拍片，了解骨折对位情况，并及时调整。

7. 牵引重量一次性加到适宜的最大量，复位后应逐渐减少。对关节挛缩，应以逐渐增加为原则。牵引重量一般为体重的 1/12～1/7。

8. 预防并发症。

（1）预防足下垂：可用托脚板将足部托起。

（2）预防压疮：凡骨隆突部位，如肩胛部、骶尾部、足跟、踝关节等处，易受压发生压疮。应用乙醇局部按摩，或用棉垫、软枕、棉圈加以保护。

（3）坠积性肺炎：鼓励病人每日定时利用牵引架上拉手抬起上身，做深呼吸运动及有效咳嗽。

（4）泌尿系感染：协助病人每日定时适当变换体位，嘱其多饮水。

（5）便秘：调节饮食，多进食含高纤维素食物。每日做腹部按摩，必要时，应用缓泻剂。

(6)血栓性静脉炎：应指导病人进行有规律功能锻炼，如股四头肌静止收缩，各关节的全范围活动。

第二十八节　石膏绷带术

【目的】

1. 石膏绷带术（casts）是指骨折及脱位关节复位后，用石膏绷带对损伤部位起制动、支持及保护作用。

2. 预防畸形。

3. 矫正畸形。

【用物】

水桶及水、石膏绷带、各种衬垫、剪刀、石膏刀、石膏锯、石膏剪、记号笔、橡胶制鞋跟或金属镫（用于负重下肢石膏）、无菌敷料（有伤口）、石膏台（打大型石膏）。

【操作步骤】

1. 术前准备

(1) 对病人解释操作过程及术中石膏散热属正常现象。

(2) 做好打石膏处的皮肤准备。用肥皂及清水清洁皮肤并擦干；若有伤口应更换敷料；发现皮肤异常应记录并报告医生。

(3) 在打石膏处的皮肤表面覆盖一层衬垫，可用棉织筒套、棉垫或棉纸。

(4) 拍片，以备术后对照。

2. 摆好病人体位，肢体关节必须固定在功能位或所需的特殊体位，中途不能随意变动。

3. 打石膏

(1) 在水桶内盛水（水温 40℃左右），将石膏卷平放并完全浸没在水中。

(2) 等石膏卷在水中停止冒气泡时，两手持石膏卷两头取出，两手向中间轻挤，挤出过多水分。

(3) 使石膏卷贴着躯体向前推动，并边推边在绷带上抚摩以使绷带各层贴合紧密，无缝隙且平滑无褶。推时应从肢体近侧向远侧推，每一圈绷带盖住上一圈绷带的下1／3。一般包5~7层，绷带边缘、关节部及骨折部要多包2～3层。切勿在包石膏绷带时将石膏绷带卷翻身再包。石膏不可过紧或过松。

(4) 曲线明显、粗细不匀之处要用拉回打折的方法，使绷带贴合体表。

4. 捏塑　石膏未定型前，须适当捏塑。用手不断按摩直至石膏干固定形，使之固定牢稳，不移动位置。经常捏塑的几个关键部位是：髌骨上缘两侧、锁骨上下缘、髂前上棘上方等处。

5. 包边 将衬垫从内面向外拉出一些，包起石膏边，用石膏糊粘贴在石膏上。若无衬垫，可用一宽胶布沿石膏边包起来。

6. 表面整理 在石膏表面涂上石膏糊，加以抚摩，使表面平滑。

7. 标记 用红记号笔在石膏外侧写上打石膏的日期及预定拆石膏的日期。

8. 干燥

（1）天气较热时可将石膏暴露在空气中，自然风干；天气较冷时可用热风机吹干。使用热风机时应距石膏46cm（18英寸），并经常移动以吹及整个石膏。勿用灯烤使石膏干燥，因为灯烤易引起皮肤灼伤。

（2）石膏未干时不可用手指压石膏，托起石膏时应用手掌而不要用手指。

（3）石膏干燥表现为：无气味；叩时声音较清脆；色白且有反光；触之温度与周围温度接近。

9. 开窗 为减压、局部检查或伤口引流、换药可在石膏上开窗。用铅笔划出范围，用石膏刀沿划线向内侧斜切，边切边将切开的石膏向上拉直至切开。已经开窗的石膏须用棉花填塞后包好，以防软组织向外突出。

10. 切开 肢体肿胀时，为防止血管、神经受压，可将石膏切开。用石膏剪或石膏刀将石膏切开。注意切剪时勿伤及皮肤。

11. 拆除 一般用石膏剪、石膏刀或石膏锯将石膏剖开，拆除。操作时注意勿伤及皮肤。

【石膏类型】

上臂石膏：长臂石膏

短臂石膏

下肢石膏：长腿石膏

短腿石膏

固定躯干石膏：石膏背心

石膏围腰

石膏领围

石膏床

人字形石膏：肩人字形石膏

髋人字形石膏

【注意事项】

1. 观察

（1）皮肤状况。有无颜色改变、温度改变，有无压疮（尤其在石膏边缘）。

对于石膏下皮肤可借助反光镜尽量观察。

（2）压迫症状。有无疼痛、苍白、麻痹、脉搏消失、感觉异常及温度改变。

（3）石膏固定肢体的末端血液循环情况，并两侧对比。

（4）石膏情况。有无潮湿、污染、变形或断裂；有无过紧或过松；有无异常"热点"。

（5）感染迹象。有无生命体征变化；石膏内有无异味或臭味；有无血象异常。

（6）石膏综合征。常发生于躯体石膏固定的病人，表现为持续恶心，反复呕吐，腹胀及腹痛。

（7）石膏下有无出血或渗出。若血液或渗出液渗出石膏外，用笔标记出范围、日期，记录并报告医生。必要时协助医生开窗以彻底检查。

2. 皮肤护理

（1）对石膏边缘及受压部位的皮肤进行皮肤护理及按摩。用乙醇或乳液擦抹可能摩擦到的皮肤，勿用粉剂。

（2）保持石膏末端暴露的手指／足趾、指／趾甲清洁，易于观察。

（3）髋人字形石膏及石膏背心病人大小便后，应清洁臀部及会阴，并注意勿污染及弄湿石膏。

（4）禁止病人将异物放入石膏内或搔抓石膏下皮肤。一旦石膏内有异物应立即取出，若不能取出的应立即报告医生。

（5）禁止病人将石膏内衬垫取出。

（6）每次在病人翻身时注意扫去床上的石膏渣，保持床单清洁平整。

3. 对石膏的护理

（1）注意保持石膏的清洁及干燥。

（2）石膏未干时应用枕垫垫好，以防对骨突部位产生压迫。

（3）石膏未干时不可用手指压迫石膏表面，托起时应用手掌而非手指。

4. 病人的体位

（1）四肢包扎石膏的需将患肢抬高，以预防肢体肿胀及出血。

（2）石膏背心及人字形石膏病人勿在头及肩下垫枕，避免胸腹部受压。

（3）下肢石膏应防止足下垂及足外旋。

5. 注意包石膏肢体的保暖，防止冻伤。

6. 若发现局部压迫症状，应及时在疼痛处开窗或更换石膏。若发生肢体肿胀，影响血液循环及神经功能时应及时切开，切开时应切开石膏的全长和全层。

7. 病人的活动

（1）翻身。术后 8 小时内勿翻身，8~10 小时后应协助病人翻身（有禁忌者除外）。翻身及改变体位时应注意保护石膏，避免折断。

（2）关节活动。鼓励病人活动石膏近端及远端的关节，每日数次，防止关节强直并促进血液循环。如臂部石膏固定者可活动肩关节及指关节。

（3）肌肉等长收缩运动。无医嘱时避免石膏固定肢体的肌肉等长收缩运动，经医生许可后可鼓励病人做此运动，清醒时每小时1次。

（4）自理活动。在医生许可的情况下，鼓励病人自理，以增进病人的独立感及自尊。

8. 营养增加食物中纤维素的含量，防止因活动减少而引起的便秘；包扎石膏背心的病人应少食易产气的食物，减少腹胀；平衡膳食可促进伤口愈合。

9. 拆石膏时的护理

（1）理解病人拆石膏时的心情。

（2）拆石膏前告诉病人：石膏下的皮肤一般有一层黄褐色的痂皮或死皮、油脂等；其下的新生皮肤较敏感，但不要搔抓，可用一些润肤霜等保护皮肤；去除石膏后，活动时可能产生一些新的不适或疼痛；去除石膏后，病人可能产生一种变轻的感觉。

（3）若病人害怕活动或疼痛时，可鼓励病人并给予必要的支持。

第二十九节　小夹板外固定

【目的】

在骨折复位后，用特定夹板固定骨折端，防止骨折移位。多用于四肢长管状骨闭合性骨折。

【用物】

各种小夹板、纸压垫、棉垫、布带、绷带。

【操作步骤】

1. 术前准备

（1）向病人及家属解释小夹板固定的作用及固定后注意事项。

（2）根据骨折部位及病人体形情况，选择适合的小夹板、纸压垫、绷带及布带。

（3）用清水或肥皂水清洗患肢，皮肤有擦伤、水疱者，应先换药或抽空水疱，并用纱布绷带包扎。

2. 夹板固定

（1）将纸压垫准确地放在肢体骨折的适当位置，用胶布固定在绷带外，以免滑动。

（2）依次安放夹板。放妥后，助手以双手把持夹板，术者用布带或绷带捆扎夹板，先捆中间两道，近端一道最后。捆扎时，绕夹板两周后在肢体外侧板打外科结，所有结应打在一条线上，以便调整。

（3）检查布带松紧度，以能不费力上下移动1cm为宜。

【注意事项】

1. 术后应抬高患肢，以减轻肿胀。

2. 密切观察患肢末梢血运及感觉。如出现肿胀、青紫、苍白、麻木、剧痛等，应检查布带松紧度，及时调整或报告医师处理。

3. 防止骨折面移位。上肢固定后用三角巾托起，悬吊于胸前；下肢固定后，搬动时应给予支托。尤其是麻醉未失效时，搬动病人应注意患肢位置，防止骨折移位。

4. 随时调整捆扎布带松紧度。复位后4日内肢体肿胀，应每日将布带适当放松。以后肿胀消退，再每日适当收紧布带，但仍应以能上下移动1cm为宜。

5. 2~3周后骨折已有纤维连接，可重新固定。以后每周门诊复查1次，直至临床愈合。

6. 指导病人进行适当功能锻炼。

（1）骨折一经复位固定，即可开始肌肉纵向功能锻炼，活动手指、足趾和踝关节。

(2) 2周后，可进行关节伸屈活动。

(3) 4~6周，骨折基本稳定时，下肢骨折可以持拐杖下地行走，但不可持重。

(4) 10周后，要除去夹板试行活动，下肢骨折可持拐杖下地逐渐练习持重。

(5) 10~12周，可做轻工作，弃拐行走。

（张薇 周传云 陈莉 姚雨 王萍 赵静）

第二章 内科常见疾病护理

第一节 内科一般护理

1. 患者入病室后，根据病情由值班护士指定床位。危重者安置在抢救室或监护室，并及时通知医生。

2. 病室应当保持清洁、整齐、舒适，室内空气应当保持新鲜，光线要充足，最好有空调装置，保持室温恒定。

3. 危重患者、行特殊检查和治疗的患者需要绝对卧床休息，根据病情需要可分别采取平卧位、半卧位、坐位、头低脚高位、膝胸卧位等。病情轻者可适当活动。

4. 新入院患者，应即测血压、脉搏、体温、呼吸、体重。病情稳定患者每日测体温、脉搏、呼吸各1次，体温超过37.5℃以上或危重患者，每日测3次，体温较高或波动较大者，随时测量。

5. 严密观察患者的生命体征，如血压、呼吸、瞳孔、神志、心率等变化以及其他的临床表现，同时还要注意观察分泌物、排泄物、治疗效果及药物的不良反应等，如果发现异常，应当立即通知医师。

6. 饮食按医嘱执行，向患者宣传饮食在治疗疾病恢复健康过程中的作用。在执行治疗膳食原则的前提下帮助患者选择可口的食物，鼓励患者按需要进食。重危患者喂饮或鼻饲。

7. 及时准确地执行医嘱。

8. 入院24小时内留取大、小便标本，并做好其他标本的采集。且及时送验。

9. 认真执行交接班制度，做到书面交班和床头交班相结合，交班内容简明扼要，语句通顺并应用医学术语，字迹端正。

10. 按病情要求做好生活护理、基础护理及各类专科护理。

11. 对于长期卧床、消瘦、脱水、营养不良以及昏迷者应当做好皮肤护理，防止褥疮发生。

12. 根据病情需要，准确记录出入量。

13. 根据内科各专科特点备好抢救物品，如气管插管、机械呼吸器、张口器、心电图机、电除颤器、双气囊三腔管、氧气、静脉穿刺针、呼吸兴奋药、抗心律失常药、强心药、升压药、止血药等，并积极参加抢救工作。

14. 了解患者心理需求，给予心理支持，做好耐心细致的解释工作，严格执行保护性医疗制度，并向患者宣传精神因素在治疗疾病恢复健康过程中的重要性，帮助患者克服各种不良情绪的影响，引导患者以乐观主义精神对待病情，以便更好地配合治疗，能早日得以恢复健康。

第二节 呼吸内科常见疾病护理

一、呼吸系统一般护理

1. 恢复期可下床适当活动，危重患者应绝对卧床休息。

2. 给高蛋白、高热量、多维生素易消化饮食。高热和危重患者，可给流质或半流质饮食。

3. 严密观察病情。随时注意体温、脉搏、呼吸、血压、神志等生命体征的变化。有否感染性疾病所致全身毒性反应，如畏寒、发热、乏力、食欲减退、体重减轻、衰竭等，以及本系统疾病的局部表现如咳嗽、咳痰、咯血、哮喘、胸痛等。

4. 若系金黄色葡萄球菌、铜绿假单胞菌所致感染性疾病，应进行呼吸道隔离。有条件时将同一种致病菌感染的患者集中一室，或住单人房间。

5. 当患者需进行支气管造影、纤维支气管镜窥视、胸腔穿刺、胸腔测压抽气、胸膜活检等检查时应做好术前准备、术中配合、术后护理。

6. 呼吸困难者应给予氧气吸入。护士必须掌握给氧的方法（如持续或间歇给氧和给氧的流量）。

7. 结合临床，了解肺功能检查和血气分析的临床意义。发现异常及时通知医生。

8. 呼吸衰竭患者如出现兴奋、烦躁、谵妄时应慎用镇静药，禁用吗啡和地西泮等巴比妥类药，以防抑制呼吸中枢。

9. 留取痰液、脓液、血液标本时按常规操作。取样要新鲜，送检要及时，标本容器要清洁干燥。

10. 病室空气要流通，每日定时通风，但避免对流。

11. 高热、咯血患者护理参考有关章节。

12. 做好卫生宣教工作，积极宣传预防呼吸系统疾病的措施。指导患者进行体育锻炼，阐明吸烟对人体的危害，劝告患者注意保暖预防感冒。

13. 备好一切抢救物品和药物。

二、急、慢性支气管炎护理

急性支气管炎是由感染、物理、化学因素刺激或过敏反应等引起的气管支气管黏膜的急性炎症。常见于寒冷季节或气候突变时，也可由急性上呼吸道感染迁延而来。

慢性支气管炎是指气管、支气管黏膜及其周围组织的慢性非特异性炎症，以慢性反复发作的咳嗽、咳痰或伴有喘息为临床特征。

按呼吸系统疾病一般护理常规。

（一）一般护理

1. 保持室内清洁、空气流通及适宜的温度、湿度。

2. 鼓励病员多饮水，每日饮水量不少于 2 000mL。给营养丰富的食品，避免刺激性食物及饮料。

（二）对症处理

1. 急性期发热按发热护理常规执行。

2. 对咳嗽剧烈者可给止咳药。痰液黏稠不易咳出时，可给水蒸气、超声雾化吸入，轻拍病人背部或指导病人变动体位等，协助病人排痰。

（三）健康教育

1. 对慢性支气管炎经常发作者，在冬、春季可给支气管炎菌苗、核酪等预防注射，增加机体的免疫力。

2. 慢性支气管炎病人，平时应加强耐寒训练，学会腹式呼吸，坚持体育锻炼等，增强机体抗病能力。同时加强个人防护。

三、支气管哮喘护理

支气管哮喘是指因致敏原或其他非致敏因素引起的一种支气管反应性过度增高的疾病，表现为不同程度的可逆性气道阻塞症状。哮喘发作时气道阻塞与支气管平滑肌痉挛，气道黏膜水肿及腺体分泌增多有关。诱发或加重哮喘的因素有变应原、感染、环境、药物、精神因素等。临床以反复发作的呼吸性呼吸困难伴哮鸣音、胸闷、咳嗽为主要特征。

按内科及本系统疾病的一般护理常规。

（一）病情观察

1. 密切观察血压、脉搏、呼吸、神志、发绀和尿量等情况。

2. 观察药物作用和副作用，尤其是糖皮质激素。

3. 了解患者诱发哮喘的病因和变应原，避免诱发因素。

4. 密切观察哮喘发作先兆症状，如胸闷、鼻咽痒、咳嗽、打喷嚏等，应尽早采取相应措施。

（二）对症护理

1. 了解患者有否其他疾病，正确应用支气管解痉剂。

2. 应合理给氧、鼓励多饮水，保证每日一定的饮水量。

3. 帮助痰液引流、翻身拍背、雾化吸入等。

（三）一般护理

1. 饮食护理，给予营养丰富清淡饮食，多饮水，多吃水果和蔬菜。

2. 给予精神安慰和心理护理。

3. 半卧位，保持病室的安静和整洁。减少对患者的不良刺激。

（四）健康指导

1. 居室内禁放花、草、地毯等。

2. 忌食诱发患者哮喘的食物，如鱼、虾等。

3. 避免刺激气体、烟雾、灰尘和油烟等。

4. 避免精神紧张和剧烈运动。

5. 避免受凉及上呼吸道感染。

6. 寻找过敏原，避免接触过敏原。

7. 戒烟。

四、支气管扩张症护理

支气管扩张症是指由于支气管及其周围肺组织的慢性炎症损坏管壁，导致支气管腔扩张和变形的慢性化脓性疾病。主要原因为支气管—肺组织感染和支气管阻塞，两者互为因果。多起病于儿童和青年。

临床以慢性咳嗽、大量脓痰和反复咯血为主要特征。

按内科及本系统疾病的一般护理常规。

（一）病情观察

1. 观察痰液的颜色、性状、气味和量的变化，必要时留痰标本送检。

2. 观察病情变化，有无感染与咯血。

3. 观察体温变化。

4. 观察有无窒息的先兆症状，及时采取措施。

5. 观察各种药物作用和副作用。

（二）对症护理

1. 根据病情，合理给氧。

2. 体位引流：

（1）根据不同部位的病变做体位引流。

（2）引流时间每次为15分钟，鼓励患者咳嗽。引流完毕后给漱口。

（3）每日1次～2次（清晨、入睡前）做体位引流。记录引流出的痰量及性质。

（4）引流应在饭前进行，应协助拍背。

3. 清除痰液，保持呼吸道通畅，可每日2次进行超声雾化吸入。

4. 咯血患者按咯血护理常规：

（1）给予精神安慰，鼓励患者将血轻轻咯出。

（2）给予温凉、易消化半流质，大咯血时禁食。

（3）密切观察止血药物的作用和副作用。

（4）密切观察咯血颜色和量，并记录。

（5）保证静脉通路通畅，并正确计算每分钟滴速。

（6）大咯血患者给予患者侧卧位，头侧向一边。

（7）准备好抢救物品及吸引器。

（8）必要时正确记录特护单。

（9）密切观察有无窒息的先兆症状。

（10）保证病室安静，避免噪音刺激。及时清除血污物品，保持床单整洁。

（三）一般护理

1. 饮食护理：鼓励患者多进高蛋白，高维生素食物。

2. 口腔护理：晨起、睡前、进食后漱口或刷牙等，减少细菌蔓延至呼吸道引起感染。

3. 适当休息：适当下床活动，以利痰液引流。

（四）健康指导

1. 注意保暖，预防上呼吸道感染。

2. 注意口腔清洁，勤漱口、多刷牙，定期更换牙刷。

3. 锻炼身体，增强抗病能力。

4. 保持呼吸道通畅，注意引流排痰。

5. 定期做痰细菌培养，尽早对症用药。

五、自发性气胸护理

自发性气胸是指在没有创伤或人为的因素下，肺组织和脏层胸膜自发破裂，空气进入胸腔所致的气胸。临床以急性胸痛、憋气、渐进性呼吸困难、干咳为主要特征。

按内科及本系统疾病的一般护理常规。

（一）病情观察

1. 观察患者胸痛、咳嗽、呼吸困难的程度,及时与医生联系采取相应措施。

2. 根据病情准备胸腔穿刺术、胸腔闭式引流术的物品及药物,并及时配合医生进行有关处理。

3. 观察患者呼吸、脉搏、血压及面色变化。

4. 胸腔闭式引流术后应观察创口有无出血、漏气、皮下气肿及胸痛情况。

(二) 对症处理

1. 尽量避免咳嗽,必要时给止咳剂。

2. 减少活动,保持大便通畅,避免用力屏气,必要时采取相应的通便措施。

3. 胸痛剧烈者,可给予相应的止痛剂。

4. 胸腔闭式引流时按胸腔引流护理常规。

(三) 一般护理

1. 给予高蛋白饮食,适量进粗纤维食物。

2. 半卧位,给予吸氧,氧流量一般在3L/分以上。

3. 卧床休息。

(四) 健康指导

1. 饮食护理,多进高蛋白饮食,不挑食,不偏食,适当进粗纤维素食物。

2. 气胸痊愈后,1个月内避免剧烈运动,避免抬、举重物,避免屏气。

3. 保持大便通畅,2天以上未解大便应采取有效措施。

4. 预防上呼吸道感染,避免剧烈咳嗽。

六、胸膜炎护理

胸膜炎概括起来有两种,一种是结核性的,患者大多属这种;另一种是继发于胸部的疾病。结核性又分为干性、渗出性及结核性脓胸。

按呼吸系统疾病一般护理常规。

(一) 一般护理

1. 保持病室内空气流通,温、湿度适宜。

2. 给予高蛋白、高维生素、高热量饮食,并鼓励病人多饮水。

3. 急性期卧床休息。大量胸腔积液合并呼吸困难时,取半卧位。

(二) 对症处理

1. 观察体温、脉搏、呼吸,如发现口唇发紫,呼吸困难者,应给氧气吸入。

2. 高热者按高热护理常规。

3. 胸痛严重,可局部热敷。支气管胸膜瘘时,鼓励病人多变换体位,将胸腔积液通过咳嗽排出体外。

(三) 病情观察

1. 协助医师施行胸腔穿刺放液术。术前向病人做好解释工作,术中密切观察神志、面色、脉搏、呼吸的变化。

2. 详细记录胸腔积液量及其性质，送胸腔积液做常规检查。术后严密观察24小时。

3. 注意抗结核药物的毒、副作用。服用激素药物者，应注意病情有无变化。并督促病人按时按量服药。

七、传染性非典型肺炎护理

传染性非典型性肺炎（严重急性呼吸综合征，又叫SARS）是一种传染性强的呼吸系统疾病，其病原体为一种新型的冠状病毒，主要传播途径为近距离飞沫和密切接触传播。

其临床表现潜伏期一般为1～12日，多数病人在4～5日发病。起病急，以发热为首发症状，多数体温高于38℃，偶有畏寒，伴有头痛、关节痛、肌肉酸痛、腹泻，常无上呼吸道卡他症状，可伴有咳嗽、少痰，偶有血丝痰，严重者出现呼吸加速、气促，部分病人发展为ARDS或MODS。

按呼吸系统疾病一般护理常规。

（一）一般护理

1. 主动热情接诊。采取严密隔离。

2. 保持病室内整洁、舒适、通气，温、湿度适宜。

3. 休息：卧床休息，避免劳累，根据病情选择适当体位。

4. 心理护理：应宽容对待病人，支持、安慰、尽快稳定病人情绪，并给予信息传递。当病情危重时应安抚、镇静，特别要注意与病人情感交流。

5. 饮食：给予高热量、高蛋白、多维生素易消化饮食，避免刺激性食物。

6. 保持口腔及皮肤清洁，预防并发症发生。

7. 保持呼吸道通畅，协助病人翻身拍背，促进排痰，避免剧烈咳嗽。咳嗽剧烈者给予镇咳药，咳痰者给予祛痰药。

8. 病情观察：

（1）密切观察病情变化，监测症状、体温、血压、呼吸频率、皮肤色泽、SpO_2。或动脉血气分析等。若出现气促、PaO_2小于70mmHg或SpO_2小于93%给予持续鼻导管或面罩吸氧。

（2）注意有无休克、ARDS、MODS、DIC等并发症，若发生异常，及时协助医师处理。

（3）观察有无腹泻现象，注意粪便颜色和性状，若出现腹泻，应及时给予处理，并留取标本。

（4）密切观察药物的作用及其副作用。如抗病毒药、抗生素、免疫增强药、糖皮质激素等。

（5）发热者按发热护理常规，休克者按休克护理常规。

（二）重症护理

1. 动态监测：

（1）监测生命体征，尤其是呼吸频率的变化，如呼吸频率大于25次／分，常提示有呼吸功能不全，有可能是ARDS先兆期的表现。

（2）观察意识状态，发绀、皮肤的温、湿度，黏膜的完整性，出血倾向，球结膜有无充血、水肿。昏迷患者应检查瞳孔大小及对光反应肌张力、腱反射及病理体征。

（3）准确记录出入量，必要时监测每小时尿量，并注意电解质尤其是血钾的变化。

（4）监测血气分析，包括动脉氧分压、血氧饱和度。

2. 氧疗护理：给予高浓度吸氧，记录吸氧方式、吸氧浓度及吸氧时间，密切观察氧疗的效果。

3. 机械通气护理：

（1）使用无创正压机械通气（NPPV）。模式采用持续气道正压（cPAP）的通气方式。压力水平一般为4～10cmH$_2$O；吸入氧流量一般为5～8L／分，维持血氧饱和度93%，NPPV应维持应用（包括睡眠时间），暂停时间不宜超过30分钟，直到病情缓解。其护理按无创正压机械通气护理。

（2）若患者不耐受NPPV或氧饱和度改善不满意，应及时进行有创正压机械通气治疗。采用压力支持通气加呼气末正压（PSV+PEEP），PEEP水平一般为4～10cmH$_2$O，吸气压力水平一般为10～20cmH$_2$O。其护理按有创正压机械通气护理。

4. 保持呼吸道通畅，按时翻身、拍背，及时吸痰。

5. 维持体液平衡及适当营养.鼓励病人进食高蛋白、高热量、多维生素富含营养食物，按医嘱做好鼻饲或全胃肠外营养护理。

6. 注意有无气胸、纵隔气肿、多器官功能障碍综合征、消化道出血、二重感染等并发症。

（三）健康教育

1. 入院介绍：

(1) 介绍病房环境，包括病室设施、用物的使用方法、呼叫系统的使用方法。

(2) 介绍疾病知识、个人卫生要求、隔离病区的管理规定、消毒隔离制度等。

(3) 患者在住院期间佩戴口罩的目的、方法及注意事项。

(4) 向患者解释住院期间不开放亲友探视及陪护的意义，以取得患者的理解和合作。嘱患者住院期间不要随意离开病室，防止交叉感染。

(5) 基本消毒隔离知识介绍：

①病室开窗通风，门应随时关闭，传递窗口应单向开放。

②与其他病人或医务人员接触时要佩戴口罩。

③大小便、痰液的处理方法。

④用物、污物的处理。

2. 患者家属的健康指导：

（1）及时向家属宣教SARS防治知识，说明隔离的必要性，取得家属的合作。

（2）强调与患者有密切接触者要接受监测和隔离，医学观察14日后方可解除隔离。强调家庭环境和工作环境进行消毒处理的重要性。

（3）指导患者家属利用手机、短信或写信方式传递信息，增强患者战胜疾病的信心。

3. 出院指导：

（1）患者出院后实施家庭医学隔离观察2周，每日测体温2次，并按时服药。如体温超过38℃并伴有其他不适时，应及时到原治疗医院就诊。

（2）注意休息，充足睡眠，生活要有规律，注意劳逸结合并进行自我心理调整，消除紧张、恐惧情绪，防止出现情绪低落和心理疲劳。

（3）天气变化时应注意防寒保暖，少去人群密度高或不通风的场所，必要时戴口罩。

（4）加强营养，合理膳食，可适当多食高蛋白、多维生素等富有营养食物，每日饮用1杯~2杯牛奶，食用肉、鱼、豆、蛋类4两~5两，蔬菜最好3种以上，加2种以上水果，可搭配少量油脂，获取均衡营养。避免辛辣、刺激性食物。

（5）保持良好的卫生习惯，勤洗手，勤洗脸，勤饮水，勤通风。

（6）适当进行锻炼，通过增强体质改善各系统的功能，提高机体免疫力。

（7）出院时外周血象、肝功能等各项检查和胸部X片已正常者，出院后1周内复查1次；不正常者每周复查1次，直至正常为止。

八、肺炎护理

肺炎是指由多种病因引起的肺实质或间质内的急性渗出性炎症。按病因分类有细菌性肺炎、病毒性肺炎、支原体性肺炎、真菌性肺炎等。以细菌性肺炎为最常见，主要的病原菌有肺炎球菌，其次为葡萄球菌，肺炎杆菌。按解剖分类有大叶性肺炎、小叶性肺炎、间质性肺炎。肺炎链球菌引起的急性肺炎临床特点为突然畏寒、高热、咳嗽、胸痛、咳铁锈色痰，重者出现周围循环衰竭的征象，血压下降至80／50mmHg以下。

按内科及本系统疾病的一般护理常规。

（一）病情观察

1. 定时测血压、体温、脉搏和呼吸。

2. 观察精神症状，是否有神志模糊、昏睡和烦躁等。

3. 观察有无休克早期症状，如烦躁不安、反应迟钝、尿量减少等。

4. 注意痰液的色、质、量变化。

（二）对症护理

1. 根据病情，合理氧疗。

2. 保证静脉输液通畅、无外渗，必要时测中心静脉压了解血容量。

3. 按医嘱送痰培养2次，血培养1次（用抗生素前）。

4. 高热护理见高热护理常规。

5. 胸痛、咳嗽、咳痰可采取对症处理。

（三）一般护理

1. 饮食护理，给予高营养饮食，鼓励多饮水，病情危重高热者可给清淡易消化半流质饮食。

2. 注意保暖，尽可能卧床休息。

（四）健康指导

1. 锻炼身体，增强机体抵抗力。

2. 季节变换时避免受凉。

3. 避免过度疲劳，感冒流行时少去公共场所。

4. 尽早防治上呼吸道感染。

九、肺结核护理

肺结核是指由结核分枝杆菌引起的慢性传染病，可侵犯多个脏器，其中以肺结核最为多见。人体感染结核菌后不一定发病，当抵抗力降低或细胞介质的变态反应增高时，方可引起发病。

临床多呈慢性过程，表现为消瘦、低热、乏力等全身症状与咳嗽、咯血等呼吸系统表现。

按呼吸系统疾病一般护理常规。

（一）呼吸道隔离

1. 保持室内适宜的温度和湿度。

2. 餐具食用后煮沸10分钟后再清洗，剩余饭菜煮沸10分钟后弃去。

3. 用具、便器、痰具用后消毒。

4. 痰液入纸盒或纸袋，焚烧处理。

5. 病室、被褥、书籍可用紫外线照射消毒或日光暴晒2小时。

（二）一般护理

1. 休息：根据病情适当卧床休息。急性活动期应卧床休息，胸痛时取患侧位，病情好转后可增加活动,但应注意劳逸结合。

2. 饮食:给予高蛋白、高热量、多维生素、易消化的饮食,多食水果、新鲜蔬菜等。

3. 盗汗者防止受凉,保持皮肤清洁,勤换衣被,严重盗汗者应多饮水。

4. 正确留取痰标本,入院后留取痰浓缩查抗酸杆菌3次,必要时留24小时痰液送检。

(三)病情观察

1. 观察患者体温、脉搏、呼吸等变化,如出现高热、咳嗽加剧,应注意有无结核播散。

2. 对咯血患者,应注意有无窒息先兆表现,一旦发现应及时抢救。

3. 注意肝、肾功能变化,如发现异常应及时通知医生。

4. 观察抗结核药物的疗效及药物反应,一旦出现毒副反应,应立即停药,给予相应处理。

5. 高热者按高热护理常规。

(四)健康教育

1. 开放性肺结核患者单独使用餐具并消毒,吐痰入盂。

2. 避免去公共场所。

3. 加强心理咨询,帮助患者树立治疗康复信心。

4. 定期复查。

十、肺脓肿护理

肺脓肿是各种病原菌引起的肺部感染,早期为化脓性炎症,继而坏死形成脓肿。临床上以高热、咳嗽,咳大量脓臭痰为特征。

(一)病情观察

1. 观察体温、脉搏、呼吸、血压变化,呼吸困难、发绀者吸氧。

2. 记录24小时痰量,观察痰的分层、颜色、有无咯血。及时送痰标本进行痰培养和药物敏感性试验。痰盒加盖以5%来苏水浸泡痰液。

(二)体位引流

依病变部位做好体位引流,于睡前及晨起空腹进行。嘱病人轻咳、轻呼吸,使痰由气管自动排出,记录每次引流量。高度衰竭、中毒症状明显及大咯血者禁用(排痰不畅,可先行雾化吸入)。

(三)一般护理

1. 保持室内空气流通,定期消毒。因痰有恶臭且咳重者,最好单独隔离。

2. 注意口腔清洁,去垢除臭。

3. 给予高蛋白、高维生素、高热量、易消化的饮食以补充营养,增加机体抵抗力。

4. 急性期有高热及衰竭病人，应卧床休息，待感染控制，体温正常可适当下床活动。

（四）健康指导

1. 注意休息，劳逸结合，生活规律，戒烟、酒。

2. 每日开窗通风保持室内空气新鲜。少去人多的场所，预防感冒。

3. 进行适当的体育锻炼。

4. 加强营养，进食高蛋白、高热量、低脂肪的饮食。

5. 使用正确的咳痰方法保持呼吸道通畅。

6. 每日行体位引流2～3次，进行正确的叩背，促进痰液的排出。

十一、肺间质纤维化护理

肺间质纤维化及各种原因引起肺部分正常组织被纤维化的组织代替，失去正常的气体交换功能。活动后气促、干咳是该疾病最典型的症状。

（一）病情观察

1. 监测病人的呼吸频率、节律、深浅度。

2. 病人感染分泌物增多，观察痰液的性状，给予有效的排痰，必要时雾化吸入，嘱病人饮水1500～2000ml/天。

3. 遵医嘱给予吸氧4～6L／分，并观察病人的缺氧症状改善情况。

（二）一般护理

1. 给予舒适的卧位，依病人情况半卧位或端坐位。

2. 指导病人有氧呼吸以及呼吸锻炼的方式。

3. 如病人体温过高，给予物理降温处理。

（三）健康指导

1. 休养环境要舒适安静，空气新鲜，如室温高且干燥可使用超声波加湿器。

2. 根据气候的变化随时增减衣服，避免受凉，避免接触感冒或流感人员。预防上呼吸道感染。戒烟并减少被动吸烟。

3. 饮食上应多食高维生素（如绿叶蔬菜、水果）、高蛋白（如瘦肉、豆浆制品、蛋类）、粗纤维（如芹菜、韭菜）的食物. 少食动物脂肪以及胆固醇含量高的食物（如动物的内脏）。

4. 避免剧烈运动。可选择适合自己的运动. 如散步、打太极拳等。

5. 肾上腺皮质激素是控制此病的主要药物. 用药时注意：

（1）按时按量服药，在医生的指导下减药或换药，不要自行添加或减量。

（2）服药后会有食欲增加、肥胖、兴奋等症状. 无须担忧. 停药后会好转。

（3）此类药物还会引起骨质疏松，应注意安全，防止骨折。

6.定期到门诊复查．如有不适反应，及时到医院就诊。

十二、支气管肺癌护理

肺癌的病因复杂，迄今尚不能确定某一致癌因子，吸烟者约占发病的75%。肺癌发病机会一般在40岁以后开始增长，50岁～60岁间上升显著。男女之比：美国为4：1，我国为2：1～3：1。

（一）病情观察

注意观察化疗、放疗的副作用。如出现声音嘶哑、食欲不振、恶心、呕吐、头晕、白细胞减少、血小板减少等，应通知医生及时处理。白细胞减少者，应注意防止交叉感染。

（二）症状护理

1.咳嗽、胸痛可止咳镇痛；憋喘伴胸腔积液可抽胸腔积液，给氧缓解症状；咯血者保持呼吸道通畅，适当使用止血药；全身乏力，食欲不振，消瘦，恶病质可给支持疗法；化疗反应需对症处理。

2.病人咯血时执行咯血护理常规。

3.晚期病人发生胸痛时，可适当给予止痛药。

（三）一般护理

1.晚期病人需卧床休息，呼吸困难者取半坐位。

2.给高蛋白、高热量、高维生素、易消化饮食。注意食物色、香、味以增进食欲。化疗期间可给清淡饮食。

3.做好心理护理，树立战胜疾病的信心，配合化疗放疗或手术治疗。随时了解病人思想情况，严格交接班．防止发生意外。

4.做纤维支气管镜窥视和活组织检查、胸腔穿刺、胸腔积液离心沉淀脱落细胞检查时，护士应做好术前准备及术中配合工作。标本及时送检。

5.痰液脱落细胞检查时，痰液标本必须新鲜并及时送检。否则细胞溶解影响检出率。

6.静脉注射化疗药物，注意用药剂量、方法，选择适宜的血管，避免药液外渗造成组织坏死。

7.注意安全，避免自伤。

（四）健康指导

1.休养环境需要舒适、安静。戒烟及减少被动吸烟．根据气候变化及时增减衣服．避免感冒。少去公共场所，加强自我保护。

2.注意饮食搭配，科学进餐。多食新鲜水果及蔬菜，保证足够的热量、丰富的蛋白质（如瘦肉、豆制品、鸡蛋、虾等）及维生素，保持大便通畅，每日饮水不少于1 500ml。

3. 化疗后的病人应定期监测血象，如有体温升高及其他不适，应随时就诊。

4. 脱发是化疗药的副作用所致，停药后会重新生成，不需担忧，短时期内可戴假发套。

5. 适当地增加活动量，注意劳逸结合，松紧适度，达到自我最佳状态。

6. 保持身心轻松，面对疾病要树立信心，更好地配合治疗，保持最佳的疗效。

十三、慢性阻塞性肺部疾病护理

慢性阻塞性肺部疾病（COPD）包括慢性支气管炎和肺气肿。临床上以咳、痰、喘为主要表现。

（一）病情观察

观察病情变化.如神志、呼吸深度及频率、音调、口唇和甲床的颜色。监测血氧变化。

（二）症状护理

1. 卧床休息.呼吸困难时抬高床头.取半卧位或坐位。

2. 持续低流量吸氧，指导患者正确留取痰标本.同时观察痰的颜色、性状、气味等。

3. 排痰困难者可行雾化吸入或体位引流。

（三）一般护理

1. 病室每日通风两次，每次30分钟.保持室内空气新鲜.温度、湿度适宜。

2. 饮食以高热量、易消化的流食、半流食为宜，鼓励病人多饮水。

3. 加强口腔护理，去垢除臭。使口腔湿润舒适。

4. 指导病人有效地咳痰，学会腹式呼吸。

5. 恢复期逐渐增加活动量。

（四）健康指导

1. 休养环境要舒适安静，每日通风换气，保持空气新鲜。

2. 根据气候的变化随时增减衣服.避免受凉.避免接触感冒人员.预防上呼吸道感染。

3. 戒烟并减少被动吸烟。

4. 饮食上应多食高维生素（如绿叶蔬菜、水果）、高蛋白（如瘦肉、豆制品、蛋类）、粗纤维（如芹菜、韭菜）的食物.少食动物脂肪以及胆固醇含量高的食物（如动物内脏）。

5. 避免剧烈运动，可选择适合自己的运动，如散步、打太极拳等，注意劳逸结合。

6. 坚持呼吸锻炼，配备家庭氧疗设施，必要时低流量吸氧。

十四、睡眠呼吸暂停综合征护理

睡眠呼吸暂停综合征是一种常见的、有一定潜在危险的睡眠呼吸紊乱，临床上以每晚睡眠7小时中发生30次以上呼吸暂停，或每小时睡眠发作5次以上下呼吸暂停，或呼吸紊乱指数大于5为诊断标准。

（一）一般护理

1. 减少白天的睡眠时间.注意睡眠情况，出现呼吸暂停时唤醒病人。
2. 给予低流量吸氧。病情严重者予以BiPAP呼吸机辅助呼吸。
3. 加强BiPAP呼吸机管理。注意面罩有无漏气，保护受压部位的皮肤。
4. 控制饮食，多食水果、蔬菜。
5. 加强安全保护，防止外伤。

（二）病情观察

观察呼吸频率、节律，监测血氧饱和度。

（三）健康指导

1. 生活规律，戒烟、酒。
2. 进行适当的体育锻炼。
3. 合理膳食，坚持减肥。
4. 学会并遵医嘱使用呼吸机。

十五、呼吸衰竭护理

呼吸衰竭是指各种原因引起的肺通气／换气功能严重障碍，以致在静息状态下不能维持足够的气体交换，导致缺氧，伴或不伴二氧化碳潴留，从而引起一系列生理功能和代谢紊乱的综合征。

临床分为急性与慢性两类。急性呼吸衰竭多由于溺水、电击、创伤，药物中毒等所致；慢性呼吸衰竭多继发于慢性呼吸系统疾病。

临床表现除原发病症状外，主要是缺氧和二氧化碳潴留引起多脏器功能紊乱、呼吸困难、发绀、精神神经症状，心血管系统症状等。

按内科及本系统疾病的一般护理常规。

（一）病情观察

1. 密切观察神志、血压、呼吸、脉搏、体温、尿量和皮肤色泽等，观察各类药物作用和副作用（尤其是呼吸兴奋剂）。
2. 密切观察动脉血气分析和各项化验指数变化。

（二）对症护理

1. 保持呼吸道通畅：

（1）鼓励患者咳嗽、咳痰，更换体位和多饮水。

（2）危重患者每2～3小时翻身拍背一次，帮助排痰。如建立人工气道患者，应加强湿化吸痰。

（3）神志清醒者可每日2～3次做超声雾化，喷雾吸入，每次10～20分钟。

2. 根据血气分析和临床情况合理给氧。

3. 危重患者或使用机械通气者应做好危重病人护理记录。

4. 重危患者保持床单平整、干燥，预防发生褥疮。

5. 使用鼻罩或口鼻面罩加压辅助机械通气者，做好该项护理有关事项。

6. 病情危重患者建立人工气道（气管插管或气管切开）应按人工气道护理要求。

7. 建立人工气道接呼吸机进行机械通气时，应按机械通气护理要求。

（三）一般护理

1. 饮食护理，鼓励患者多进高蛋白、高维生素食物（置胃管患者应按胃管护理要求）。

2. 保持病室整洁、通风，每日2次。

3. 正确留取各项标本。

4. 严格控制陪客和家属探望。

（四）健康指导

1. 鼓励患者做腹式呼吸以改善通气。

2. 鼓励患者尽可能下床活动。

3. 预防上呼吸道感染，注意保暖，季节交换和流感季节少外出，少去公共场所。

4. 劝告戒烟，如有感冒尽量就医，防止感染加重。

第三节　心血管内科常见疾病护理

一、心血管系统一般护理

（一）病情观察

1. 症状观察：及时了解患者主诉，如胸闷、胸痛、心悸、气急。并进一步观察其部位、性质、持续时间，及时通知医师并采取相应措施，如吸氧、口含硝酸甘油等。

2. 体征观察：定时测量脉率、脉律、心率、心律、呼吸和血压，对危重者应使用心电、呼吸、血压监护。

（二）一般护理

1. 生活护理：对心功能不全、急性心肌梗死、严重心律失常、急性心肌炎患者，协助其生活起居及个人卫生。

2. 休息及卧位：重症患者绝对卧床休息，病情稳定者逐渐鼓励床上活动乃至下床活动，长期卧床者每2小时更换体位。心功能不全者半卧位或端坐卧位。

3. 饮食护理：宜给高维生素、易消化饮食、少量多餐，禁烟酒、咖啡、浓茶及其他刺激性食物。原发性高血压病、冠心病、心功能不全患者应限制钠盐食物。

4. 氧疗护理：非严重缺氧患者采用低流量鼻导管吸氧，即2～4L/分，浓度为30％～40％；严重缺氧者6～8L/分。急性肺水肿患者采用30％～50％乙醇湿化交替吸氧。肺源性心脏病患者予以间歇低流量持续吸氧，呼吸功能不全者使用面罩加压吸氧或必要时行机械通气。

5. 排泄护理：鼓励长期卧床者多食蔬菜、水果及富含纤维素食物，养成每日解便习惯。对便秘患者可用手沿结肠走向轻轻揉压，连续数日未解便者可给予缓泻剂或低压温水灌肠，无效时可戴手套润滑手指后轻轻将粪便抠出。对危重患者记录24小时尿量。定时测体重。

6. 药疗护理：掌握心血管常用药物的剂量、方法、作用及副作用，如应用洋地黄类药物时应准确掌握剂量。用药前后密切注意心率、心律变化；利尿剂应用中应注意尿量及电解质变化；扩血管药物应用时应定期测量血压，准确控制和调节药物的浓度与使用速度；使用抗凝药物时应注意患者有无出血现象。

7. 护理人员应保持良好工作情绪，关心、体贴、鼓励患者，做好充分的解释、安慰工作，避免他人谈论任何使患者烦恼、激动的事，协助患者克服各种不利于疾病治疗的生活习惯和嗜好。

（三）急救护理

1. 护理人员熟练掌握常用仪器、抢救器材及药品。

2. 各抢救用物定点放置，定人保管，定量供应，定时核对，定期消毒，使其保持完好备用状态。

3. 患者一旦发生晕厥，应立即就地抢救并通知医师。

4. 应及时给予吸氧，建立静脉通道。

5. 按医嘱准、稳、快地使用各类药物。

6. 若患者出现心搏骤停，立即进行心、肺、脑复苏。

（四）健康指导

1. 向患者及家属宣传有关疾病的防治与急救知识。

2. 鼓励患者积极治疗各种原发病，避免各种诱因。

3. 根据不同疾病指导患者掌握劳逸结合的原则，保证足够的睡眠并避免任何精神刺激。

4. 根据不同疾病指导患者选择不同的治疗饮食，少食多餐，忌烟酒。

5. 对安装起搏器患者应随身带好保健卡，对冠心病患者应随身备好急救药物。

6. 患者应遵医嘱按时服药，定期随访。

二、冠状动脉粥样硬化性心脏病护理

冠状动脉粥样硬化性心脏病：指冠状动脉粥样硬化使血管腔阻塞导致心肌缺血、缺氧而引起的心脏病，它和冠状动脉功能性改变（痉挛）一起，统称冠状动脉性心脏病，简称冠心病，亦称缺血性心脏病。心绞痛是冠状动脉供血不足，心肌急剧的、暂时的缺血与缺氧所引起的临床综合征。

（一）病情观察

1. 密切监测血压、脉搏及心电图的变化，如有异常及时报告医生。

2. 心绞痛发作时病人多感到紧张、焦虑，故在护理病人时应态度镇定、和蔼，并认真听取病人主诉。积极处理，以减轻病人心理负担。必要时可遵医嘱予镇静剂。

3. 发作时予硝酸甘油舌下含服或外用贴剂。但在使用中应注意硝酸甘油的副作用。并应告知病人用药后可能出现的症状，如头痛、低血压、面色潮红、眩晕等。同时贴剂应每日一换，静滴硝酸甘油速度不可过快。

（二）对症处理

1. 积极控制糖尿病、高血压，减少患冠心病的可能。

2. 心脏病人长期服用血小板抑制剂（如肠溶阿司匹林）应随时观察有无牙龈出血、血尿、皮下出血等出血倾向，并根据情况给予相应处理。

3. 饮食宜为低盐低脂，减少动物性脂肪（猪油、肥肉、牛油等）及高胆固醇（如蛋黄、动物内脏、坚果类食品等）食物的摄取，多摄取粗纤维食物（如青菜、水果等），以减少诱发因素，同时应少食多餐，切忌暴饮暴食。

4. 保持大便通畅，排便时不可过度用力。必要时遵医嘱予缓泻剂（如开塞露、通便灵、麻仁润肠丸等），甚至便前可预防性含服硝酸甘油，以减轻心脏负担，预防心绞痛的发生。

5. 完善各项检查：心电图、超声心动图、冠状动脉造影、Holter等，以明确病变的部位和程度。

（三）一般护理

1. 休息：疼痛发作时应立即停止一切活动，视病情而采用坐位或卧床休息，保持安静直到胸痛消除。

2. 有憋喘或呼吸困难时可给予氧气吸入（2～3L/分），以改善心肌缺氧，缓解疼痛。

三、心绞痛护理

心绞痛指冠状动脉供血不足导致心肌急剧、暂时性缺血缺氧所引起的临床综合征。主要是由于冠状动脉粥样硬化所致的冠脉管腔狭窄或痉挛，或其他原因如重度主动脉狭窄或关闭不全、肥厚型心肌病等。

临床表现为阵发性的前胸压榨性疼痛感，主要位于胸背后部，可放射至心前区或左上肢。常发生于劳累或情绪激动时，持续数分钟，休息或含服硝酸酯类药物后消失。

按内科及本系统疾病的一般护理常规。

（一）病情观察

1. 症状：典型心绞痛具有以下特征。

（1）部位：常见于胸骨中段或上段之后。其次为心前区，可放射至颈、咽部，左肩与左臂内侧，直至环指与小指。

（2）性质：突然发作的胸痛，常呈压榨、紧闷、窒息感，常迫使患者停止原有动作。

（3）持续时间：多在1～5分钟，很少超过15分钟。

（4）诱发因素：疼痛多发生于体力劳动、情绪激动、饱餐、受寒等情况下。

（5）缓解方式：休息或含服硝酸甘油后几分钟内缓解。

2. 体征：发作时患者面色苍白、冷汗、气短或有濒死恐惧感，有时可出现血压波动或心律、心率的改变。

3. 掌握心绞痛患者典型的临床症状和体征后，应密切观察脉搏、血压、呼吸的变化情况；密切观察疼痛的部位、性质、范围、放射性、持续时间、诱因及缓解方式，以利于及时正确地判断、处理。在有条件的情况下应进行心电监护，无条件时，对心绞痛发作者应定期检测心电图观察其改变。

（二）对症护理

患者主要表现为疼痛时，应即刻给予休息、停止活动、舌下含服硝酸甘油，必要时给予适量镇静剂，如地西泮等，发作期可给予吸氧。

（三）一般护理

1. 休息：心绞痛发作时应立即就地休息、停止活动。

2. 饮食：给予高维生素、低热量、低动物脂肪、低胆固醇、适量蛋白质、易消化的清淡饮食，少量多餐，避免过饱及刺激性食物与饮料，禁烟酒，多吃蔬菜、水果。

3. 保持大便通畅：见循环系统疾病护理常规。

4. 心理护理：见循环系统疾病护理常规。

（四）健康指导

1. 指导患者合理安排工作和生活，急性发作期间应就地休息，缓解期注意劳逸结合。

2. 消除紧张、焦虑、恐惧情绪、避免各种诱发因素。

3. 指导患者正确使用心绞痛发作期及预防心绞痛的药物。

4. 宣传饮食保健的重要性。让患者主动配合。

5. 定期随访。

四、急性心肌梗死护理

心肌梗死是指因冠状动脉血供急剧减少或中断，使相应心肌严重而持久的缺血导致心肌梗死。主要是由于冠状动脉粥样硬化，造成管径狭窄或闭塞使心肌供血不足，且有血供急剧减少或中断，使心肌严重而持久性的急性缺血，即可发生心肌梗死。

临床以持久的胸骨后剧烈疼痛、发热、白细胞计数和血清心肌酶增高及心电图 ST-T 的进行性改变为特点，可发生心律失常、心力衰竭或休克。

（一）病情观察

1. 急性心肌梗死的早期发现：

（1）突然严重的心绞痛发作或原有心绞痛程度加重、发作频繁、时间延长或含服硝酸甘油无效并伴有胃肠道症状者，应立即通知医师。并加以严密观察。

（2）心电图检查 sT 段一时性上升或明显下降，T 波倒置或增高。

2. 三大并发症观察：

（1）心律失常：

①室性期前收缩落在前一心搏的 T 波之上（RonT 现象）。

②频发室性期前收缩，每分钟超过 5 次。

③多源性期前收缩或室性期前收缩呈二联律。

以上情况有可能发展为室性心动过速或心室颤动。必须及时给予处理。

（2）心源性休克：患者早期可能出现烦躁不安、呼吸加快、脉搏细速、皮肤湿冷，继之血压下降、脉压变小。

（3）心力衰竭：心衰早期患者突然出现呼吸困难、咳嗽、心率加快、舒张早期奔马律，严重时可出现急性肺水肿，易发展为心源性休克。

（二）对症护理

1. 疼痛：患者绝对卧床休息，注意保暖．并遵医嘱给予解除疼痛的药物．如硝酸异山梨酯，严重者可选用吗啡等。

2. 心源性休克：应将患者头部及下肢分别抬高 30°～40°，高流量吸氧．密切观察生命体征、神志、尿量。保证静脉输液通畅．输液速度切勿过快．有条件者可通过中心静脉或肺毛细血管血压进行监测。应做好患者的皮肤护理、口腔护理、按时翻身预防肺炎等并发症。做好24小时监测记录。

3. 心律失常与心力衰竭护理：见各有关章节。

4. 密切观察生命体征的变化，预防并发症，如乳头肌功能失调或断裂、心脏破裂、室壁瘤、栓塞等。

（三）一般护理

1. 休息与环境：有条件的患者应置于单人抢救室或CCU监护病房，给予床边心电、呼吸、血压的监测，尤其在前24小时内必须连续监测，室内应配备必要的抢救设备和用品，如氧气装置、吸引装置、人工呼吸机、急救车、各种抢救器械包以及除颤器、起搏器等。急性心肌梗死患者应绝对卧床休息3～7天，一切日常生活由护理人员帮助解决，避免不必要的翻动，并限制探视，防止情绪波动。从第二周开始，非低血压者可鼓励患者床上做四肢活动，防止下肢血栓形成。两周后可扶患者坐起，病情稳定患者可逐步离床，在室内缓步走动，对有并发症者应适当延长卧床休息时间。

2. 饮食：基本按心绞痛患者饮食常规，但第一周应给予半量清淡流质或半流质饮食，伴心功能不全者应适当限制钠盐。

3. 保持大便通畅：见循环系统疾病护理常规。

4. 心理护理：见循环系统疾病护理常规。

（四）健康指导

1. 积极治疗高血压、高脂血症、糖尿病等疾病。

2. 合理调整饮食，适当控制进食量，禁忌刺激性食物及烟、酒，少吃动物脂肪及胆固醇较高的食物。

3. 避免各种诱发因素，如紧张、劳累、情绪激动、便秘、感染等。

4. 注意劳逸结合，当病人进入康复期后可适当进行康复锻炼，锻炼过程中应注意观察有否胸痛、心悸、呼吸困难、脉搏增快，甚至心律、血压及心电图的改变，一旦出现应停止活动，并及时就诊。

5. 按医嘱服药。随身常备硝酸甘油等扩张冠状动脉的药物，并定期门诊随访。

6. 指导患者及家属当病情突然变化时应采取的简易应急措施。

五、急性心功能不全护理

急性心功能不全是指由于急性心脏病变引起心排血量在短时间内显著、急剧下降，甚至丧失排血功能。导致组织器官灌注不足和急性淤血的临床综合征。

任何突发的心脏解剖或功能异常，使心排血量急骤而显著地降低和肺静脉压升高，均可发生急性左心衰。如：急性广泛性心肌梗死、急性瓣膜反流、高血压危象、缓慢性心律失常小于35次／分、快速性心律失常大于180次／分、输血输液过多过快等。临床以急性左心功能不全较为常见，表现为急性肺水肿。

按心血管系统疾病一般护理常规。

（一）一般护理

1. 休息：绝对卧床休息，取端坐卧位或半卧位，两腿下垂。

2. 给予高流量吸氧，6～8L/分为宜，并给予30%～50%酒精湿化，必要时加压给氧。

3. 心理护理：给予精神安慰，稳定情绪，避免躁动。

4. 严格控制输液速度，必要时使用微量泵。

5. 保持皮肤清洁，防止褥疮。

6. 保持大便通畅。必要时给予缓泻剂。

7. 准确记录出入量。

（二）病情观察

1. 观察患者面色、神志、呼吸、心率、心律、血压、氧饱和度及尿量变化。

2. 注意咳嗽发生时间、咯血性状及量。

3. 观察水肿的部位、程度等。

4. 监测血气分析、电解质及心电变化。

5. 遵医嘱及时、准确地应用镇静剂、强心剂、利尿剂及血管扩张药物等，并观察疗效及不良反应。

（三）健康教育

1. 积极治疗原发病。

2. 避免情绪激动和过度劳累。

3. 保证充足的睡眠，合理调节饮食。

4. 保持大便通畅。

5. 定期复查。

六、慢性心功能不全护理

慢性心功能不全通常称为慢性充血性心力衰竭，是指在静脉回流正常的情况下，由于原发的心脏损害引起心排血量减少，不能满足机体代谢需要，伴肺循环和（或）体循环淤血的临床病理生理综合征。主要原因是原发性心肌损害和心室负荷过重。

临床以体循环/肺循环淤血以及组织血液灌注不足为主要特征。按其发生部位和临床表现可分为左、右心功能不全和全心功能不全。

（一）病情观察

1. 注意观察有无早期心衰临床表现。劳力性或夜间阵发性呼吸困难等，如发现患者心率增快、乏力、尿量减少、心尖部闻及舒张期奔马律时，应及时与医师联系。一旦出现急性肺水肿征兆，应立即准备配合抢救。

2.定时测量心率、血压、呼吸，一般为30～60分钟1次，危重患者应予连续监测。在使用血管扩张剂过程中需15～30分钟测血压1次，必要时行漂浮导管进行血流动力学变化监测。

3.输液过程中应根据患者血压、心率、呼吸情况，随时调整药物的浓度和滴速．严格控制补液滴速，每分钟20～30滴，急性肺水肿者应控制在每分钟15～16滴，有条件情况下可采用微量输液泵来控制滴速。

观察并记录24小时出入液量，并定期做尿比重测定。

（二）对症处理

1.呼吸道感染：注意保暖，保持室内空气新鲜，定时翻身、拍背、鼓励患者咳痰。

2.栓塞：鼓励患者做床上肢体活动或被动运动，当患者肢体远端出现肿胀时，应及时检查及早诊断处理。

3.急性肺水肿的急救配合及护理

（1）立即通知医师，安置患者于监护室，并安慰患者。

（2）给患者半卧位或两下肢下垂坐位。

(3)30％～50％乙醇湿化吸氧（与无菌水湿化交替）。

（4）及早、准确使用镇静、强心、利尿及血管扩张剂。

（5）观察记录患者神志、面色、心率、心律、呼吸、血压、尿量、药物反应情况。

（三）一般护理

1.休息：根据心功能受损程度而定。心功能Ⅰ级，患者应适当休息，保证睡眠，注意劳逸结合。心功能Ⅱ级，应增加休息，但能起床活动。心功能Ⅲ级，限制活动，增加卧床休息时间。心功能Ⅳ级，绝对卧床休息，原则上以不出现症状为限。

2.饮食：以高维生素、低热量、少盐、少油、富有钾、镁及适量纤维素的食物，宜少量多餐避免刺激性食物。对少尿患者应根据血钾水平决定食物中含钾量。

3.吸氧：按循环系统疾病护理常规。

4.排泄：按循环系统疾病护理常规。

5.皮肤及口腔：重度水肿患者，应定时翻身，保持床单整洁、干燥，防止褥疮的发生。呼吸困难者易发生口干和口臭，应加强口腔护理。

6.心理护理：按本系统疾病护理常规。

（四）健康指导

1.按循环系统疾病护理常规。

2. 加强宣传避孕和绝育的重要性。

七、心律失常护理

心律失常是指心脏冲动起源部位、频率、节律及冲动传导途径速度中任何一项异常。主要是各种器质性心血管病、药物中毒、电解质和酸碱平衡失调等因素引起，部分心律失常也可因自主神经功能紊乱所致。按心律失常发作时心率的快慢分为快速性和缓慢性两类。

临床表现为心律失常症状与病情有时不完全一致，症状的发生与活动、情绪、嗜好、药物间关系密切。可有心悸、胸闷、气急、恐慌等症状，亦可有晕厥、黑蒙，心绞痛等不适。亦可无任何不适。

（一）病情观察

1. 心律：当心电图或心电示波监护中发现以下任何一种心律失常，应及时与医师联系，并准备急救处理。

（1）频发室性期前收缩（每分钟5次以上）或室性期前收缩呈二联律。

（2）连续出现两个以上多源性室性期前收缩或反复发作的短阵室上性心动过速。

（3）室性期前收缩落在前一搏动的T波之上。

（4）心室颤动或不同程度房室传导阻滞。

2. 心率：当听心率，测脉搏1分钟以上发现心音、脉搏消失，心率低于每分钟40次或心率大于每分钟160次的情况时应及时报告医师并作出及时处理。

3. 血压：如患者血压低于10.6kPa，脉压小于2.6kPa，面色苍白，脉搏细速，出冷汗，神志不清，四肢厥冷，尿量减少。应立即进行抗休克处理。

4. 阿-斯综合征：患者意识丧失，昏迷或抽搐，此时大动脉搏动消失，心音消失，血压测不到，呼吸停止或发绀，瞳孔散大。

5. 心搏骤停：突然意识丧失、昏迷或抽搐，此时大动脉搏动消失。心音消失．血压测不出，呼吸停止或发绀，瞳孔散大。

（二）对症处理

1. 阿-斯综合征抢救配合：

（1）叩击心前区和进行胸外心脏按压，通知医师。并备齐各种抢救药物及用品。

（2）静脉推注异丙肾上腺素上腺素或阿托品。

（3）心室颤动时积极配合医师作电击除颤，或安装人工心脏起搏器。

2. 心搏骤停抢救配合：

（1）同阿-斯综合征抢救配合。

（2）保证给氧，保持呼吸道通畅，必要时配合医师行气管插管及应用辅助呼吸器，并做好护理。

（3）建立静脉通道，准确、迅速、及时地遵医嘱给药。

（4）脑缺氧时间较长者，头部可置冰袋或冰帽。

（5）注意保暖，防止并发症。

（6）监测记录24小时出入量，必要时留置导尿。

（7）严密观察病情变化，及时填写特别护理记录单。

3. 电击复律：见心脏电复律护理常规。

4. 人工心脏起搏：见人工心脏起搏器安装术护理。

（三）一般护理

1. 休息：对于偶发、无器质性心脏病的心律失常，不需卧床休息，注意劳逸结合，对有血流动力学改变的轻度心律失常患者应适当休息，避免劳累。严重心律失常者应卧床休息，直至病情好转后再逐渐起床活动。

2. 饮食：按心血管系统疾病护理常规。

3. 心理护理：按心血管系统疾病护理常规。

4. 药疗护理：根据不同抗心律失常药物的作用及副作用，给予相应的护理，如利多卡因可致头晕、嗜睡、视力模糊、抽搐和呼吸抑制，因此静脉注射累积每2小时不宜超过300mg；苯妥英钠可引起皮疹、WBC减少。故用药期间应定期复查WBC计数；普罗帕酮易致恶心、口干、头痛等．故宜饭后服用；奎尼丁可出现神经系统方面改变，同时可致血压下降、QRS增宽、Q-T延长．故给药时须定期测心电图、血压、心率，若血压下降，心率慢或不规则应暂时停药。

（四）健康指导

1. 积极治疗各种器质性心脏病，调整自主神经功能失调。

2. 避免情绪波动，戒烟、戒酒。不宜饮浓茶、咖啡。

3. 坚持服药，不得随意增减或中断治疗。

4. 加强锻炼，预防感染。

5. 定期随访，检测心电图，随时调整治疗方案。

6. 安装人工心脏起搏器的患者应随身携带诊断卡和异丙肾上腺素上腺素或阿托品药物。

八、高血压病护理

高血压是指以体循环动脉压增高为主要表现的临床综合征，是最常见的心血管疾病。分为原发性高血压和继发性高血压两大类。与之相关的主要因素有：交感神经兴奋，儿茶酚胺类活性物质分泌增加；肾素-血管紧张素—醛固酮系统调节失调，血管内皮功能异常；遗传、肥胖、摄盐过多，饮红酒等其他因素。

目前，我国采用国际统一的标准，即收缩压大于或等于140mmHg和舒张压大于或等于90mmHg，即诊断为高血压，根据血压水平的定义和分类标准．可分为高血压1级、2级、3级。

临床表现为绝大多数高血压属缓进型，早期可无症状或仅有头晕、耳鸣、头痛、眼花、失眠、记忆力下降等非特异性症状。长期、持久血压升高可导致心、脑、肾等靶器官受损。

按内科及本系统疾病的一般护理常规。

（一）病情观察

1.需在固定条件下测量血压。测量前患者需静坐或静卧30分钟。

2.当发现患者血压急剧升高，同时出现头痛、呕吐等症状时，应考虑发生高血压危象的可能，立即通知医师并让患者卧床、吸氧。同时准备快速降压药物、脱水剂等，如患者抽搐、躁动，则应注意安全。

（二）对症护理

1.当患者出现明显头痛，颈部僵直感、恶心、颜面潮红或脉搏改变等症状体征时．应让患者保持安静．并设法去除各种诱发因素。

2.对有失眠或精神紧张者．在进行心理护理的同时配以药物治疗或针刺疗法。

3.对有心、脑、肾并发症患者应严密观察血压波动情况，详细记录出入液量，对高血压危象患者监测其心率、呼吸、血压、神志等。

4.冬季应注意保暖。室内保持一定的室温，洗澡时避免受凉。

（三）一般护理

1.休息：早期患者宜适当休息，尤其是工作过度紧张者。对血压较高，症状明显或伴有脏器损害表现者应充分休息。通过治疗血压稳定在一般水平、无明显脏器功能损害者，除保证足够的睡眠外可适当参加力所能及的工作，并提倡适当的体育活动，如散步、做操、打太极拳等，不宜长期静坐或卧床。

2.饮食：应适当控制钠盐及动物脂肪的摄入，避免高胆固醇食物。多食含维生素、蛋白质的食物，适当控制食量和总热量，以清淡、无刺激的食物为宜。忌烟酒。

3.心理护理：了解患者的性格特征和引起精神紧张的心理社会因素，根据患者不同的性格特征给予指导，训练自我控制的能力，同时

时指导亲属要尽量避免各种可能导致患者精神紧张的因素，尽可能减轻患者的心理压力和矛盾冲突。

（四）健康指导

1.要广泛宣教有关高血压病的知识，合理安排生活，注意劳逸结合，定期测量血压。

2. 向患者或家属说明高血压病需坚持长期规则治疗和保健护理的重要性。保持血压接近正常水平，防止对脏器的进一步损害。

3. 提高患者的社会适应能力，维持心理平衡，避免各种不良刺激的影响。

4. 注意饮食控制与调节，减少钠盐、动物脂肪的摄入，忌烟、酒。

5. 保持大便通畅，必要时服用缓泻剂。

6. 适当参与运动。

7. 定期随访，高血压持续升高或出现头晕、头痛、恶心等症状时，应及时就医。

九、病毒性心肌炎护理

病毒性心肌炎是由病毒感染引起的心肌急性或慢性炎症。多见于儿童、青少年，但成人也不罕见。

按内科及本系统疾病的一般护理常规。

（一）病情观察

1. 定时测量体温、脉搏，其体温与脉搏增速不成正比。

2. 密切观察患者呼吸频率、节律的变化，及早发现有无心功能不全。

3. 定时测量血压，观察记录尿量，以及早判断有无心源性休克的发生。

4. 密切观察心率与心律，及早发现有无心律失常，如室性期前收缩、不同程度的房室传导阻滞等，严重者可出现急性心力衰竭、心律失常等。

（二）对症护理

1. 心悸、胸闷：保证患者休息，急性期卧床。按医嘱及时使用改善心肌营养与代谢的药物。

2. 心律失常：当急性病毒性心肌炎患者引起Ⅲ度房室传导阻滞或窦房结病变引起窦房阻滞、窦房停搏而致阿尔斯综合征者，应就地进行心肺复苏，并积极配合医师进行药物治疗或紧急做临时心脏起搏处理（见人工起搏器护理常规）。

3. 心力衰竭：按心力衰竭护理常规。

（三）一般护理

1. 休息：急性期需完全卧床休息，症状好转方能逐步起床活动，病室内应保持新鲜空气，注意保暖。

2. 饮食：应进行高蛋白、高维生素、富于营养、易消化饮食；宜少量多餐，避免过饱或食用刺激性饮料及食物；心力衰竭者给予低盐饮食。

3. 心理护理：见循环系统疾病护理常规。

（四）健康指导

1. 注意劳逸结合，避免过度劳累。进行适量体育锻炼，提高和增强机体抗病能力。

2. 加强饮食卫生，注意保暖，防止呼吸道和肠道感染。

3. 有心律失常者应按医嘱服药，定期随访。

十、心肌病护理

心肌病亦称原发性或原因不明的心肌病，是一组病因不明的心肌疾病。分为扩张型、肥厚型、限制型、未定型心肌病4类。扩张型心肌病可能与病毒、细菌、药物中毒和代谢异常等所致心肌损害以及免疫反应因素有关，肥厚型心肌病可能与遗传因素有关。

扩张型心肌病临床以心脏扩大、慢性充血性心力衰竭、心律失常、栓塞等为主要特征。肥厚型心肌病临床早期无症状，病程进展时，出现心悸、胸痛、呼吸困难、眩晕、晕厥等主要特征。

按心血管系统疾病一般护理常规。

（一）一般护理

1. 休息轻者适当休息，明显心脏扩大。严重心律失常，伴心力衰竭者应绝对卧床休息。

2. 呼吸困难时。给予半卧位，并给氧气吸入。

（二）病情观察

1. 观察生命体征变化，一旦发生心搏骤停、严重心律失常时，应及时配合抢救。

2. 注意有无栓塞症状表现。如肺栓塞时可出现咯血、胸痛、呼吸困难、发绀等；脑栓塞时可出现神经精神症状及运动障碍；肾栓塞时可出现血尿、腰痛；肢体动脉栓塞时可出现皮肤温度下降、面色苍白、动脉搏动减弱或消失。

3. 心力衰竭者按心力衰竭护理常规；心律失常者按心律失常护理常规。

（三）药物护理

1. 观察药物的作用及副作用。

2. 应用抗心律失常药物时，严密观察心率、心律、血压的变化。

必要时进行心电监护。

十一、心包炎护理

心包炎是指心包脏层和壁层的炎症。分为急性和慢性两类。主要是由病毒。转移性癌肿、结核、细菌（化脓）性心肌梗死、风湿病、黏液性水肿、尿毒症、血液系统疾病及理化因素损伤等原因所致。

急性心包炎临床以胸痛、呼吸困难、发热、干咳、嘶哑、吞咽困难及心包摩擦音为主要特征。

按内科及本系统疾病的一般护理常规。

（一）病情观察

1. 急性心包炎患者主要表现为心前区尖锐剧痛或沉重闷痛。

可放射至左肩，疼痛可随呼吸或咳嗽加剧。应十分重视患者的主诉并及时给予处理。

2. 呼吸困难为急性心包炎渗液时最突出的症状，也为慢性缩窄性心包炎最主要症状。护理人员应密切观察患者呼吸频率及节律，及时与医师联系。

3. 当患者出现心脏压塞征象时可出现静脉压升高，动脉压降低。严重者可出现休克。由于渗液积聚还可出现体循环淤血症，如肝一颈返流征阳性、胸腹水、面部及下肢浮肿。常有奇脉，并注意有无心律失常发生。

（二）对症护理

心包积液护理人员应积极做好心包穿刺术准备，并做好对患者的解释工作，协助医师进行心包穿刺及做好术后护理。

（三）一般护理

1. 休息与卧位：患者应卧床休息，取半卧位，认真做好一级护理。

2. 饮食：给予高热量、高蛋白、高维生素饮食。

3. 保持大便通畅：见循环系统疾病护理常规。

4. 高热护理：及时做好降温处理。及时更换患者衣裤，定时测量体温并做好记录。

5. 吸氧：按循环系统疾病护理常规。

6. 心理护理：见循环系统疾病护理常规。

（四）健康指导

1. 加强个人卫生，预防各种感染。

2. 遵医嘱及时、准确地使用药物并定时随访。

十二、感染性心内膜炎护理

感染性心内膜炎是指微生物感染心内膜或邻近的大动脉内膜伴赘生物形成。致病菌以细菌、真菌多见。亚急性感染以草绿色链球菌为常见。急性者主要由溶血性链球菌、金黄色葡萄球菌引起，临床分为急性和亚急性两类。

临床表现为急性呈现暴发性败血症过程，高热、寒战、呼吸急促，常诉头、胸、背和肌肉关节痛，常见突发心力衰竭。亚急性起病隐匿，全身不适、软弱无力、食欲不振和体重减轻等非特异性症状；呈现弛张性低热，体温低于39℃。午后和晚上较高，伴寒战和盗汗、头痛、背痛和肌肉关节痛。

（一）一般护理

1. 休息：卧床休息，保持舒适体位，根据病情安排患者的活动量。

2. 饮食：给予高蛋白、高热量、多维生素、易消化的饮食。

3. 准确记录出入量。

（二）病情观察

1. 观察发热及其伴随症状。高热时按高热护理常规。

2. 注意皮肤黏膜有无出血点及瘀斑。

3. 注意有无栓塞征象，若有腰痛、胸痛、意识障碍等症状时应及时处理。

4. 注意有无呼吸困难、浮肿、咳嗽、尿量减少等心功能不全表现。心力衰竭时按心力衰竭护理常规。

5. 长期使用抗生素应注意有无霉菌感染。

（三）健康教育

1. 指导患者保持口腔、皮肤清洁，适当进行锻炼，增强体质。

2. 在停止治疗后2周内出现体温再度升高、结节、食欲缺乏和乏力等应考虑复发．及时就诊。

十三、风湿性瓣膜病护理

心脏瓣膜病是指由于各种病因引起单个或多个瓣膜的功能或结构异常，导致瓣膜狭窄／关闭不全。风湿性心脏瓣膜病简称风心病，是风湿炎症过程所致的瓣膜病变。其中又以二尖瓣狭窄为常见，多合并二尖瓣关闭不全。

临床表现二尖瓣狭窄早期无症状，随着病情的进展出现呼吸困难、咳嗽、咯血、急性肺水肿等，呈现二尖瓣面容，心尖区出现舒张期隆隆样杂音；二尖瓣关闭不全，轻度仅有轻微呼吸困难，严重者有急性左心衰、急性肺水肿或心源性休克、心尖区出现舒张期吹风样杂音。

（一）一般护理

1. 休息：心律失常伴有心功能三级以上者应绝对卧床休息，协助患者更换体位，并做肢体主动和被动活动。

2. 饮食：给予低盐、高热量、高蛋白、多维生素、易消化饮食。

（二）病情观察

1. 观察患者有无神志改变，注意疼痛程度及部位、四肢活动度，以判断有无栓塞。

2. 注意体温、皮肤黏膜有无出血点及瘀斑，应警惕感染性心内膜炎发生。

3. 使用洋地黄类药物应注意有无中毒反应。使用利尿剂时注意观察尿量及定期监测电解质的变化。

4. 心力衰竭者按心力衰竭护理常规。

（三）二尖瓣狭窄行球囊扩张时按球囊扩张手术护理常规

（四）健康教育

1. 指导患者避免诱发因素，如上呼吸道感染等。

2. 预防风湿热发生，控制风湿活动。

3. 坚持服药，观察药物疗效和副作用。

4. 育龄妇女，注意避孕。

5. 定期复查。

十四、慢性肺源性心脏病护理

按内科及本系统疾病的一般护理常规。

（一）病情观察

1. 观察神志、血压、心率、心律，呼吸节律、频率、深浅以及有无发绀、体温、水肿、尿量等变化。

2. 了解各类药物的作用和副作用，慎用镇静安眠药，以免诱发或加重肺性脑病。慎用地高辛类药，以免引起洋地黄中毒。

3. 血气分析和各项化验指数观察。

（二）对症护理

1. 根据血气分析和临床情况合理给氧。

2. 病情加重出现肺性脑病者可行气管插管及人工呼吸机通气（按人工呼吸机护理常规）。

（三）一般护理

1. 保持呼吸道通畅，鼓励咳嗽、排痰、更换体位，危重患者可帮助翻身、拍背。

2. 按病情做好各种护理记录。

3. 必要时作痰培养加药敏连续 2 次。

4. 正确记录和计算静脉输液量和滴速。以免加重心脏负担，诱发心力衰竭。

5. 适当卧床休息，避免劳累，以减轻心脏负担。

6. 饮食护理。嘱患者不要饱食，限制钠盐摄入，避免诱发心力衰竭。

7. 劝患者戒烟，以控制慢性支气管炎的加重。

（四）健康指导

按本系统疾病护理常规。

十五、人工心脏起搏器安置术护理

（一）目的

人工心脏起搏是用人造脉冲电流刺激心脏，带动起搏的治疗方法。主要用于治疗缓慢的心律失常，也可治疗异位快速心律失常及诊断。

（二）术前准备

1. 用物准备：常规消毒治疗盘一套，静脉切开包、起搏器（检查其性能，如对脉冲发放器、起搏导管、电池、相关电极及接头插件进行测试）、手套、1%普鲁卡因、多头带，心电示波器、除颤器、吸引器、气管插管、呼吸机及氧气、各种急救药品。

2. 病人准备

（1）向病人及其家属做好解释工作，解除其顾虑及紧张情绪，以取得合作。

（2）根据起搏器的需要，做相应手术部位备皮，做普鲁卡因及青霉素过敏试验。

（3）术前禁食。排空大小便，术前半小时给镇静剂。

（4）建立静脉通路，吸氧。

3. 环境准备：如在床边做紧急临时起搏，术前病室内进行紫外线照射消毒，准备X光机等。

（三）术中配合

1. 病人平卧。按常规消毒手术部位皮肤。

2. 临时起搏。常选用右侧股静脉穿刺。永久性起搏选用静脉切开。锁骨下静脉或头静脉穿刺。

3. 协助医师将电极导管送至右心室心尖部心内膜下。后连接起搏器配合固定导管。

4. 术中严格无菌操作。连续心电监护，注意观察心脏停搏及室性心律失常的发生。

5. 手术结束时，伤口先覆盖酒精纱布。后用无菌纱布覆盖包扎，再以沙袋压迫6小时~8小时。

6. 护送病人回病室，详细交代术中的情况，安置起搏器的类型起搏间值及频率。

（四）术后护理

1. 术后应安置在冠心病监护病室内，安置永久性起搏器者，应绝对卧床2~3天，禁止安置起搏器侧的肢体上抬超过头部。安置临时起搏器者，应卧床休息，尽量减少翻身。禁忌牵拉起搏导线。

2. 心电监护2~3天。如病情不稳定，心律不齐或停搏，可适当延长。

3. 术后1周内每天换药1次，注意伤口有无渗血及局部感染情况。

4. 密切观察生命体征，记录出入液量，详细填写临床护理记录单（包括水、电解质、血气分析，起搏阈值及起搏故障等）。

5. 密切观察并发症：如感染、起搏器故障、电极移位，偶有心脏穿孔（出现心包摩擦音、心脏压塞症状）、膈肌收缩引起呃逆、血栓形成栓塞等，应早期预防，及早发现及处理。

6. 保健指导。指导病人掌握有关使用起搏器知识，简单的故障排除方法及伤口处理；随身携带异丙肾上腺素上腺素或阿托品，以备急用；指导病人避免接近高压电场和各种电源，避免接触各种电源，以防触电及引起起搏器故障；定期复查心电图，检测起搏器的安置和起搏功能等。

十六、心脏电复律护理

（一）目的

电复律是利用短暂高压强电流，使全部心肌同时除极、消除异位快速性心律失常，尤其是对药物治疗无效者（如转复心室颤动、心房颤动和扑动、室性和室上性心动过速）。可使之恢复窦性心律。

（二）术前准备

1. 用物准备：电复律器、心电示波器、抢救车、各种急救药、抗心律失常药、麻醉药、气管插管一套，氧气、硬板床或心脏按压板，生理盐水纱布或导电糊。

2. 病人准备：（1）择期复律者应安置在单独房间。并做好解释工作。消除其恐惧心理，以取得合作。

（2）试服奎尼丁病人，应观察心律、心率、血压及有无奎尼丁反应；服用洋地黄类药物者，术前1～2天停药。

3. 纠正低钾和酸中毒。

4. 电击前禁食，排空大小便。

5. 建立静脉通道，吸氧。

6. 记录心电图，了解心律失常的性质。

（三）术中配合

1. 病人睡硬板床（或垫心脏按压板），解开衣领、腰带。

2. 检查及调试电复律器（试机、充电、检测机内放电及同步性能）。

3. 配合麻醉（紧急除颤无须麻醉），安定静脉注射（不稀释），必要时由麻醉科医师给小剂量硫硫喷妥钠，以达到睫毛反射消失或进入朦胧状态为宜，严密观察呼吸。

4. 将两电极板用盐水纱布包裹或涂上导电糊，分别置于病人适当位置。按需要充电。

5. 放电后即进行心电示波监护合作心电图记录。

（四）术后护理

1. 连续心电监护心律、心率、呼吸、血压，每半小时测量一次，直至平稳，并给予吸氧。

2. 观察神志、面色及肢体活动情况，并做记录。

3. 绝对卧床休息2～3天。给高热量、高维生素、易消化饮食。保持大便通畅。

4. 注意观察有无上呼吸道感染、栓塞等并发症和皮肤灼伤等。

5. 观察服用奎尼丁的病人有无药物副作用，对术前做抗凝治疗者，术后仍需给药，并做凝血监护。

6. 出院时指导病人，避免过度劳累、情绪激动、进食刺激性食物等诱发因素。

十七、心包穿刺术护理

（一）目的

1. 检查心包积液的性质，以协助诊断。

2. 引流心包腔内积液，解除心脏压塞症状。

3. 心包腔内注射药物。

（二）术前准备

1. 用物准备：常规消毒治疗盘1套、心包穿刺包、手套、1％普鲁卡因、无菌试管、量杯、心电监护仪、抢救药品及器械等。

2. 病人准备：

（1）向病人说明穿刺的目的和应注意的事项，必要时给予镇静剂。

（2）术前做普鲁卡因皮试，嘱病人排便。

（三）操作及护理

1. 协助病人取坐位或卧位。

2. 穿刺点局部常规消毒，严格无菌操作。

3. 打开穿刺包及无菌手套，配合医师穿刺。当针头进入心包后，用血管钳固定穿刺针，协助抽液。当针管吸满后，先关闭胶管后取下注射器排液，以防空气进入心包内。

4. 首次抽液不超过100ml，以后每次不超过300～500ml，液体呈脓性应尽量抽尽，如为全血应立即停止抽吸。

5. 术中嘱病人勿咳嗽和深呼吸。注意观察血压、脉搏、呼吸及面色的变化。

6. 抽液结束后，如治疗需要，可注入药物，术毕拔出针头．覆盖无菌纱布，用胶布固定。

7. 整理用物．记录抽出液量及颜色、性质，及时送检。

8. 术后嘱病人绝对卧床4小时。每半小时测心率、脉搏、血压、呼吸一次，至平稳。

十八、心导管检查术护理

心导管检查是将一根特制的不透X线塑料导管插入右心或左心各部位，以明确病变引起的血流动力学改变，辅助诊断心血管疾病。

（一）目的

对先天性心血管疾病及其他部分心脏病病人在手术前明确诊断，以决定手术方案，亦应用于某些治疗，如安置心内膜起搏电极，心血管腔内滴注药物等。

（二）术前准备

1. 用物准备：静脉切开包、选择适宜的无菌心导管、测压管、无菌单、血氧分析器材、肝素、枸橼酸钠、造影剂、监护仪、急救器材，如氧气筒、除颤起搏器、急救药品等。

2. 病人准备

（1）做好解释工作，消除顾虑，以利配合检查。

（2）做好青霉素，普鲁卡因皮试，一般在手术前半小时肌注青霉素 40 万单位，酌情给予镇静剂。

（3）根据选定的切开部位做皮肤准备。

（4）术前禁食 4 小时，并嘱病人排空大小便。

（三）操作及护理

1. 连接电血压计、电血氧计、心电监护仪等，并打开各机器电源、预热。

2. 协助医师穿好隔离衣，按常规消毒皮肤及铺无菌单，检查各项器械、药品，以盐水多次冲洗心导管后，将静脉输液导管通过三通开关连接心导管并保持输液通畅。

3. 术中输液常用生理盐水（有心功能不全趋向者．宜用 5% 葡萄糖），并酌加抗凝剂。随时保证导管通畅，避免血凝，在取血或测压后尤须注意。

4. 详细记录测定心脏及大血管各部位血氧饱和度及压力曲线数值。

5. 协助医师留取血标本做血氧分析。

6. 术中密切观察心电图示波的心律、心率变化，以及血压、呼吸的变化，如有异常通知医师及时处理或暂停插管，待恢复后继续进行。

7. 术后病人由医护人员护送回病室，卧床休息 24 小时。

8. 继续使用抗生素，密切观察血压、脉搏、呼吸、体温及局部出血或血肿等情况。

9. 少数病人可发生血栓或空气栓塞。如病人突然昏迷、肌肉痉挛、肢体活动失灵或感觉异常、皮肤发白等，应及时通知医师处理。

10. 拔出的导管立即冲洗清洁，并以清水滴洗 6 小时，然后以戊二醛等化学药物消毒。

十九、漂浮导管术护理

漂浮导管（Swan-Ganz 氏导管）是一种顶端带气囊的多腔导管。可在床边迅速插入肺动脉中，直接监测中心静脉压和肺毛细血管嵌入压，以估计左心功能和血流动力学改变的有效手段。

（一）目的

1. 测定肺毛细血管嵌入压，间接了解左房压与左心室舒张期末压，从而估计心脏的前负荷。

2. 监测循环血容量，借以判断休克的类型和程度。

3. 心力衰竭时，应用扩血管药物的依据及疗效判断。

（二）术前准备

1. 用物准备：

（1）常规消毒治疗盘一套、手套、1%普鲁卡因。

（2）静脉切开包、测压包、消毒漂浮导管（型号适宜、气囊无漏气，并将腔道与气囊开口做好标志）。

（3）心电压力监护仪、除颤起搏器、氧气、急救药品、肝素盐水（500ml生理盐水加25mg肝素）、二氧化碳或过滤空气。

2. 病人准备：

（1）向病人说明检查目的、注意事项，以取得合作。

（2）切口部位备皮。做青霉素、普鲁卡因过敏试验。

（3）术前禁食，排空大小便。术前半小时给镇静剂。

3. 环境准备：用紫外线照射消毒．并保持环境安静。

（三）操作及护理

1. 病人取平卧位。按常规做穿刺部位的准备，协助医师插管。

2. 插管过程中，缓慢推注肝素盐水。如导管不能顺利通过，应协助医师变更体位或热敷，以减少血管痉挛。

3. 连接心电压力监护仪，并分别记录右房、右室、肺动脉及肺毛细血管嵌入压力曲线。

4. 严密观察心律、心率、血压、呼吸、神志、面色等变化及有无出血情况。

5. 严格无菌操作，常规应用抗菌药物，直至拔除导管。

6. 保留导管期间，需用肝素盐水2ml，每2～3小时冲洗1次。

7. 导管保留时间一般在48～72小时内。

8. 拔出导管后，先用纱布擦去血污，导管内反复用肝素盐水及生理盐水冲洗、晾干，双层塑料袋封口，环氧乙烷气体消毒备用。

二十、射频消融术护理

（一）目的

射频消融术是应用心导管技术，经皮将一特殊的电极导管送入心脏内，通过射频电流能量将其附加旁道消融，根治心律失常。

（二）术前护理

1. 向患者及家属解释治疗的目的及易发生的问题，消除紧张情绪，取得配合。

2. 术前常规检查血常规、血小板、出凝血时间、肝肾功能、电解质、心肌酶谱等。

3.备皮：

(1) 上自颌下，下至乳头连线，包括双侧腋下。

(2) 上自脐部，下至膝部，包括阴毛。

4.药物过敏试验：如先锋霉素类、青霉素类。

5.药物准备：ATP、异丙肾上腺素上腺素、利多卡因、肝素、常规抢救药物。

6.物品准备：除颤仪、临时起搏器、氧气、电动吸引器、气管插管等抢救仪器。

(三) 术中配合

1.取平卧位，建立静脉通道。

2.密切观察生命体征的变化。

3.给予心电监护，以观察有无心律失常，并记录心电图。

4.掌握肝素的用量及时间，动脉穿刺者，遵医嘱立即从静脉通道内推3000～5000U肝素，以后手术时间每延长1小时追加肝素1 000U，保持肝素化状态。

(四) 术后护理

1.单纯穿刺股静脉者术后平卧6～8小时，患肢伸直；穿刺股动脉的患者，先局部用手加压30分钟，后用绷带、纱布加压包扎，沙袋压迫12～24小时，平卧位24小时。

2.病情观察：

(1) 观察患者生命体征变化，注意有无气胸、心包压塞等并发症的发生。

(2) 持续心电监护．及时发现和记录心律失常。

(3) 观察切口有无渗血，防止血肿发生．注意足背动脉搏动，防止上、下肢动脉血栓及脉管炎的发生。

3.术后应用抗生素，防止感染发生。

4.常规服用抗凝药如阿司匹林。

5.给予富含蛋白质、纤维素的食物。

6.定期复查。

二十一、冠状动脉造影术护理

(一) 目的

选择性冠状动脉造影术是冠心病诊断最可靠的手段，对冠心病的搭桥术和室壁瘤的切除术均有重要价值。

(二) 术前准备

1.向患者及家属介绍手术方法及意义，消除疑虑和紧张，使其配合。

2.训练患者深呼吸、咳嗽。

3. 备皮:左右侧腹股沟,上至脐部、下至膝部包括会阴部。
4. 备急救药物如利多卡因、硝酸甘油、阿托品等。
5. 备急救器械如除颤仪、心电监护仪、氧气、吸引器、气管插管。

第四节 消化内科常见疾病护理

一、消化系统一般护理

(一)病情观察

1. 及时了解有无呕吐、便血、腹痛、便秘等。
2. 呕吐、呕血、便血、严重腹泻时,应观察血压、体温、脉搏、呼吸、神志,尿量并详细记录。
3. 腹痛时,注意观察其部位、性质、持续时间及与饮食的关系,如有病情变化及时汇报医师处理。

(二)一般护理

1. 危重及进行特殊治疗的患者,如上消化道出血、肝硬化晚期、肝昏迷、肝脓肿、急性胰腺炎等应绝对卧床休息。轻症及重症恢复期患者可适当活动。
2. 饮食护理:对溃疡病、肝硬化腹水、急性胰腺炎、溃疡性结肠炎等患者,指导食用易消化、高蛋白、低盐或无盐、低脂肪无渣的治疗膳食。
3. 当需要进行腹腔穿刺术、肝胆穿刺活检、纤维内镜、经皮肤肝脏穿刺介入疗法等检查时,应做好术前准备、术中配合、术后护理工作。
4. 备齐抢救物品及药品。
5. 加强心理护理,做好患者及家属的安慰工作。避免不良因素的刺激。
6. 严格执行消毒隔离制度,参照消毒无菌技术常规。

(三)健康指导

1. 强调饮食质量及饮食规律和控制烟酒。
2. 指导慢性消化系统疾病患者掌握发病的规律性,防止复发和出现并发症。
3. 向患者阐述一些与疾病有关的医疗知识。
4. 说明坚持长期服药的重要性。
5. 指导患者保持情绪稳定。

二、急、慢性胃炎护理

胃炎是指各种病因所致的胃黏膜的炎性病变。按临床发病的缓急,一般分为急性胃炎和慢性胃炎两类。另有其他特殊型胃炎,如因链球菌、大肠杆菌等细菌感染引起的急性化脓性胃炎;由于误服或有意吞服腐蚀剂而引起的急性腐蚀性胃炎等。

按消化系统疾病一般护理常规。

（一）病情观察

1. 严密观察腹痛性质。腹痛剧烈时可给局部热敷或用解痉剂，并观察药物的作用和副作用。

2. 呕吐频繁有失水情况时，抽血送检钠、钾、氯及二氧化碳结合力，及时纠正水、电解质和酸碱失衡，测量脉搏、血压并记录。

3. 病情严重的患者卧床休息。呕吐剧烈时，需床旁守护，记录呕吐次数、性质及量，清除呕吐物并漱口。

（二）一般护理

1. 对于不同病因所致的急、慢性胃炎，给予不同心理护理。如吞服强酸、强碱有自杀企图的患者，应给予精神安慰，引导患者适当的情绪发泄以达到心理平衡，并帮助患者正确对待各种矛盾。

2. 加强饮食管理。病情轻者可给清淡流质饮食，并多饮水，剧烈呕吐时应暂禁食。强酸中毒性胃炎可给牛奶、蛋清类。强碱中毒性胃炎，可给橘子汁起中和作用。

3. 忌饮大量烈性酒、茶等。避免进食过冷、过热、刺激性食物，少食多餐。

（三）健康指导

1. 注意饮食卫生，勿吃腐败变质的食物。

2. 不暴饮暴食。

3. 养成良好的生活习惯，保持饮食规律性。

三、消化性溃疡护理

消化性溃疡是指发生在胃和十二指肠球部的慢性溃疡，也可发生在食管下端、胃空肠吻合口周围。溃疡的形成与胃酸、胃蛋白酶的消化作用有关。故称消化性溃疡。十二指肠溃疡多见于青壮年；胃溃疡发病年龄较晚，男性多于女性。胃溃疡十二指肠溃疡，两者之比约为3∶1。

消化性溃疡的病因与胃酸和胃蛋白酶分泌增多、幽门螺杆菌感染、非甾体消炎药、遗传及精神情绪等因素有关。

临床以慢性过程，周期性发作与节律性上腹部疼痛为主要特征。

按内科及本系统疾病的一般护理常规。

（一）病情观察

1. 及时了解患者有无腹痛、嗳气、反酸、恶心、呕吐等表现。

2. 当患者出现四肢厥冷、脉速、血压下降、黑便、腹痛剧烈、呕吐，提示有出血、穿孔等并发症，应及时报告医师处理。

（二）一般护理

1. 嘱患者保持安静，急性发作或有并发症时应卧床休息。

2. 指导患者用药并观察药物副作用，抗酸药应在两餐之间或临睡前服药；黏膜保护剂、宜研碎或嚼碎；长期服用出现便秘者可给予缓泻剂。

3. 饮食护理：应少量多餐。以柔软、易消化、清淡为原则，忌粗糙生冷或多纤维饮食，保证足够的热量和维生素，尽量避免食用刺激胃液分泌亢进的食物，如浓茶、咖啡、烟酒和辛辣调味品。进食时细细咀嚼。伴消化道出血时，应根据病情禁食。

（三）健康指导

1. 向患者讲解疾病注意事项，避免精神紧张、过度疲劳，生活要有规律，遵守饮食疗法。

2. 正确服药，坚持服药，以防旧病复发。

3. 加强观察，如发现有上腹部痛、不适、压迫感、恶心呕吐、黑便，应及时就诊。

4. 如需用对胃黏膜有刺激的药物时，应在医生指导下服用。

四、上消化道出血护理

上消化道出血是指屈氏韧带以上的消化道，包括食管、胃、十二指肠和肝、胰、胆道病变引起的出血，以及胃空肠吻合术后的空肠病变所致的出血。上消化道出血病因常为消化系统疾病或全身性疾病。

按内科及本系统疾病的一般护理常规。

（一）病情观察

1. 观察血压、体温、脉搏、呼吸的变化。

2. 在大出血时。每15～30分钟测脉搏、血压，有条件者使用心电血压监护仪进行监测。

3. 观察神志、末梢循环、尿量、呕血及便血的色、质、量。

4. 对头晕、心悸、出冷汗等休克表现，及时报告医师对症处理并做好记录。

（二）对症护理

1. 出血期护理：

（1）绝对卧床休息至出血停止。

（2）烦躁者给予镇静剂，门静脉高压出血患者烦躁时慎用镇静剂。

（3）耐心细致地做好解释工作，安慰体贴患者的疾苦，消除紧张、恐惧心理。

（4）污染被服应随时更换。以避免不良刺激。

（5）迅速建立静脉通路，尽快补充血容量，用5%葡萄糖生理盐水或血浆代用品，大量出血时应及时配血、备血，准备双气囊三腔管备用。

（6）注意保暖。

2. 呕血护理：

（1）根据病情让患者侧卧位或半卧位，防止误吸。

（2）进行胃管冲洗时，应观察有无新的出血。

（三）一般护理

1. 口腔护理：出血期禁食，需每日2次清洁口腔。呕血时应随时做好口腔护理保持口腔清洁、无味。

2. 便血护理：大便次数频繁，每次便后应擦净。保持臀部清洁、干燥，以防发生湿疹和褥疮。

3. 饮食护理：消化性溃疡小量出血予温凉流质，大出血期禁食；出血停止后按序给予温凉流质、半流质及易消化的软饮食；出血后3天未解大便患者，慎用泻药。

4. 使用双气囊三腔管压迫治疗时，参照双气囊三腔管护理常规。

5. 使用特殊药物，如施他宁、垂体后叶素时，应严格掌握滴速不宜过快或使用微量泵，如出现腹痛、腹泻、心律失常等副作用时，应及时报告医师处理。

（四）健康指导

1. 保持良好的心境和乐观主义精神，正确对待疾病。

2. 注意饮食卫生、合理安排作息时间。

3. 适当的体育锻炼、增强体质。

4. 禁烟、浓茶、咖啡等对胃有刺激的食物。

5. 在好发季节注意饮食卫生，注意劳逸结合。

6. 对一些可诱发或加重溃疡病症状，甚至引起并发症的药物应忌用如水杨酸类、利血平、保泰松等。

五、急性胰腺炎护理

急性胰腺炎是指胰酶在胰腺内被激活后引起胰腺组织自身消化的化脓性炎症。常见于胆道疾病、胆管阻塞、大量饮酒、暴饮暴食、手术创伤、感染等时引起。以青壮年居多。

临床以急性上腹痛、恶心、呕吐、发热、血与尿淀粉酶增高，重症伴休克、腹膜炎等为主要特征。

按内科及本系统疾病一般护理常规。

（一）病情观察

1. 严密观察患者体温、脉搏、呼吸、血压、神志的变化。

2. 认真听取患者主诉，腹部疼痛的部位、性质、时间等。

3. 使用胃肠减压时应观察引流液的颜色、内容物及量。

4. 注意观察患者有无出血倾向，如脉速、出冷汗、血压下降等休克表现，以及患者有无腹胀、肠麻痹、脱水等症状，发现异常及时报告医师。

（二）对症处理

1. 患者剧烈疼痛辗转不安时，应注意安全。必需时加用床垫，防止坠床。

2. 抑制胰腺分泌、禁食和胃肠减压使胰腺分泌减少到最低限度，避免和改善胃肠胀气并保持管道通畅。

3. 急性期按常规做好口腔、皮肤护理，防止褥疮和肺炎发生。

（三）健康指导

1. 应向患者讲清本病好发的特点及治疗中注意事宜，悉心安慰患者，使其情绪稳定积极配合治疗。

2. 注意饮食卫生。

3. 禁食高脂饮食、避免暴饮暴食，以防旧病复发。

六、肝硬化护理

肝硬化是一种以肝组织弥漫性纤维化、假小叶和再生结节形成特征的慢性肝病。主要由病毒性肝炎、酒精中毒、胆汁淤积循环障碍、工业毒物或药物、代谢营养障碍等引起。

临床表现以肝功能损害和门静脉高压为主要特征，晚期可出现消化道出血、肝性脑病，继发感染等严重并发症。

按内科及本系统一般护理常规。

（一）病情观察

1. 根据病情随时观察神志、表情、性格变化以及扑翼样震颤等肝昏迷先兆表现。

2. 观察鼻、牙龈胃肠等出血倾向，若有呕血及便血时做好记录，及时与医师联系做对症处理。

（二）对症处理

1. 对躁动不安的患者，应用约束带、床栏等保护性措施，以免坠床。

2. 饮食以高糖、优质蛋白、低脂肪、低盐、多维生素软食。忌吃粗糙过硬及油炸的食物。

3. 伴有水肿和腹水的患者应限制水和盐摄入（每日 3~5g）。

4. 肝功能不全昏迷期或血氨升高时，限制蛋白在每日 30g 左右。

5. 正确记录 24 小时出入液量。

6. 禁烟、忌酒、咖啡等刺激性饮料及食物。

（三）一般护理

1. 肝功能代偿期患者，可参加力所能及的工作；肝功能失代偿期患者应卧床休息。

2. 大量腹水的患者，可采取半卧位或取患者喜欢的体位，每日测腹围和体重，详细记录，衬衣、裤要宽松合适，每日温水擦身，保持皮肤清洁、干燥；有脐疝时要用腹带保护，有牙龈出血者，用软毛刷或含漱液清洁口腔，切忌用牙签剔牙。

3. 适当补充多种维生素，尤以 B 族维生素类。

4. 注意观察用利尿药后的尿量变化及电解质情况。随时与医生取得联系。

（四）健康指导

1. 保持良好心态。

2. 按时正确用药。

3. 正确指导患者生活规律，注意劳逸结合。

4. 避免感冒等各种感染和不良刺激。

七、肝性脑病护理

肝性脑病是指严重肝病引起的，以代谢紊乱为基础的中枢神经系统综合征。主要由各型肝硬化，重症病毒性肝炎，中毒性肝炎，药物性肝病。门腔静脉分流术后引起的。

临床以意识障碍.行为失常、昏迷为主要特征。根据意识障碍程度、神经系统表现及脑电图改变情况可分为前驱期、昏迷前期、昏睡期、昏迷期。

按消化系统疾病一般护理常规。

（一）病情观察

1. 严密观察患者性格、情绪和行为的改变。如有无反常的冷漠或欣快，有无精神失常、扑翼样震颤等。

2. 观察各种反射是否存在，以判断昏迷程度，发现瞳孔、血压及呼吸异常，应立即与医生联系，协助处理。

3. 注意观察原发肝病情况，体征有无加重，如出血倾向、黄疸等，有无上消化道出血感染等并发症发生。

（二）一般护理

1. 对兴奋躁动者须采取安全防护措施。

2. 保持呼吸道通畅。

3. 加强饮食管理.开始数日，禁食蛋白质，以碳水化合物为主，每日热量保持 1 500～2 000 卡，以减少组织蛋白的分解，并能促进氨与谷氨酸合成谷氨酰胺的过程，有利于降低血氨。昏迷者可鼻饲流质，神志清醒后逐渐增加蛋白质（每日控制在 40 克以下）及多种维生素，限制钠盐摄入。

4. 注意维持水、电解质和酸碱平衡。一般钾的补充要充足，而钠盐则要限制。

准确记录出入液量。

5.清洁肠道,以减少产氨。出血停止后吸除胃内积血或用生理盐水加1/5食醋进行灌肠(忌用肥皂水灌肠),以保持肠道酸性环境。

(三)健康指导

1.保持良好心态。

2.积极治疗原发肝病。

3.按时正确服药。

4.指导患者生活规律,注意卧床休息。

5.避免感染和大量进食蛋白质食物。

八、溃疡性结肠炎护理

溃疡性结肠炎是一种病因未明的直肠和结肠的慢性炎症性疾病。病理表现为结肠黏膜和黏膜下层有慢性炎症细胞浸润和多发性溃疡形成,也称非特异性溃疡性结肠炎。本病多见于20～40岁,男女发病率无明显差别。

按内科及本系统疾病的一般护理常规。

(一)病情观察

1.根据病情观察腹泻的频率次数和大便的性状。

2.暴发型患者因大便次数频繁,应观察是否有口渴、皮肤弹性减弱、消瘦、乏力、心悸、血压下降等水、电解质、酸碱平衡失调和营养障碍的表现。

3.如病情恶化、毒血症明显、高热伴腹胀、腹部压痛、肠鸣音减弱或消失,或出现腹膜刺激征、提示有并发症应立即与医师联系协助抢救。

(二)对症护理

1.腹痛应用解痉剂时.剂量宜小,避免引起中毒性结肠扩张。

2.严重发作者,应遵医嘱及时补充液体和电解质、血制品。以及纠正贫血、低蛋白血症等。

3.需行结肠内窥镜或钡剂灌肠时,以低压生理盐水灌肠做好肠道准备,避免压力过高防止肠穿孔。

4.指导患者以刺激性小、纤维素少、高热量饮食;大出血时禁食,以后根据病情过渡到流质和无渣饮食,慎用牛奶和乳制品含糖高的食品。

(三)一般护理

1.连续便血和腹泻时要特别注意预防感染,便后温水坐浴或肛门热敷,改善局部循环。并局部涂擦抗生素软膏。

2.需行药物保留灌肠时,宜在晚睡前执行,先嘱患者排便,取左侧卧位,行低压盐水灌肠。

3.轻者适当休息,指导患者晚间安然入睡,重视午睡,重症患者应卧床休息。

以减轻肠蠕动和肠痉挛。

（四）健康指导

1.向患者讲解此病的诱发因素、治疗后的效果，并保持情绪稳定。

2.按时正确服药，配合治疗和护理。

九、双囊三腔管压迫术护理

（一）目的

利用气囊压力压迫胃底和食管下段以达到止血目的。

（二）术前准备

1.物品准备：治疗盘内盛治疗碗、双囊三腔管、纱布数块、胶布、50ml。注射器、止血钳、血压计，滑轮牵引架1个，线绳1根（约1m长），0.5kg牵引物1个。

2.患者准备：向患者解释治疗的目的和方法，训练患者深呼吸和吞咽动作。

（三）操作步骤

1.检查双囊三腔是否漏气，管腔是否通畅，胃囊一般注气量为150～200ml，食管气囊内注气100～150ml，试好后将胃囊及食管囊内气体抽尽，用止血钳夹紧气囊导管的开口处，并做好标记。

2.清洁鼻腔。取侧卧位。

3.液状石蜡滑润三腔管前端及气囊外部后．由鼻腔慢慢插入。

4.三腔管插入咽喉部时。嘱患者做吞咽动作。以利于插入，到达50～65cm处能抽出胃液，证明头端已达胃腔。

5.向胃囊管注气150～200ml，立即将血管钳夹住胃囊管外口，以免漏气，将三腔管向外牵拉，如遇有阻力．表明胃囊压迫于胃底贲门部。

6.以0.5kg牵引物通过滑轮装置牵引固定三腔管。

7.测胃囊的压力并记录。如仍有出血．再向食管气囊充气100～150ml，压迫食管静脉，注气后用止血钳夹紧开口处。

（四）注意事项

1.密切观察患者有无不适症状．经常抽吸胃内容物，注意有无活动性出血。

2.保持口、鼻清洁，每日2次向鼻腔滴入少量液状石蜡，以免三腔管黏附于鼻黏膜。

3.如提拉不慎，将胃气囊拉出，进入食管压迫气管造成窒息，应立即剪除三腔管放出气体。

4.对压迫无效者。应及时检查，如为囊壁破裂应更换三腔管。

5.出血停止后，定时从胃管内注入流质饮食。

6.三腔管放置每12小时应放气20～30分钟，同时放松牵引30分钟，然后再牵引，以免局部黏膜受压过久糜烂、坏死。

7. 三腔管压迫 2～3 日后，若出血停止，先放去食管气囊内气体并放松牵引，观察 12 小时后仍无出血，放去胃气囊气体后，可拔管，拔管前宜口服液状石蜡 20～30ml。

8. 拔管后 24 小时内仍需严密观察有无出血。

十、腹腔穿刺术护理

（一）目的

1. 明确腹腔积液性质，协助病因诊断。

2. 排除积液，缓解腹水所致胸闷、气短等压迫症状。

3. 腹腔内注药物。

（二）用物准备

治疗盘内盛常规消毒物品，腹腔穿刺包、1%～2% 利多卡因、无菌手套、试管、量杯、胶带、皮尺、盛腹水容器等。

（三）术中配合

1. 向患者解释穿刺目的和注意事项，以取得合作。

2. 协助患者取半卧位、平卧位或侧卧位，暴露腹部、注意保暖。

3. 穿刺部位为左髂前上棘与脐连线的中、外 /3 相交处，或取脐与耻骨联合连线的中点上方 1cm 稍偏左或偏右 1～1.5cm 处。

4. 常规消毒皮肤，打开腹穿包.协助医生抽取 1%～2% 利多卡因做局部麻醉。

5. 术毕，拔出针头，按压针眼片刻，消毒后覆盖无菌纱布，胶布固定。

6. 记录放液量，收集腹水标本，立即送检。

（四）注意事项

1. 穿刺前嘱患者排尿，以免穿刺时损伤膀胱。

2. 术中严密观察有无头晕、恶心、心悸、脉速、血压下降、面色苍白症状。

3. 一般放液速度不宜过快，液量不宜过多，以免发生电解质紊乱及诱发肝昏迷。

4. 大量放液后腹部必须束腹带，以防腹压骤降，内脏血管扩张，引起有效循环血量减少，甚至休克。

5. 严格无菌操作，避免腹腔感染。

十一、纤维胃镜检查术护理

（一）目的

1. 明确食道、胃、十二指肠疾病病变部位及性质。

2. 治疗息肉、止血及取异物。

（二）术前准备

1.向患者解释检查目的、方法及注意事项，以取得合作。

2.检查前禁食2小时。

3.幽门梗阻者检查前3日流质饮食，必要时洗胃。

4.术前查肝功能及乙型肝炎病毒表面抗原。

（三）术中配合

1.检查前15分钟口服含有利多卡因和消泡剂的润滑麻醉胶10ml作咽部麻醉。

2.松开衣领、腰带、取左侧卧位，头部稍向前倾，两腿屈曲，放松身躯。嘱患者咬住牙垫，并置弯盘接唾液及呕吐物。

3.协助术者用润滑剂润滑镜身，当胃镜进入咽部时，嘱患者做吞咽动作。如有恶心，稍事休息，做深呼吸，好转后再插。

（四）术后护理

1.术后患者咽喉部麻木感消失后即可进食。

2.行纤维胃镜活检者，术后1小时～2小时应予温凉流质。

3.观察有无呕血、便血及腹痛情况。

4.术后患者1日～2日内出现短暂的咽喉部疼痛，给予漱口液及含片，并告知不可强行咳出分泌物，以减少出血。

十二、纤维结肠镜检查术护理

（一）目的

1.明确下消化道疾病病变部位、性质。

2.治疗息肉、止血及取异物。

（二）术前准备

1.向患者解释检查目的、方法及可能发生的并发症，以取得合作。

2.检查前3日开始吃少渣饮食，检查当日上午禁食，检查前一日晚临睡时口服蓖麻油30ml；检查前4小时口服清肠液3 000ml。

3.疑有肠梗阻者，需行清洁灌肠。

（三）术中配合

1.取左侧卧位，裤子退至膝部，双腿屈曲。

2.插镜前肛门涂润滑油，嘱患者放松。

3.手托蘸有润滑油的纱布握持镜身，协助术者插入肠镜。

4.腔镜过程中根据需要嘱患者变换体位。

（四）术后护理

1.活检及息肉摘除者术后给予无渣饮食3日。

2. 重视患者主诉，密切观察血压和腹部体征，警惕出血、穿孔等并发症。

第五节 代谢性内分泌常见疾病护理

一、代谢性内分泌系统一般护理

1. 按内科疾病一般护理。
2. 轻者休息或卧床休息，危重或做特殊检查者绝对卧床休息。
3. 给予各种治疗饮食。注意饮食是否符合规定。并劝其严格遵守膳食制度。
4. 按时测量身高、体重并记录。
5. 严密观察病情变化，发现异常及时与医师联系。
6. 了解、掌握内分泌疾病常用各种检查的目的、方法、注意事项及临床意义，并做好各种检查的准备工作．按时收集各种化验标本。
7. 加强宣教、保健指导。使患者熟悉防病治病的常识，了解随访意义，主动定期复查。

二、糖尿病护理

糖尿病是指一组由遗传和环境因素相互作用而引起的临床综合征。因胰岛素分泌绝对或相对不足，导致血糖升高，出现糖尿症状而引起脂肪、蛋白质、水及电解质等代谢异常。可能与遗传、自身免疫、病毒、基因突变、组织对胰岛素产生抵抗及其他因素如生活方式改变、高热量饮食、体育锻炼减少等因素有关。

高血糖为其重要临床特征，表现为多饮、多尿、多食和消瘦．重症或应急时可发生酮症酸中毒或其他急性代谢紊乱，久病可致脏器损害。

按内科及本系统疾病的一般护理。

（一）病情观察

1. 有无泌尿道、皮肤、肺部等感染，女性有无外阴部皮肤瘙痒。
2. 有无食欲减退，恶心、呕吐、嗜睡、呼吸加快、加深。呼吸呈烂苹果气味及脱水等酮症酸中毒表现。
3. 有无低血糖。
4. 有无四肢麻木等周围神经炎表现。
5. 辅助检查 尿糖定性、空腹血糖检查及口服葡萄糖耐量试验（OGTT），测定均要准确符合操作规范。

（二）对症护理

1. 饮食护理：

（1）让患者明确饮食控制的重要性，从而自觉遵守饮食规定。

（2）应严格定时进食。对使用胰岛素治疗的患者尤应注意。

（3）检查每次进餐情况，如有剩余，必须计算实际进食量，供医师治疗中参考。

（4）控制总热量，当患者出现饥饿感时可增加蔬菜及豆制品等副食。

（5）有计划地更换食品，以免患者感到进食单调乏味。

2. 应用胰岛素的护理：

（1）胰岛素的保存：中效及长效胰岛素比普通胰岛素稳定。同样在5℃情况下，前两者为3年而后者为3个月，使用期间宜保存在室温20℃以下。

（2）应用时注意胰岛素的换算。

（3）剂量必须准确。

（4）两种胰岛素合用时，先抽吸胰岛素，后抽吸鱼精蛋白胰岛素。

（5）胰岛素注射部位选择与安排：胰岛素常用于皮下注射，宜选皮肤疏松部位，有计划按顺序轮换注射。每次要改变部位，以防注射部位组织硬化、脂肪萎缩影响胰岛素的吸收，注射部位消毒应严密，以防感染。

（6）低血糖反应：表现为疲乏，强烈饥饿感，甚至死亡，一旦发生低血糖反应，除立即抽血检查血糖外，可口服糖水或静注50%葡萄糖40ml，待患者清醒后再让其进食，以防再度昏迷。

（三）一般护理

1. 生活有规律，身体情况许可，可进行适当的运动，以促进碳水化合物的利用。减少胰岛素的需要量。

2. 注意个人卫生，预防感染。糖尿病病人常因脱水和抵抗力下降，皮肤容易干燥发痒。也易合并皮肤感染，应定时给予擦身或沐浴，以保持皮肤清洁。此外，应避免袜紧、鞋硬。引起血管闭塞而发生坏疽或皮肤破损而致感染。

3. 按时测量体重以做计算饮食和观察疗效的参考。

4. 必要时记录出入水量。

5. 每日分3～4段留尿糖定性。必要时测24小时尿糖定量。

（四）健康指导

1. 帮助患者（或家属）掌握有关糖尿病治疗的知识，树立战胜疾病的信心。

2. 帮助患者学会尿糖定性试验，包括试剂法和试纸法有关事项。

3. 掌握饮食治疗的具体措施，按规定热量进食，定时进食，避免偏食、过食与少食，采用清淡食品，使菜谱多样化，多食蔬菜。

4. 应用降糖药物时，指导患者观察药物疗效、副作用，掌握其处理方法。

5. 帮助患者及其家属学会胰岛素注射技术，掌握用药方案，观察常见反应。

6. 预防和识别低血糖反应和酮症酸中毒的方法及低血糖反应的处理。

7. 注意皮肤清洁，尤其要保持足部、口腔、阴部的清洁，预防感染，有炎症、痈和创伤时要及时治疗。

8. 避免精神创伤及过度劳累。

9. 定期门诊复查。平时外出时注意随带糖尿病治疗情况卡。

三、酮症酸中毒护理

糖尿病代谢紊乱加重时，脂肪动员和分解加速。大量脂肪酸在肝经β-氧化产生大量乙酰乙酸、β-羟丁酸和丙酮，三者统称为酮体。血酮升高为酮血症，尿酮排出增多称为酮尿，临床上统称为酮症。这些酮体均为较强的有机酸，可大量消耗体内储备碱，超过机体的处理能力；镁代谢紊乱进一步加剧。血酮继续升高，便发生代谢性酸中毒，即酮症酸中毒。

按内科及本系统疾病的一般护理。

（一）病情观察

1. 酮症酸中毒患者逐渐出现疲乏软弱，极度口渴，厌食，恶心、呕吐。

2. 呼吸加速，呼气时有酮味（烂苹果样气味）。

3. 随着失水加重出现脱水，尿量减少，皮肤干燥无弹性，眼球下陷。

4. 严重时可出现休克。表现为心率加快、脉细速、血压下降、四肢厥冷等，患者呈嗜睡而渐入昏迷。

5. 实验室检查，血糖明显升高，血二氧化碳结合力明显降低，血酮增高，尿糖强阳性，尿酮阳性，血白细胞增高等。

（二）对症护理

1. 确诊酮症酸中毒后，绝对卧床休息，应立即配合抢救治疗。

2. 快速建立静脉通路，纠正水、电解质及酸碱平衡失调，纠正酮症症状。

3. 遵医嘱运用胰岛素。小剂量胰岛素应用时抽吸剂量要准确，以减少低血糖、低血钾、脑水肿的发生。

4. 协助处理诱发病和并发症，严密观察生命体征、神志、瞳孔（见昏迷护理常规），协助做好血糖的测定和记录。

5. 饮食护理：禁食，待昏迷缓解后改糖尿病半流质或糖尿病饮食。

6. 预防感染：必须做好口腔及皮肤护理，保持皮肤清洁，预防褥疮和继发感染，女性患者应保持外阴部的清洁。

7. 血管病变的护理，除按糖尿病一般护理外，还应根据不同部位或器官的血管病变进行护理。

8. 神经病变的护理。控制糖尿病，应用大量维生素B，局部按摩及理疗，对皮肤感觉消失者应注意防止损伤。

9. 做好保健指导．使患者或家属掌握有关糖尿病治疗的知识，树立战胜疾病的信心。

（三）一般护理

同糖尿病护理。

四、甲状腺功能亢进护理

甲状腺功能亢进症（简称甲亢）是指由多种原因引起的甲状腺激素分泌过多所致的一组临床综合征。主要与遗传、自身免疫、应激等因素有关。

临床以高代谢症候群、甲状腺肿大及突眼为主要特征。

按内科及本系统疾病的一般护理常规。

（一）病情观察

密切观察体温、脉搏、血压、呼吸、心率、心律及肝功能等变化，注意危象的发生。

（二）对症护理

1. 重症浸润性突眼者，眼睑常不能完全闭全，可引起角膜损伤、感染与溃疡，故须注意保护角膜和球结膜，可用眼罩防止光、风、灰尘刺激。结膜水肿，眼睑不能闭合者，涂以抗生素眼膏或用生理盐水纱布湿敷，抬高床头限制水及盐的摄入，防止眼压增高，并训练眼外肌活动。

2. 辅助检查的护理：向患者解释检查的目的及注意事项，消除思想顾虑以免影响检查的效果。

3. 并发症的预防：甲亢危象是甲状腺功能亢进的严重并发症，来势凶猛，死亡率高，主要是由于感染、应激或手术前准备不充分，引起机体反应和代谢率极度增高所致。因此要严密观察体温、脉搏、呼吸、血压，有否精神异常，有否电解质紊乱等。每班详细记录病情及出入水量，并做好床边交接班。

（三）一般护理

1. 休息：每日必须有充分的休息避免过度疲劳。尤其在治疗初期，应给予适当休息，重症或有心功能不全或心律失常者应卧床休息。环境要安静，室温稍低。

2. 饮食：由于患者代谢率高，能量消耗大，因此必须给予高热量、高蛋白、富含糖类和 B 族维生素饮食，并多给饮料以补充失去的水分。但禁用浓茶、咖啡等兴奋性饮料。

3. 心理护理：甲亢患者由于神经兴奋性增高，易激动，烦躁多虑，不良环境，语言刺激可使症状加重。因此医护人员应给予体贴关怀、同情安慰，解除患者的焦虑与紧张情绪，树立治疗信心。

（四）健康指导

1. 帮助患者了解引起甲亢危象的有关因素。尤其是精神因素在发病中的重要作用，保持其开朗乐观情绪。

2. 坚持在医生指导下服药，克服那些认为症状缓解就自行停药或怕麻烦不坚持用药的想法，指导患者认识药物常见的副作用，以便情况发生时及时得到处理。

3. 在高代谢状态未控制前，必须进行高热量、高蛋白、B族维生素饮食，保证足够的饮料。但忌用浓茶、咖啡等兴奋性饮料。

4. 合理安排工作、学习与生活，避免过度紧张。在疾病初治阶段应休息，以利控制病情。当症状控制后，应参与一些有益活动、工作，以调节生活乐趣。

5. 定期门诊随访，及时了解病情变化。

五、甲状腺功能减退症护理

甲状腺功能减退症（简称甲减）。是指由多种原因引起的甲状腺激素合成、分泌或生物效应不足所致的一组内分泌疾病。根据起病年龄可分为呆小症（克汀病）、幼年型甲减和成年型甲减。成年型甲减主要是由于自身免疫性炎症引起的。

临床表现为畏寒、食欲缺乏、肌肉软弱无力、心动过缓、黏液性水肿、嗜睡、便秘、女性月经失调、性欲减退等。

按代谢性内分泌系统疾病一般护理常规。

（一）一般护理

1. 安排舒适的环境，调节室温。

2. 休息：重症者应卧床休息，伴有嗜睡或精神症状时应注意安全，以免发生意外。

3. 饮食：给予高热量、高蛋白、低盐、低脂易消化的饮食，多食蔬菜和水果，以防便秘。

4. 保持皮肤清洁，每日用温水擦洗并涂以润滑油，以防干裂或感染。

（二）病情观察

1. 观察患者体温、脉搏、呼吸、血压、神志等，若体温低于35℃，呼吸浅慢。心动过缓，血压降低，嗜睡等症状。及时协助处理。

2. 观察体重和水肿情况，及早发现黏液性水肿昏迷先兆，准确记录出入量，定期测体重。

3. 黏液性水肿昏迷者，除按昏迷护理常规外，还应及时保暖，静脉给予甲状腺素和氢化可的松，并持续吸氧。

4. 应用甲状腺制剂时应注意有无心动过速、心律不齐、心绞痛、多汗、兴奋等过量表现，并慎用麻醉剂、安眠药、镇静剂，以免加重病情。

（三）健康教育

1. 避免感染和创伤，注意保暖。

2. 避免过度劳累，注意个人卫生，保持皮肤清洁。

3. 慎用安眠、镇静、止痛药等。

4. 坚持长期服药，定期复查甲状腺功能。

六、库欣综合征护理

库欣综合征（Cushing syndrome）是由多种原因引起的肾上腺素皮质分泌过量的糖皮质激素（主要是皮质醇）所致。主要临床表现有满月脸、多血脂、向心性肥胖、皮肤紫纹、痤疮、糖尿病倾向、高血压、智力低下和骨质疏松等。

按内科及本系统疾病的一般护理常规。

（一）病情观察

1. 观察体温变化，定期检查血常规，注意有无感染的征象。

2. 观察皮肤情况：评估病人水肿情况，每天测量体重，记录24小时液体出入量，检测电解质浓度和心电图变化。

3. 水肿严重时，根据医嘱给予利尿剂，观察疗效及副作用。

4. 观察病人有无关节疼痛或腰背疼痛等情况，必要时可由骨科评估是否需要使用拐杖等辅助工具。

（二）对症护理

1. 预防感染，保持皮肤清洁，勤沐浴，勤换衣裤，保持床单的平整清洁。做好口腔、会阴护理。

2. 观察精神症状与防止发生事故。患者烦躁不安，异常兴奋或抑郁状态时，要注意严加看护，防止坠床，宜用床单或用约束带保护患者，不宜在患者身边放置危险品，避免刺激性语言，应多关心照顾。

3. 腺癌化疗的患者应观察有无恶心、呕吐、嗜睡、运动失调和记忆减退征象。

4. 每周测量身高、体重，预防脊柱突发性、压缩性骨折。

（三）一般护理

1. 休息：合理的休息可避免加重水肿，尽量卧床休息，轻者可适当活动。

2. 饮食：给予低钠、高钾、低碳水化合物、低热量的饮食，适当摄取富含钙及维生素D的食物，预防和控制水肿、低钾血症和高血糖，以及预防骨质疏松，鼓励病人多食用柑橘类、枇杷、香蕉、南瓜等含钾高的水果。

3. 皮肤和口腔护理：协助做好全身皮肤清洁，避免皮肤擦伤破损。长期卧床者应预防褥疮发生，危重者做好口腔护理。

（四）健康指导

1. 指导患者在日常生活中，注意预防感染，皮肤保持清洁，防止外伤，骨折。

2. 指导患者正确地摄取营养平衡的饮食，给予低钠、高钾、高蛋白的食物。

3. 遵医嘱服用药，不擅自减药或停药。

4. 定期门诊随访。

七、尿崩症护理

按内科及本系统疾病的一般护理常规。

（一）病情观察

1. 准确记录患者尿量、尿比重、饮水量，观察液体出入量是否平衡，以及体重变化。

2. 观察饮食情况，如食欲不振以及便秘、发热、皮肤干燥、倦怠、睡眠不佳等症状。

3. 观察脱水症状，如头痛、恶心、呕吐、胸闷、虚脱、昏迷。

（二）对症护理

1. 对于多尿、多饮者应给予辅助与预防脱水，根据患者的需要供应水。

2. 测尿量、饮水量、体重，从而监测液体出入量，正确记录，并观察尿色、尿比重等及电解质、血渗透压情况。

3. 患者因夜间多尿而失眠、疲劳以及精神焦虑等，应给予护理照料。

4. 注意患者出现的脱水症状，一旦发现要尽早补液。

5. 保持皮肤、黏膜的清洁。

6. 有便秘倾向者及早预防。

7. 药物治疗及检查时，应注意观察疗效及副作用，嘱患者准确用药。

（三）一般护理

1. 患者夜间多尿，白天容易疲倦，要注意保持安静舒适的环境。

2. 在患者身边经常备足温开水。

3. 定时测血压、体温、脉搏、呼吸及体重，以了解病情变化。

（四）健康指导

1. 患者由于多尿、多饮，要嘱患者在身边备足温开水。

2. 注意预防感染，尽量休息，适当活动。

3. 指导患者记录尿量及体重变化。

4. 准确遵医嘱给药，不得自行停药。

5. 门诊定期随访。

八、腺垂体功能减退症护理

腺垂体功能减退症是指垂体激素缺乏而引起的症群，多见于女性，与产后大出血所致垂体缺血、坏死有关。儿童期发病者表现为垂体性侏儒症，男性成人多由垂体腺瘤引起。

临床以性腺机能减退、甲状腺机能减退、肾上腺皮质机能减退症为主要特征。

按代谢性内分泌系统疾病一般护理常规。

（一）一般护理

1. 休息：适当休息．避免劳累。

2. 心理护理：关心体贴患者，避免精神刺激，增强治疗信心。

3. 饮食：给予高热量、高蛋白、多维生素饮食，食欲减退者应注意调剂饮食，多食新鲜蔬菜，避免饥饿。

4. 保持皮肤、外阴部清洁，防止感染。

（二）病情观察

1. 观察患者精神状态、生命体征变化。

2. 警惕垂体危象的发生，如高热或体温过低、腹泻、饥饿、心慌、出汗、昏厥或昏迷等现象。

（三）危险护理

1. 立即送检血糖，迅速静脉注射50%葡萄糖液40～60ml，继以10%葡萄糖液静脉输注维持，补液中加氢化可的松200～300mg，以解除急性肾上腺功能减退危象。

2. 意识不清者加置床垫，防止坠床。

3. 体温过低者注意保暖，高热者给予物理降温，并注意调节室温。

4. 休克者按休克护理。

5. 昏迷者按昏迷护理。

（四）药物护理

1. 观察药物作用及副作用。

2. 应用肾上腺皮质激素时，观察有无精神异常等情况。

第六节　肾脏内科常见疾病护理

一、肾脏系统一般护理

（一）病情观察

1. 观察尿量、颜色、性状变化，有明显异常及时报告医师，每周至少化验尿常规和比重1次。

2. 根据病情定时测量血压，发现异常及时处理。

3. 每周测量体重1次，水肿明显、行腹膜透析和血液透析者，每日测量体重 1 次，做好记录。

4. 观察有无贫血、电解质紊乱、酸碱失衡、尿素氮升高等情况。

5. 根据病情记录 24 小时的出入水量。

（二）饮食护理

1. 急性肾炎：给予低盐、高维生素饮食，限制水的摄入。

2. 慢性肾炎、肾病综合征：给予低盐、低脂、优质高蛋白、高维生素饮食，有水肿者限制水的摄入。

3. 肾功能不全者：给予优质低蛋白、高钙、高铁、高维生素、低磷饮食，限制植物蛋白摄入量，尿少者限水、钠、钾盐摄入量。

（三）对症护理

1. 水肿护理

（1）准确记录出入液量，限制水和盐的摄入量。

（2）卧床休息注意观察血压变化，如血压低，要预防血容量不足。防止直立性低血压和摔跤；如血压高，要预防肾脏缺血、左心功能不全和脑水肿发生。

（3）做好皮肤护理，预防皮肤损伤和感染。

（4）用利尿药时，注意观察尿量的变化及药物的副作用和水、电解质的情况。

2. 尿异常的护理

（1）向患者交代留取尿标本的正确方法。容器要清洁，送验要及时。

（2）如有血尿时应分清是初始血尿、全程血尿还是终末血尿。以协助诊断。同时观察血尿的量和颜色。

（3）大量血尿时，应卧床休息，并注意观察血压和血红蛋白的变化．遇有异常应及时报告医师进行处理。

（4）适当多饮水，以冲洗尿路，防止血块堵塞和感染。

3. 休息

（1）急性肾炎、急性肾衰患者必须绝对卧床休息，待病情稳定后，可逐步增加活动。

（2）慢性肾炎、肾盂肾炎、急慢性肾功能不全患者，疾病期需要卧床休息，恢复期则可适当活动，但应合理安排生活，以免病情反复。

4. 预防感染

（1）保持室内清洁，空气新鲜，保持一定的温度和湿度。

（2）医护人员在做各项操作时，应保持无菌，严格执行操作规程。

（3）保持口腔及皮肤清洁，勤换内衣、剪短指（趾）甲，保持个人卫生，长期卧床者，应注意预防褥疮发生。

二、急性肾盂肾炎护理

肾盂肾炎为常见的尿路感染，主要是由细菌引起的肾盂、肾盏和肾实质的感染性炎症。本病多见于女性，女：男之比约为10：1，尤以婚育年龄女性、女婴、老年妇女患病率最高。

按内科及本系统疾病的一般护理常规。

（一）病情观察

1. 注意观察患者有无尿频、尿急、尿痛等尿路刺激症状，有异常及时通知医生。

2. 观察药物不良反应。

（二）对症护理

1. 收集尿标本时应注意除急症外以留取晨尿为宜，并立即送检。留取中段尿做细菌培养时，必须严格执行无菌操作。

2. 其余按本系统护理常规。

（三）健康指导

1. 做好卫生宣教，帮助患者养成勤洗澡、勤更衣的卫生习惯。

2. 女性患者要注意经期、婚后及孕期卫生。保持会阴部清洁。

3. 坚持服药，定期门诊复查。

三、急性肾炎护理

急性肾炎是一组起病急，以血尿、蛋白尿、水肿和高血压为主要表现，且可有一过性氮质血症的一组疾病。本病常有前驱感染，多见于链球菌感染后或由其他细菌、病毒和寄生虫感染后引起。

按内科及本系统疾病的一般护理常规。

（一）病情观察

1. 密切观察血压、浮肿、尿量变化。每日记录血压、尿量，出现有血压上升、尿量减少时，应该警惕合并心力衰竭、脑水肿、尿毒症、高血压的发生。

2. 观察患者体温、脉搏、呼吸、血压、神志变化，发现异常及时报告医师。

3. 观察用药不良反应。

（二）对症护理

1. 每周测体重2次，对水肿严重者及使用利尿剂者应逐日测量，并记录液体出入量。

2. 其余按本系统一般护理常规。

（三）健康指导

1. 预防感染，尤其是上呼吸道感染易发季节，更应注意预防。

2. 定期门诊随访。

3. 保持皮肤清洁，注意个人卫生，预防皮肤感染。

4. 女性患者近期不宜妊娠，以防复发。

四、急性肾功能衰竭护理

急性。肾功能衰竭简称急性肾衰，是指各种病因导致的肾功能短时间内急剧减退，以肾小球滤过率明显减低所致的氮质血症，以及肾小管功能障碍所致的水、电解质，酸碱平衡紊乱为临床表现的一组综合征。

按内科及本系统疾病的一般护理常规。

（一）病情观察

1. 少尿期观察

（1）严密观察病情变化，监测水、电解质平衡，按病情做好各种护理记录。

（2）观察患者有无嗜睡、肌张力低下、心律不齐、恶心、呕吐等高钾血症，有异常立即通知医师。

（3）血压异常按本系统疾病护理。

2. 多尿期观察：注意观察血钾、血钠的变化及血压的变化。

3. 恢复期观察：观察用药不良反应，定期复查肾功能。

4. 其余按本系统疾病护理常规。

（二）对症护理

1. 少尿期

（1）严格限制液体进入量，以防水中毒，按医嘱准确输入液体。

（2）饮食护理：既要限制入量又要适当补充营养，原则上应是低钾、低钠、高热量、高维生素及适量的蛋白质。

2. 多尿期：供给足够热量和维生素，蛋白质可逐日加量，以保证组织的需要，给予含钾多的食物。

3. 恢复期：

（1）给予高热量、高蛋白饮食。

（2）鼓励逐渐恢复活动，防止出现肌肉无力现象。

（三）一般护理

1. 少尿期

（1）绝对卧床休息，注意肢体功能锻炼。

（2）预防感染，做好口腔及皮肤护理，一切处理要严格执行无菌操作原则，以防感染。

（3）如行腹膜透析或血透治疗，按腹透、血透护理常规。

2. 多尿期

（1）嘱患者多饮水或按医嘱及时补液如补充钾、钠等，防止脱水、低钾和低钠血症的发生。

（2）以安静卧床休息为主。

3.恢复期：控制及预防感染，注意清洁及护理。

（四）健康指导

1.注意增加营养。

2.适当参加活动，避免过度劳累。

3.定期复查。

五、尿毒症护理

尿毒症是肾功能丧失后，和机体内部生化过度紊乱而产生的一系列复杂的综合征，而不是一个独立的疾病，称为肾功能衰竭综合征或简称肾衰。

按内科及本系统疾病的一般护理常规。

（一）病情观察

1.严密观察病情变化，每日测体重、血压、记出入水量，观察体内液体滞留或不足。

2.注意观察高血压脑病，心力衰竭及心包炎等病的征象，有异常及时通知医师。

（二）对症护理

1.呕吐、腹泻频繁的患者应注意水、电解质紊乱，出现有关症状时应及时通知医师。

2.因脑部异常表现或低钙而出现抽搐、谵妄时应保护患者以免自我伤害，并立即通知医师。

3.呼吸有氨味者。易并发口腔炎，应加强口腔护理。

（三）一般护理

1.给予高热量、高维生素、优质低蛋白饮食，可根据肾功能调节蛋白质摄入量，高血压者应限制钠盐的摄入，若已进行透析治疗，则应予以优质高蛋白的饮食。

2.绝对卧床休息，意识不清、烦躁不安、抽搐、昏迷者，应安放床栏，加强巡视，以防坠床。

3.皮肤护理：由于代谢产物潴留致皮肤瘙痒，可用热水擦浴，切忌用手搔伤皮肤，以免感染。预防褥疮的发生。

（四）健康指导

1.指导患者根据肾功能采用合理饮食。

2.指导患者正确用药及观察副作用。

3.注意保暖，防止受凉、预防继发感染。

4.注意劳逸结合，增强机体免疫力。

5. 定期门诊随访。

六、肾病综合征护理

肾病综合征指肾小球弥漫性损害引起的一组临床症状和体征，其主要临床特点为"三高一低"，即高度蛋白尿，高度水肿，高血脂及低血浆蛋白。

按内科及本系统疾病的一般护理常规。

（一）病情观察

1. 密切观察血压、浮肿、尿量变化，一旦血压下降，尿量减少时，应警惕循环衰竭或急性肾功能衰竭。

2. 准确记录24小时尿量。

3. 观察用药不良反应。

（二）对症护理

按本系统疾病护理常规。

（三）一般护理

1. 休息与活动：应卧床休息，保持适当的床上及床旁活动，以防肢体血栓形成。当疾病缓解后可增加活动，有利于减少并发症，降低血脂。减少对外界的接触以防外源性感染。

2. 其余按本系统护理常规。

（四）健康指导

1. 出院后应继续保持良好的休息，合理饮食。

2. 定期门诊随访。

3. 预防各种感染的发生。

七、腹膜透析护理

腹膜透析（peritonea dialysis）是将配制好的透析液灌入腹腔，利用腹膜的弥散和过滤作用，将体内蓄积的代谢废物排出以维持水、电解质和酸碱平衡的疗法。此法已用于临床40年之久，与血液透析比较具有操作简单，无须特殊设备。易于家庭开展，且对患者血流动力学影响小，可适用于老年、有心血管疾病者。

（一）目的

腹膜透析是以病人脏腹膜为半透膜，将配制的透析液经腹透管注入腹腔，潴留腹内与血液通过腹膜起透析作用，从而可清除体内的代谢产物和纠正水、电解质平衡失调，达到治疗目的。

（二）腹透前准备

1. 用物准备：

常规消毒治疗盘1套，腹透管（为硅胶管，长40cm、末端15cm一段处打

60～80个针尖大小的孔）、静脉切开包、腹透包（内有Y形玻璃管和连接的乳胶管一套、3000ml消毒贮液瓶1只、不锈钢丝1根）、腹透液、手套、1％普鲁卡因、肝素盐水、多头带、胶布等。

2.病人准备：

(1) 腹透前向病人说明透析的目的和过程，消除紧张情绪，以配合治疗。

(2) 术前做普鲁卡因皮试及下腹部手术区备皮。

(3) 术前排空大、小便，更衣。

（三）透析操作及透析方法

腹膜透析分为间歇透析（IPD）、连续性透析（CCPD）和持续性非卧床式透析（CAPD）。

1.间歇透析为白天透析，夜间休息

(1) 腹透前排空大、小便，取平卧位，暴露腹透管。

(2) 去除腹透管顶部和塞子上的纱布，在无菌操作下，拔除塞子，放出腹水10ml做常规及培养检查。

(3) 腹透管连接Y形接管，另两端上接置于盐水架上的透析袋（瓶）。下接置于床边的3000mL密闭贮液瓶。

(4) 打开腹透管上夹子，向腹腔注入透析液1000～2000mL，保留30～60分钟或更长时间。

(5) 打开贮液瓶管上夹子，使腹腔内已进行交换过的透析液流入贮液瓶内。每次液出量约2100～2200mL。一次交换过程为1～2小时，每日腹透6～12小时。

(6) 当天腹透全部结束后，在无菌操作下，拔出Y形管，向腹腔内注入少量抗生素，再将肝素盐水（10ml生理盐水内加肝素5～10mg）保留于管腔内，用无菌塞封闭管口，固定腹透管于腹部，以多头带包扎。

2.持续性非卧床式透析

(1) 按间歇腹透程序将2000ml腹透液与腹透管连接。

(2) 腹透液注完后，将其塑料袋折叠，携带于病人腰部。

(3) 透析液在腹腔保留4～8小时后，将透析袋放于地面的清洁毛巾上，使腹腔内已进行交换过的透析液流入袋内。

(4) 调换另外透析液袋，进行第二次透析，如此每日3～5次。末次透析液置于腹内过夜，翌日放出。

(5) 两次透析间病人可从事各种活动。可指导病人及家属在家庭做此透析。

3.连续透析以腹透机24小时连续透析

（四）腹透过程中护理

1.病人取仰卧或半卧位，注意保暖，鼓励咳嗽、翻身。

2.注意观察病人体温、血压、心率、呼吸的变化及有无腹痛。

3.注意灌注速度和排出速度，导管接头有无滑脱。如引流不畅，应检查导管有无扭曲、阻塞，并予以排除。

4.调换腹透液时，须仔细核对，并观察其透明度，如发现渗漏或浑浊，严禁使用。

5.腹透液的温度严格保持在37℃～40℃。

6.观察腹透后流出液的颜色，如浑浊、出血应与医师联系。

7.每日测垾体重，记录出入液量。做好交接班工作，每日交换次数及透析时间。危重病人记录好临床护理记录单。

8.透析期的饮食需增加优质蛋白的摄入，每日需1.5g/kg体重以上，糖、脂肪适当限制。还应避免摄入过多钾盐和含磷食品。

9.腹透室每日于腹透前空气消毒2次，床、床头柜等用物及墙壁、地面，每日用消毒液擦拭。严格陪伴、探视，做好保护性隔离。

10.透析液注入的乳胶管、无菌塞、贮液瓶需每日更换、消毒。

八、血液透析护理

（一）目的

血液透析是将病人的血液引入体外半透膜一侧。半透膜另一侧充满透析液，利用弥散原理清除代谢产物和纠正电解质平衡失调，从而达到治疗目的。常用于治疗急、慢性肾功能衰竭和急性药物及毒物中毒。

（二）透析前准备

1.透析前向病人说明透析的目的和过程，避免紧张，以配合治疗。

2.透析前晚保证良好睡眠，必要时给镇静剂。

3.建立血管通道，一般常用

（1）外瘘：常在前臂掌面、桡动脉及邻近头静脉，分别插入附有连接管端部的u型硅胶管。

（2）内瘘：在腕关节上方约5～8cm处做桡动脉与头静脉吻合术。

4.透析前排尿、测体重、体温、脉搏、血压。

（三）透析过程中护理

1.严密观察神志及生命体征变化，注意有无热源反应、失衡综合征及症状性低血压。

2.注意透析器及血路管道有无漏血及滑脱，如出现失血情况，迅速用血管钳阻断血流.随之关闭血泵。

3. 注意设备的运行情况，如有异常及时处理。

4. 透析结束时，将动脉端抬高，使全部血液缓慢驱回体内，并防止空气进入。

5. 做动、静脉外瘘者，需在穿刺处压迫 20 分钟以上，以免出血。

6. 透析后测体重 1 次，估计水分的丧失情况。

（四）透析后护理

1. 注意观察动脉、静脉瘘及插管处有无出血、渗血。

2. 定期测量体温、脉搏、呼吸及血压，注意有无出血倾向、低血压、心力衰竭等表现。

3. 保持外瘘管肢体正确位置，避免长时间弯曲。

4. 给予高热量饮食，补充一定量蛋白质。少尿或无尿者严格控制入水量，有高血压及心功能不全，水钠潴留者应限制钠盐。

5. 心理护理。鼓励病人树立治疗信心，防止意外发生。

6. 记录出入液量。

7. 透析后 8 小时内，尽量避免各种注射、穿刺等。

九、肾脏活体组织检查术护理

（一）目的

明确肾脏病变原因、病变进展、病理类型．以指导治疗，判断预后。

（二）用物准备

治疗盘内盛常规消毒物品、肾脏穿刺包、1%～2%利多卡因、无菌手套、多头腹带、沙袋、盛有甲醛液的标本瓶、冰瓶。

（三）术中配合

1. 向患者解释穿刺目的和注意事项，以取得合作。

2. 协助患者取俯卧位，腹部垫枕。

3. 穿刺点定位多选择右肾下部。

4. 常规消毒皮肤。打开肾脏穿刺包，待医生铺洞巾后以胶布固定，协助医生抽吸 1%～2%利多卡因做局部麻醉。

5. 操作过程中当穿刺针从肾囊进入肾实质时，指导患者屏气（或捏住鼻孔）至术者快速吸取活组织后拔出穿刺针，此过程约为 1/4 秒。

6. 拔出穿刺针后，以无菌纱布按压穿刺点 5 分钟，胶布固定，局部加压沙袋，腹带包扎。

7. 协助医生用生理盐水将吸取的肾组织冲出，置标本瓶内。

8. 整理用物，嘱患者平卧 4 小时。

（四）注意事项

1. 术后 1 周内不宜剧烈活动。

2.密切观察血压、脉搏、呼吸,注意有无胸痛、气急等症状,以防气胸、肺脂肪栓塞等并发症。

3.注意尿量、尿色的变化。留取尿标本送检,直至血尿消失3次以上。

4.术后8小时取下沙袋,24小时取下腹带。

5.嘱患者多饮水,预防性应用抗生素及止血药物。

第七节 血液内科常见疾病护理

一、血液系统一般护理

(一)病情观察

1.严密观察病情变化,注意有无进行性贫血、出血、发热、感染等症状,及时记录体温、脉搏、呼吸、血压、意识等情况变化及口腔、甲床色泽、皮肤有无出血点。

2.遵医嘱正确及时完成治疗,严格执行无菌操作,防止医源性感染,预防和观察治疗副反应,确保医疗安全。

3.协助做好各种实验室检查,正确采集标本及时送检.确保检验的可靠性。

4.对患者和家属宣传疾病相关的自我保健知识,以及预防并发症,预防旧病复发等健康指导。

(二)对症护理

1.贫血护理

(1)严重时要卧床休息,限制活动,避免突然改变体位后发生晕厥,注意安全。

(2)贫血伴心悸气促时应给予吸氧。

(3)给予高热量、高蛋白、高维生素类食物,如瘦肉、猪肝、豆类、新鲜蔬菜等,注意色、香、味烹调,促进食欲。

(4)观察贫血症状:如面色、睑结膜、口唇、甲床苍白程度,注意有无心悸气促、心前区疼痛等贫血性心脏病的症状。

(5)输血时护理:认真做好查对工作,严密观察输血反应,给重度贫血病人输血时速度宜缓慢,以免诱发心力衰竭。

2.出血护理

(1)做好心理护理,减轻紧张焦虑情绪。

(2)明显出血时卧床休息,待出血停止后血小板低于$2.0×10^9/L$绝对卧床休息,逐渐增加活动量。对易出血患者要注意安全,避免活动过度及外伤。

(3) 严密观察出血部位、出血量,注意有无皮肤黏膜淤点、牙龈出血、鼻出血、呕血、便血、血尿,女性患者月经是否过多,特别要观察有无头痛、呕吐、视力模糊、意识障碍等颅内出血症状,若有重要脏器出血及有出血性休克时应给予急救处理。

(4) 按医嘱给予止血药物或输血治疗。

(5) 各种操作应动作轻柔,防止组织损伤引起出血。避免手术,避免或减少肌肉注射,施行必要穿刺后应压迫局部或加压包扎止血。

(6) 宜食温软易消化食物,避免食刺激性食物、过敏性食物以及粗、硬食物,有消化道出血患者应禁食,出血停止后给予冷、温流质,以后给予半流质、软食、普食。

(7) 保持口鼻腔清洁,勿用手挖鼻及用牙签剔牙。明显出血者禁止刷牙。

(8) 修剪指甲,衣服宽大、柔软。

(9) 多吃含粗纤维食物,保持大便通畅,勿用力排便。

(10) 保持情绪稳定。

3. 感染的预防

(1) 病室环境清洁卫生,定期空气消毒,限制探视,防止交叉感染,白细胞过低时进行保护性隔离。

(2) 严格执行消毒隔离制度和无菌技术操作,防止各种医源性感染。

(3) 保持患者机体清洁,做好口腔护理、会阴肛门护理,预防各种感染。

(4) 观察患者有无发热、感染伴随症状及体征。注意保暖,高热时给予物理或药物降温,鼓励多饮水。

(5) 按医嘱给予抗感染治疗,合理配置抗生素,观察药物效果及不良反应。

(6) 为患者及家属做好预防感染的卫生宣教工作。

二、特发性血小板减少性紫癜护理

特发性血小板减少性紫癜是指血小板免疫性破坏,外周血中血小板减少的出血性疾病。主要与感染、免疫、遗传因素及雌激素等有关。

临床以广泛皮肤、黏膜或内脏出血、血小板减少、骨髓巨核细胞发育成熟障碍、血小板生存时间缩短及抗血小板抗体出现为主要特征。

按血液系统疾病一般护理常规。

(一) 一般护理

1. 休息:急性发作时,应卧床休息,出血严重或血小板自身低于 $2.0 \times 10^9/L$,应绝对卧床休息。

2. 心理护理:避免情绪紧张及波动,一旦发生出血应给予安慰、疏导及心理支持。

3. 饮食：给予富含营养、多维生素、温软易消化的饮食，忌过硬、带刺食物摄入。有消化道出血者应禁食或进温凉流质。

4. 保持口鼻腔清洁，勿用手挖鼻及用牙签剔牙。

5. 修剪指甲，衣物宜宽大、柔软。

6. 勿用力排便，保持大便通畅。

7. 保持情绪稳定。

（二）病情观察

1. 观察患者生命体征变化。

2. 观察有无出血倾向，注意有无皮肤出血点或瘀斑、鼻出血、牙龈出血等，如有头痛、呕吐或呕血、便血，应考虑脑出血或消化道出血，及时协助处理。

（三）药物护理

1. 观察药物作用及副作用。

2. 应用肾上腺糖皮质激素时应向患者解释该药引起的库欣综合征，如满月脸等，停药后可恢复。同时易合并感染、高血压、糖尿病等。

3. 应用免疫抑制剂可引起骨髓造血功能抑制、末梢神经炎、出血性膀胱炎等，必要时停药。

4. 严禁使用磺胺类、阿司匹林等药物。

（四）健康教育

1. 适当活动，避免劳累。

2. 注意休息及营养，增强体质。

3. 保暖．避免受凉，预防感染。

4. 避免外伤及强体力活动。

5. 坚持治疗，定期复查血小板。

三、缺铁性贫血护理

缺铁性贫血是指体内储存铁（包括骨髓、肝、脾及其他组织内）消耗殆尽．不能满足红细胞生成的需要而发生的贫血。属小细胞低色素性贫血。主要是铁摄入不足及慢性失血所致。

临床以贫血、组织缺铁及发生缺铁的基础疾病为主要特征。

按血液系统疾病一般护理常规。

（一）一般护理

1. 休息：严重贫血（血红蛋白60／L）应卧床休息，必要时输血。

2. 饮食：

（1）给予高热量、高蛋白、多维生素、刺激小、易消化的饮食，纠正偏食的习惯。

（2）加富含铁剂的食物，如蛋黄、牛肉、豆类等，注意饮食搭配，以增进食欲。

3. 保持口腔清洁，防止口腔炎、口角炎的发生。

（二）病情观察

观察贫血程度及皮肤、口腔、舌、神经、精神症状。

（三）对症护理

1. 严重时卧床休息，限制活动。

2. 口服铁剂易引起胃肠道反应，应从小剂量开始，餐后或餐中服用，忌饮茶。加用 VitC，以利铁剂吸收。口服液体铁剂用吸管，以防牙齿染黑。血红蛋白恢复正常后，仍应服铁剂 3～6 个月。

3. 注射铁剂时应深部注射，有硬结的部位给予热敷，警惕铁剂过敏反应，如面色潮红、头痛、荨麻疹、高热等，严重者可发生过敏性休克。

4. 口服铁剂后会出现黑便，告知病人紧张。

（四）健康教育

1. 解释血红蛋白正常后用铁剂的时间及意义。

2. 说明缺铁性贫血的病因，保持合理的饮食习惯，不偏食，不挑食。

3. 需治疗引起铁吸收不良或丧失过多的原发病。

4. 定期复查血常规。

四、再生障碍性贫血护理

再生障碍性贫血是指由多种因素导致造血干细胞的数量减少或功能异常，从而引起红细胞、粒细胞、血小板减少的临床综合征。发病多见于青壮年，男性多于女性。主要与药物及化学物质、物理因素、病毒感染。其他如阵发性睡眠性血红蛋白尿、慢性肾功能衰竭、胸膜病等因素有关。

临床以进行性贫血、出血、反复感染为主要特征，根据病情轻重、起病缓急、病程长短将再障分为急性和慢性两型。

按内科及本系统疾病的一般护理。

（一）病情观察

1. 观察急性期患者情况。感染症状以及出血部位、程度，尤其要观察有无重要脏器出血如颅内出血等症状。

2. 观察慢性再障患者有无进行性贫血加重、急性发作表现。

（二）对症护理

1. 贫血、出血、感染时按本系统症状护理常规执行，做好成分输血护理，控制出血和感染，但要禁用可能与再障病因有关的药物如某些解热镇痛剂。

2. 重型再障可给予保护性隔离，严格执行消毒隔离制度，减少并发症。

3. 长期应用雄性激素可出现水潴留、痤疮、毛发增多、女性患者停经等症状，应用糖皮质激素可出现类库欣综合征症状，应对患者加以观察和做好解释工作，注意防护，尽可能减少各种药物的不良反应。应用丙酸睾酮应做深部肌肉注射，并经常检查局部有无硬结，防止感染。

（三）一般护理

1. 保持病室清洁，空气新鲜，定期消毒。保持患者口腔、皮肤清洁卫生，尽可能减少感染因素。

2. 急性型再障以休息为主，病情危重时绝对卧床休息，慢性型无严重贫血时可适当活动，但要防止碰、撞、跌跤等。

3. 给予高蛋白、高维生素、富有营养、易消化食物，勿食坚硬、刺激性食物。

4. 急性型再障疗效差，患者易产生悲观消极情绪；慢性型再障病程长，患者易失去耐心和信心，应做好相应的心理护理。

5. 准确采集血标本，协助做好骨髓穿刺检查，以了解病情变化。对长期接触可以引起再障的理化因素的工作人员要定期检查血象。

（四）健康指导

1. 避免接触有毒、有害化学物质及放射性物质，警惕家用染发剂、杀虫剂毒性对人体的损害，避免应用某些抑制骨髓造血功能的药物如氯霉素、保泰松等。

2. 对患者加强疾病知识教育，预防感染和出血，坚持治疗，不擅自停药，定期复诊。

3. 适当锻炼，增强体质，促进治愈。

五、溶血性贫血护理

溶血性贫血是指免疫功能紊乱，产生自身抗体/补体吸附于红细胞表面，导致红细胞破坏加速而发生溶血性贫血。

根据红细胞被破坏的原因，分为遗传性和获得性两类：遗传性主要为红细胞本身缺陷；获得性均为红细胞外来因素引起；按溶血发生的场所，溶血可分为血管外溶血和血管内溶血。

临床表现：急性为起病急，有寒战、高热、头痛、腰背肢体痛、黄疸等，严重者可发生昏迷、休克、急性肾功能衰竭；慢性为起病缓慢，有轻重不同的贫血和黄疸，肝、脾肿大。

按血液系统疾病一般护理常规。

（一）一般护理

1. 休息：病情轻微者可适当活动，贫血严重者绝对卧床休息。

2. 心理护理：关心患者。了解其心理动态，满足患者心理需要，使其配合治疗。

（二）病情观察

1. 观察患者生命体征变化。

2. 每日观察黄疸、贫血、尿量与颜色及有无不适．做好记录并对比．警惕溶血性贫血危象发生。

（三）对症护理

溶血性贫血患者输血时，即使血型相符，也不能输入补体或红细胞等，以免使溶血性贫血加重。应输入洗涤红细胞，并注意观察有无黄疸、贫血加重、腰背酸痛、酱油尿等症状。如出现上述症状，立即停止输血，并遵医嘱于大剂量平衡液输注。适应激素应用。安慰病人，消除紧张情绪。

（四）健康教育

1. 普及疾病知识。使患者做到主动预防，减少旧病复发机会。

2. 给予高蛋白、多维生素饮食．对阵发性睡眠性血红蛋白尿的患者，忌食酸性食物和药物；G_6PD缺乏者，忌食蚕豆及其制品，避免服奎宁、磺胺、氯霉素等药物，以免诱发溶血。

3. 教会患者自我护理，发现黄疸、尿色加深及时就医。

4. 必要时进行遗传知识咨询。

5. 坚持治疗，不得自行停药，以免加重病情。

六、血友病护理

血友病是一组最常见的遗传性凝血因子缺乏的出血性疾病。分为血友病甲：因子Ⅷ缺乏；血友病乙：因子Ⅸ缺乏；血友病丙：因子Ⅺ缺乏症。以血友病甲较为常见，凝血因子Ⅸ缺乏症最少见。其特点为凝血活酶生成障碍，凝血时间延长，终生轻微创伤后出血倾向。

按内科及本系统疾病的一般护理常规。

（一）病情观察

1. 观察有无自发性或轻微受伤后出血现象，如皮下大片瘀斑、肢体肿胀、皮肤出血、关节腔出血、关节疼痛、活动受限等。

2. 观察有无深组织血肿压迫重要器官或重要脏器出血，如腹痛、消化道出血、颅内出血。

（二）对症护理

1. 外伤或小手术后引起的出血可局部加压或冷敷止血，也可用肾上腺素等药物止血。

2. 关节出血护理：

（1）卧床休息，停止活动。

（2）局部冷敷止血，适当包扎，将肢体固定在功能位置。

(3) 抬高患肢。

(4) 按医嘱及时补充凝血因子。

(5) 肿胀消退后，逐步帮助恢复关系活动和功能。

3. 其他脏器严重出血时应及时补充血容量。补充凝血因子做急救处理。如输入成分血，抗血友病球蛋白浓缩剂或凝血酶原复合物等，并注意观察有无发热等并发症。

（三）一般护理

1. 做好预防出血的宣教工作。嘱患者动作轻柔、剪短指甲、衣着宽松、谨防外伤及关节损伤。

2. 避免各种手术。必要手术时应先补充凝血因子，纠正凝血时间直至伤口愈合。

3. 尽可能采用口服给药，避免或减少肌肉注射，必须注射时采用细针头，并延长压迫止血时间。

4. 有出血倾向时应限制活动，卧床休息，出血停止后逐步增加活动量。

5. 对长期反复出血影响生活质量的患者应做好心理护理，并指导其预防出血的方法，积极配合治疗和护理。

（四）健康指导

1. 避免各种外伤及从事可能受伤的工作。

2. 避免应用扩张血管以及抑制血小板凝聚的药物。

3. 对患者及家属做好血友病遗传知识宣教工作。

七、急性白血病护理

急性白血病是指造血干细胞的克隆性疾病，发病时骨髓和外围血中异常的原始细胞（白血病细胞大量增殖并浸润各器官、组织，使正常造血受抑制）。发病可能与病毒、电离辐射、化学物质、药物和遗传等因素有关。

临床以贫血、发热、出血和肝、脾、淋巴结肿大为主要特征。

按内科及本系统疾病的一般护理常规。

（一）病情观察

1. 观察皮肤黏膜苍白程度，有无牙龈肿胀。肝、脾、淋巴结肿大，中枢神经系统损害等白血病细胞浸润症状。

2. 观察体温，注意各系统可能出现的感染症状。

3. 观察有无出血倾向，如皮肤黏膜瘀斑，消化道出血、泌尿道出血、颅内出血等症状时，警惕 DIC 发生。

（二）对症护理

1. 贫血：限制活动，卧床休息，注意安全，补充足够营养，有心悸气促的患者可给予氧气吸入，做好输血护理。

2. 出血：

（1）鼻出血：鼻部冷敷，用1∶1 000肾上腺素棉球填塞压迫止血，严重时用油纱条止血粉进行后鼻道填塞止血。

（2）牙龈出血：保持口腔卫生，饭后漱口或口腔护理，避免刷牙损伤黏膜。局部可用吸收性明胶海绵止血剂贴敷止血。

（3）消化道出血：可有呕血、黑便，患者出现头晕、心悸、脉细速、出冷汗和血压下降时应及时抢救，给予止血和补充血容量。

（4）头面部出血：患者有眼眶周围瘀斑、眼底出血时应卧床休息，减少活动，按医嘱给予及时治疗。

（5）颅内出血：平卧位或头高位，高流量吸氧，保持呼吸道通畅，按医嘱应用止血药物及降低颅内压药物，输注成分血。头部可给予冰袋或冰帽，严密观察病情，及时记录。

3. 预防和控制感染：

（1）保持病室环境清洁。定期做空气消毒。大病房患者可戴口罩做自我保护，避免呼吸道感染。

（2）患者白细胞低下时可采取保护性隔离措施，有条件者移至无菌洁净层流室，防止交叉感染。

（3）口腔护理：危重者每日2次做口腔护理，经常用漱口液漱口，口腔黏膜有溃疡时可用锡类散涂敷。真菌感染时可涂制霉菌素甘油，每日3次。

（4）保持全身皮肤清洁，特别要注意会阴、肛门的清洁，防止肛周脓肿。

（5）高热患者应执行高热护理常规．但要避免使用乙醇擦浴及应用能引起白细胞减少的退热药物。

（6）严格执行无菌操作，防止院内感染。

（7）遵医嘱合理使用抗生素。

（三）一般护理

1. 充分休息，稳定情绪，帮助患者克服焦虑、恐惧、悲观等不良心理反应，增强治疗信心，执行保护性医疗制度。

2. 给予高营养食品．以补充肌体消耗，提高对化疗的耐受性。

3. 化疗时注意保护患者静脉，避免药物外渗。严格遵守用药的次序、时间、剂量，观察化疗药物疗效及不良反应。

4. 缓解期患者仍需注意饮食和休息，避免风寒和劳累，定期复诊。

（四）健康指导

1. 指导出院患者学会自我观察、自我防护的知识，避免接触有害物质。

2. 坚持用药，定期强化治疗，巩固和维持疗效，定期复诊，病情变化应及时就诊。

八、慢性白血病护理

慢性白血病按细胞类型分为粒、淋巴、单核细胞三型。我国以慢性粒细胞白血病（慢粒）多见，慢性淋巴细胞白血病（慢淋）较少见，慢性单核细胞白血病罕见。

按内科及本系统疾病的一般护理常规。

（一）病情观察

1. 观察有无低热、乏力、出汗、体重减轻、浅表淋巴结肿大、肝脾肿大、胸骨压痛等症状。

2. 严密观察有无急变的症状，如出现贫血加重及原因不明的高热、出血倾向、明显持续骨痛、脾脏迅速肿大时，要考虑急变可能，及时与医生联系。

（二）对症护理

1. 巨脾的患者要保护好脾区，防止巨脾受到压迫或撞击而发生意外，饭后要调整体位，减少巨脾对消化道的压迫症状。

2. 贫血、出血、感染时可参照本系统疾病护理常规的症状护理执行。

（三）一般护理

1. 合理安排休息和活动，适当地锻炼身体，避免劳累。

2. 保持个人清洁卫生，避免受凉，预防上呼吸道感染。

3. 加强营养，多饮水，补充足够的维生素。

4. 给予心理支持，执行保护性医疗制度。

5. 观察药物疗效及不良反应，定期检查血常规及肝功能。

（四）健康指导

1. 指导患者加强自我保护，预防感染和出血，如避免去公共场所，避免接触传染病患者，防止各种损伤。

2. 有流感症状或其他部位轻微感染时及时就医治疗。

3. 按医嘱坚持用药，定期体检和复诊。

九、弥散性血管内凝血（DIC）护理按内科及本系统疾病的一般护理常规。

（一）病情观察

1. 观察出血症状：可有广泛自发性出血，皮肤黏膜瘀斑、伤口、注射部位渗血，内脏出血如呕血、便血、泌尿道出血、颅内出血等症状。应观察出血部位、出血量。

2. 观察有无微循环障碍症状：皮肤黏膜发绀缺氧、尿少尿闭、血压下降、呼吸循环衰竭等症状。

3. 观察有无高凝和栓塞症状：如静脉采血血液迅速凝固时应警惕高凝状态，内脏栓塞可引起相关症状。如肾栓塞引起腰痛、血尿、少尿.肺栓塞引起呼吸困难、发绀，脑栓塞引起头痛、昏迷等。

观察有无黄疸溶血症状。

5. 观察实验室检查结果如血小板计数、凝血酶原时间、血浆纤维蛋白含量、3P 试验等。

6. 观察原发性疾病的病情。

（二）对症护理

1. 出血的护理

（1）按本系统疾病护理的出血护理常规。

（2）按医嘱给予抗凝剂、补充凝血因子、成分输血或抗纤溶药物治疗。正确、按时给药，严格掌握剂量，如肝素，严密观察治疗效果，监测凝血时间等实验室各项指标，随时按医嘱调整剂量，预防不良反应。

2. 微循环衰竭的护理

（1）意识障碍者要执行安全保护措施。

（2）保持呼吸道通畅，氧气吸入，改善缺氧症状。

（3）定时测量体温、脉搏、呼吸、血压、观察尿量、尿色变化。

（4）建立静脉通道。按医嘱给药，纠正酸中毒，维持水、电解质平衡，维持血压。

（5）做好各项基础护理，预防并发症。

（6）严密观察病情变化，若有重要脏器功能衰竭时应做相关护理,详细记录。

（三）一般护理

1. 按原发性疾病护理常规。

2. 卧床休息，保持病室环境安静清洁。

3. 给予高营养，易消化食物，应根据原发疾病调整食品的营养成分和品种。

4. 正确采集血标本。协助实验室检查以判断病情变化和治疗效果。

（四）健康指导

根据病因或原发性疾病做相关指导，促进患者进一步康复。

十、淋巴瘤护理

淋巴瘤是指原发于淋巴结或其他淋巴组织的恶性肿瘤，分为霍奇金病和非霍奇金淋巴瘤两大类.主要与 EB 病毒、遗传性或获得性免疫缺陷有关。

临床表现为无痛性淋巴结肿大或伴有发热、消瘦、盗汗及瘙痒等，晚期出现肝、脾肿大，恶病质。

按内科及本系统疾病的一般护理常规。

(一)病情观察

1. 观察全身症状如贫血、乏力、消瘦、盗汗、发热、皮肤瘙痒、肝脾肿大等。
2. 观察淋巴结肿大所累及范围、大小。
3. 严密观察有无深部淋巴结肿大引起的压迫症状，如纵隔淋巴结肿大引起咳嗽、呼吸困难、上腔静脉压迫症，腹膜后淋巴结肿大可压迫输尿管引起肾盂积水。
4. 观察有无骨骼浸润，警惕病理性骨折、脊髓压迫症发生。

(二)对症护理

1. 患者发热时按发热护理常规执行。
2. 呼吸困难时给予高流量氧气吸入，半卧位，适量镇静剂。
3. 骨骼浸润时要减少活动，防止外伤，发生病理性骨折时根据骨折部位做相应处理。

(三)一般护理

1. 早期患者可适当活动，有发热、明显浸润症状时应卧床休息以减少消耗。保护机体。
2. 给予高热量、高蛋白、丰富维生素、易消化食物，多饮水。
3. 保持皮肤清洁，每日用温水擦洗，尤其要保护放疗照射区域皮肤，避免一切刺激因素如日晒、冷热、各种消毒剂、肥皂、胶布等对皮肤的刺激。内衣选用吸水性强柔软棉织品，宜宽大。
4. 放疗、化疗时应观察治疗效果及不良反应。

(四)健康指导

1. 注意个人清洁卫生，做好保暖．预防各种感染。
2. 加强营养．提高抵抗力。
3. 遵医嘱坚持治疗．定期复诊。

十一、多发性骨髓瘤护理

多发性骨髓瘤是指浆细胞异常增生的恶性肿瘤。骨髓内有异常浆细胞（骨髓瘤细胞）的增殖，引起骨骼破坏，血清出现单克隆免疫球蛋白。正常的多克隆免疫球蛋白合成受到抑制，尿内出现肌原蛋白，最后导致贫血。肾功能损害。

目前认为骨髓瘤细胞起源于前 B 细胞或更早阶段。临床以骨骼病变、局部肿块、高血钙、肾脏损害、贫血、出血、感染、淀粉样变和神经系统症状为主要特征。

按血液系统疾病一般护理常规。

(一)一般护理

1. 饮食：给予低盐、优质低蛋白、易消化食物。

2. 保持排便通畅，检测肾功能，鉴别少尿或尿潴留。

3. 准确记录出入量，适量补水，预防高血钙、高尿酸血症。

（二）对症护理

1. 保持病室整洁、安静、光线柔和。

2. 给予舒适的体位，轻微疼痛时可通过注意力转移的方法止痛，严重疼痛则应用药物止痛，并观察用药后的反应。

3. 根据疼痛规律和最佳药效时间给药并预防成瘾。

（三）病情观察

1. 观察有无发热、感染及伴随症状及体征，警惕中毒性休克的发生。

2. 观察出血部位、出血量，注意有无皮肤及黏膜出血、瘀斑、牙龈出血、鼻出血、呕血、便血、血尿及头痛、呕吐、视物模糊、意识障碍等，警惕消化道、泌尿道及颅内出血的发生。

3. 观察骨痛的性质、程度，适当限制活动。防止摔伤及病理性骨折发生。

（四）健康教育

1. 教会患者减轻疼痛的体位，自我用药的方法及最佳时间。

2. 介绍预防病理性骨折的措施。

3. 指导合理饮食方法。

4. 如腰椎压缩性骨折，应睡硬板床，定期更换体位，做好生活护理。

5. 定期复查血常规、尿常规、肾功能。

十二、脾动脉栓塞术护理

脾动脉栓塞是指经外周静脉穿刺、插管并造影，明确诊断后向脾动脉内注入栓塞剂，达到阻止出血、减轻脾功能亢进和治疗某些血液病的目的。

脾动脉栓塞术适用于门静脉高压所致的脾功能亢进；门静脉高压所致食管、胃底静脉曲张、破裂出血；脾破裂出血；脾肿瘤；某些血液病，如难治性特发性血小板减少性紫癜。

按血液系统疾病一般护理常规。

（一）术前护理

1. 血小板计数低于 $20 \times 10^9/L$ 时应绝对卧床休息。

2. 给予清淡、易消化的温凉饮食，术前 4 小时禁食、水。

3. 安慰、关心患者，消除紧张情绪，增强信心，主动配合手术。

4. 密切观察病情变化。注意皮肤黏膜有无瘀斑、瘀点及全身其他部位出血情况。

5. 行脾栓塞前 1 日应清洁皮肤、备皮、做碘过敏试验。

（二）术后护理

1. 卧床休息，限制肢体活动，减少局部渗血。
2. 给予高蛋白、多维生素、易消化的饮食。
3. 切口处加压沙袋 24 小时．观察局部有无红、肿、热、痛等。

（三）病情观察

1. 观察患者生命体征及神志变化．测量体温每 4 小时 1 次至正常后 3 日。
2. 注意下肢皮肤的颜色、温度、足背动脉搏动情况及末梢循环变化。
3. 观察腹痛的性质、程度，若出现弥漫性腹痛伴休克时应立即协助医生处理。
1. 随时监测血小板计数。

（四）健康教育

1. 向患者进行必要的疾病知识宣教，教会患者进行自我保护。
2. 定期血小板计数监测。
3. 定期复查。

十三、造血干细胞移植术护理

骨髓移植、外周血干细胞移植和脐血移植是指将造血干细胞通过静脉回输至体内，重建骨髓功能的过程。根据造血干细胞的来源不同。骨髓和外周血干细胞移植分为异体（异基因及同基因）及自体移植。

造血干细胞移植术适用于白血病、多发性骨髓瘤、恶性淋巴瘤、再生障碍性贫血等。

（一）洁净室准备

应具备过滤除菌层流通风（生物净化）装置，为骨髓移植患者提供洁净无菌的休养室，还应配备有洁净病房的各室，如更衣室、风淋缓冲室、卫生间、治疗室、办公室等。

（二）消毒隔离常规

1. 洁净室消毒隔离：

（1）患者入室前用消毒液擦洗室内墙壁、地面及物体表面。

（2）室内经空气培养合格后才能启动层流通风装置，接受移植患者。

（3）严格执行洁净室清洁、消毒制度，保持无菌环境，定期做空气培养。

（4）严格执行工作人员入室制度，入室前双手浸泡消毒，更换衣裤、鞋帽、戴口罩、手套、穿隔离衣入室。控制入室人数。

（5）物品消毒与传递：凡带入无菌室的所有物品均需消毒灭菌处理，并经无菌传递方式入室，被服类需经高压灭菌，每日更换。

2. 患者入室前各种检查及消毒隔离：

（1）检查患者各系统有无感染灶、传染源及各种重要脏器功能正常与否，无异常时可入室治疗。

（2）入室前3日开始口服肠道抗生素，食用无菌饮食。

（3）同时做好口腔、鼻咽、会阴的消毒，选用漱口液漱口，早晚及饭后各1次。用1：1 000氯己定洗手，便后用1：5000高锰酸钾溶液坐浴。

（4）患者体表清洁处理：剪短指（趾）甲，剃除全身毛发，入室沐浴后用1：1 000氯己定溶液浸泡擦浴20分钟，特别注意皮肤皱褶处、腋窝、会阴等部位，穿戴无菌衣裤、帽、袜，严格按规定入室。

（5）向患者和家属介绍骨髓移植的方法和作用，做好心理安慰。

3.患者入室后消毒隔离：

（1）五官护理：先做眼、耳、鼻护理，再做口腔护理，每日5次，常用1：1 000氯己定棉球擦洗，根据病情选用漱口液，有溃疡时增加漱口次数。

（2）皮肤护理：用1：1 000氯己定液洗手、洗脸，全身擦洗每日1次，注意保暖。

（3）会阴及肛门护理：用1：1 000氯己定溶液洗手，冲洗会阴。每日用1：5 000高锰酸钾溶液坐浴。

（4）严格执行无菌操作，尤其要做好静脉导管护理。

（5）提供无菌饮食，经微波炉消毒，水果必须经消毒后用无菌刀削皮方可食用。

（三）预处理护理

1.按化疗、放疗护理常规。

2.严密观察病情变化。注意药物不良反应，如消化道反应、有无出血症状等，及时记录。

3.鼓励多饮水，增加尿量。促进毒物排泄。

4.严格执行无菌操作。

（四）移植术中护理

1.做好骨髓采集的配合：给予供髓者心理护理，鼓励其爱心奉献精神，解除紧张疑虑。骨髓采集可安排在手术室中进行，严格执行无菌操作，骨髓液需加肝素并过滤，置于标准血袋中。供髓后需卧床休息数周，应用适量抗生素及止血药，加强营养。促进恢复。

2.输注骨髓的护理：骨髓液由静脉直接输注，先缓慢滴注20分钟后，若无反应可调速到每分钟40～60滴，同时遵医嘱输注适量鱼精蛋白以中和肝素，每袋骨髓液至最后5ml时应留在袋中弃去。输注中严密观察有无发热、过敏反应，每小时测脉搏、呼吸、血压。

（五）移植术后护理

1.严密观察病情变化,注意有无发热、感染、出血或移植物抗宿主病的症状。

2.观察尿量、尿色、尿pH,大便次数、量、颜色、性质,并协助送检、做培养等。

3.营养护理:给予高蛋白、高热量、多维生素饮食,调节口味,鼓励多进食、多饮水,保持大便通畅。必要时提供肠道外高营养。

4.严格执行无菌操作。

5.正确详细记录出入量及各种护理记录。

6.帮助患者与家属之间沟通和联系,可隔窗探视,使患者得到关心,消除孤独感,增强治病信心。

7.做好感染与出血护理。

(六)健康指导

1.指导患者遵医嘱应用免疫抑制剂,预防移植物抗宿主病。

2.指导移植后康复期护理及预防复发的措施。

3.指导患者学会自我观察,定期复查。

十四、骨髓穿刺术护理

(一)目的

1.观察骨髓内细胞形态及分类,以协助诊断血液系统疾病。

2.做骨髓细胞培养或涂片检查某些寄生虫。

3.用于骨髓移植等。

(二)用物准备

治疗盘内盛常规消毒物品、骨髓穿刺包、1%~2%利多卡因、玻片、无菌手套、培养基、酒精灯、胶布、火柴等。

(三)术中配合

1.向患者解释穿刺目的和注意事项,以取得合作。

2.协助患者取适当体位,如髂前上棘、胸骨穿刺取仰卧位;髂后上棘、棘突穿刺取侧卧位或俯卧位。

3.常规消毒皮肤,打开骨穿刺包待医生铺洞巾后以胶布固定,协助医生抽吸1%~2%利多卡因作局部麻醉。

4.配合医生抽取骨髓液急速涂片数次。如送细菌培养。则注入液体培养基中并摇匀。

5.整理用物,嘱患者平卧2~4小时。

(四)注意事项

1.穿刺过程中观察患者反应,如出现面色苍白,精神紧张,出冷汗,脉速、血压下降等虚脱或休克症状,应立即停止穿刺。

2. 观察穿刺部位有无出血、水肿，穿刺当日勿沐浴。血小板减少者按压3～5分钟。

3. 严格无菌操作，以免发生感染。

第八节 肿瘤科常见疾病护理

一、化疗病人护理

1. 化疗药物的毒性大，使用时间长，在化疗过程中要不断鼓励病人耐心坚持完成疗程。

2. 注意预防感染，认真做好口腔及皮肤护理。

3. 保护静脉．由于联合化疗中药物品种多，刺激性强，疗程长，必须注意保护患者的血管，一般从远端开始注射，两臂静脉轮换注射，不宜选择最细的静脉，以防药液外渗造成静脉炎、静脉周围炎或局部组织坏死。静脉穿刺要求一针见血，在推注药物过程中仍要反复抽血回血，掌握推药的速度，拔针后局部用干棉球加压。在注射刺激性强的药物时，注射化疗药物前后应用 j%葡萄糖溶液静脉滴注，确保无药液渗出。药液现配现用，如在滴注过程中发现有药液外渗，应立即拔出针头，更换注射部位。药液外渗部位可进行冷敷、0.5%普鲁卡因局部封闭或金黄散外敷。

4. 减轻不良反应，鼓励病人多饮水，保证每日排尿 1 500ml 以上，以稀释尿液中药物浓度，防止高尿酸血症。有恶心、呕吐时，饮食宜清淡，少食多餐，可服用助消化药或止吐药。

5. 观察药物不良反应，熟悉化疗药物的作用和副作用。注意有无脱发、口腔溃疡、血细胞减少，以及心肌毒性反应所致的心率变化、心律失常等。

二、支气管肺癌护理

支气管肺癌起源于支气管黏膜或腺体，常有区域性淋巴转移和血行转移。近年来，世界各国肺癌的发病率和死亡率急剧上升。在我国，肺癌在男性中占常见恶性肿瘤的第四位，在女性中占第五位，个别大城市肺癌死亡率已跃居各种恶性肿瘤死亡的首位。

(一) 一般护理

1. 高热量、高蛋白、丰富维生素饮食。

2. 病人一般有恐惧绝望心理．对治疗失去信心，因此要特别关心病人，帮助其树立信心。

(二) 病情观察

对中晚期病人需仔细观察,以了解是否有远处转移,凡有胸痛腰痛明显者提示有肋骨、胸膜或脊柱转移;如有头痛伴恶心呕吐、神志不清甚至偏瘫者,表明有颅内转移;若出现上腹胀痛肝脏进行性肿大伴黄疸者,提示肝转移。

(三)对症护理

1. 对化疗病人要定期查血象,白细胞低于 $3\times10^9/L \sim 3.5\times10^9/L$ 应暂停化疗给予升白细胞药物,注意观察有无口腔炎、恶心呕吐等胃肠道反应,定期查肝、肾功能。

2. 呼吸困难者,取半卧位氧气吸入,如有胸腔积液应协助医生做好胸穿。

3. 声音嘶哑者,应少说话或行超声雾化以减轻不适。

4. 咯血时嘱病人不要紧张,不要屏气,轻轻将血咯出,并注意卧床休息,侧卧位,保持呼吸道通畅,防止窒息。

5. 上腔静脉压迫患者,输液时选择下肢静脉,抬高头颈部,利于静脉回流。

(四)出院指导

1. 加强营养,进行免疫治疗,增强体质。

2. 定期门诊复查。

3. 宣传吸烟对人体危害,提倡不吸烟或戒烟。

三、胃癌护理

胃癌是常见的消化道癌肿之一。其发病率和死亡率与国家、种族及地区有很大的关系。日本、智利、俄罗斯和冰岛为高发国家,美国、澳大利亚、西欧国家发病率较低。在我国以西北地区发病率最高,华东、中南、西南区最低。全国平均年死亡率为 16/10 万人口,常发生在 40~60。男女之比约 2:1~3:1。

(一)一般护理

1. 对早期轻症病人,应注意劳逸结合,中晚期应卧床休息以减轻体力消耗。

2. 给予高蛋白、高碳水化合物、丰富维生素、温软易消化食物,忌过硬带刺食物摄入,如因化疗反应引起病人食欲差、厌食时,应尽量烹饪一些适合胃口、多样化膳食。可少量多餐,忌辛辣及烟酒。伴幽门梗阻时,较轻者应流质饮食,梗阻严重时应禁食。必要时静脉营养。

3. 预防感染和并发症。应做好口腔护理、皮肤护理。保持床单平整清洁,长期卧床者应定时翻身,预防褥疮。

(二)病情观察

1. 注意有无呕吐及咽下困难。

2. 观察呕吐物的性状及大便颜色、量,了解有无消化道出血。

3. 观察有无黄疸、腹水等癌肿转移的体征。

（三）对症护理

1. 疼痛的处理：疼痛是晚期病人的严重问题，应尽力解决因疼痛造成的痛苦。首先在精神上给予支持，以减轻心理压力，转移注意力，以减轻疼痛的感受强度，疼痛剧烈时可以按医嘱给予止痛剂，如布桂嗪、吗啡等。口服止痛药时应按时按量，不可随意减量或停用。

2. 加强支持治疗，提高病人体质，使之能更好地耐受化疗或手术。多用静脉高能量营养。

3. 化疗病人应注意胃肠道反应，给予止吐、镇静剂，定期查血象、肝肾功能。若白细胞低于 $1\times 10^9/L$，应做好保护性隔离，并注意保护血管、防止渗漏。

（四）健康指导

1. 养成良好的生活、饮食习惯。多食新鲜蔬菜、肉类，勿吃腌制品、油煎炸食物、发霉食物。

2. 有胃炎等其他胃部疾病应及时治疗，门诊定期检查。

四、肝癌护理

肝癌是指自肝细胞或肝内胆管细胞发生的癌肿，为我国常见恶性肿瘤之一，其死亡率在消化系统恶性肿瘤中列第三位，仅次于胃癌和食道癌。在世界各地肝癌的发病率虽有所不同，但均居上升趋势。本病可发生于任何年龄，以40~49岁为最多，男女之比为2:1~5:1。

（一）一般护理

1. 注意休息，伴有腹水和黄疸者要卧床休息。

2. 尽量鼓励病人进食，注意烹饪。调节口味，禁止饮酒，给予高蛋白富含维生素的食物。不要过多限制脂肪摄入，肝昏迷应限制高蛋白摄入量，有腹水时应控制食盐摄入量。

（二）病情观察

观察肝区疼痛、腹胀、恶心呕吐、腹泻、厌食等变化，监测T、P、R、BP变化，了解意识状态，有无呕血、便血及出血倾向，尿量多少，黄疸加深的程度。

（三）对症护理

1. 如患者突然腹痛伴有腹膜刺激征与休克，多为肝癌结节破裂。一旦确诊应绝对卧床，给予输血及大量止血药物。

2. 消化道出血者应按消化道出血护理。

3. 继发感染者要注意口腔及皮肤护理。

4. 呼吸困难者取半卧位。

（四）健康指导

1. HBsAg 阳性者应积极治疗，定期检查 AFP。
2. 禁酒，保持生活有规律。

第九节 神经内科常见疾病护理

一、神经内科疾病一般护理

1. 按内科疾病一般护理常规。
2. 病情危重者，应绝对卧床休息，注意环境安静，光线宜暗。对昏迷、偏瘫、精神症状、癫痫发作者，应剪短指（趾）甲，装有假牙者应取下假牙。放置床垫，防止坠床。
3. 观察头痛性质及强度。如剧烈头痛且有颅内压增高，多数提示有脑血管意外，应严密监护神志、脉搏、呼吸、瞳孔、血压变化，注意有无抽搐、呕吐，警惕脑疝形成。
4. 危重、瘫痪、昏迷的病人。应保持床铺清洁、干燥、平整。注意皮肤护理，每 2 小时～4 小时翻身 1 次，保护感觉障碍的肢体，并将肢体放置于功能位。加强口腔护理，保持呼吸道通畅。
5. 给予高蛋白、高维生素、易消化饮食。轻度吞咽困难者给予流质或半流质饮食。进食宜慢，防止呛入气管。昏迷、吞咽困难者视病情给予鼻饲。
6. 注意心理护理。病人常因生活不能自理而烦恼、自卑，影响治疗效果。因此要关心体贴病人。鼓励其树立信心，配合治疗。
7. 定期进行瘫痪肢体的按摩及被动运动，鼓励尽早主动运动。预防肢体肌肉萎缩及肢体挛缩畸形。
8. 对尿潴留者。应给予保留导尿，每 4 小时～6 小时放尿 1 次。留管期间，按无菌操作规程执行。
9. 保持大便通畅。对便秘超过 3 日者，要给缓泻剂。如有腹泻，应及时清洁肛部。涂擦油膏保护肛周皮肤。
10. 对昏迷者按昏迷护理常规。
11. 出院时，应指导病人加强功能锻炼，避免疲劳，预防复发。

二、脑出血性疾病（脑出血、蛛网膜下腔出血）护理

蛛网膜下腔出血是指颅内血管破裂后，血液流入蛛网膜下腔，分为自发性与外伤性两大类。非外伤性脑实质内的出血称为脑出血。常见部位有内囊出血、脑桥出血、小脑出血、脑室出血等。

按神经系统疾病一般护理常规。昏迷按昏迷护理常规。

（一）病情观察

1. 观察意识、瞳孔、血压、脉搏、呼吸等变化。若压眶反射消失、血压增高、脉搏、呼吸不规则，应考虑出血未止。须及时采取措施。

2. 及时发现脑疝前驱症状。如头痛剧烈、呕吐频繁、烦躁不安、意识模糊、两侧瞳孔大小不等、嗜睡等。若出现一侧瞳孔散大、光反应迟钝、血压升高、脉搏变慢、呼吸不规则，即有脑疝存在，应立即静脉应用脱水、降脑压药物，给予吸氧，并协助医师抢救。

3. 观察呕吐物和大便的颜色、性质。及时留取标本，以了解胃内有无出血。

（二）对症护理

1. 急性期绝对卧床休息4周以上，侧卧于患侧。头部制动抬高15°～30°避免不必要的操作。各项护理操作应轻柔．翻身角度不宜大。病室安静、避光。

2. 保持呼吸道通畅。及时吸除口腔、气管分泌物、呕吐物。舌后坠时，应用拉舌钳。定时翻身，预防吸入性肺炎和肺不张。

3. 中枢性高热给予物理降温，但头部禁用酒精。

4. 控制补液量和速度，以防突然脑压增高导致脑疝。用脱水剂时可快速给药，以保持脱水效果。随时观察血压、尿量变化及水、电解质紊乱情况，并记录出入液量。

（三）一般护理

1. 发病48小时内应禁食，以后根据病情放置胃管。给低脂、高蛋白流质及一定量的水分。入液量每天保证2 000ml左右，以维持营养及水、电解质和酸碱平衡。

2. 保护肢体和皮肤。定时慢动作翻身，当翻向健侧时，患侧部垫枕，以防关节强直。病情稳定48小时后，进行肢体运动康复指导和训练。

3. 保持大小便通畅，病人常有便秘，尿潴留或尿失禁，应给予相应护理。切忌用力排便，以免诱发再出血。

4. 保持情绪稳定，限制陪客，避免精神刺激。

（四）健康指导

出院时，指导病人出院后加强肢体的功能锻炼，脑出血应控制饮食。生活要有规律。注意情绪稳定，劳逸结合。

三、脑缺血性疾病（脑栓塞、脑血栓）护理

脑栓塞是指各种栓子沿血液循环进入脑动脉，引起血流中断，而出现相应供血区的脑功能障碍。脑血栓形成是指颅内外供应脑部的动脉血管壁发生病理变化，使血管腔变狭窄。或在此基础上形成血栓，最终完全闭塞，引起该血管供应范围内的脑梗死。

按神经系统疾病一般护理常规。

（一）病情观察

1. 观察意识、瞳孔、呼吸、脉搏、血压的变化。并记录。注意有无意识障碍、头痛、呕吐等脑水肿、颅内压增高的症状。

2. 对脑栓塞者，要严密观察有无新的栓塞形成或合并颅内出血等。如出现突然失语、肢体疼痛、腹痛、意识逐渐不清等症状，必须及时通知医师，采取相应措施。

3. 观察扩血管、扩容、抗凝、溶栓剂等药物的副作用，注意有无出血倾向和出血、凝血时间延长现象，并随时观察血压。

（二）对症护理

1. 急性期卧床休息1～2周。取平卧。头偏向一侧。头部禁用冰袋或冷敷，以免影响脑供血。

2. 瘫痪肢体保持功能位。病情稳定后，应尽早被动运动和按摩，以防肌肉萎缩和肢体挛缩畸形。

3. 每2～3小时翻身1次，以免瘫痪的一侧长期受压而形成褥疮。

4. 对呼吸困难者应给予氧气吸入。头痛、烦躁不安者，按医嘱给止痛镇静剂。

（三）一般护理

1. 给低脂、低盐、高维生素、易消化的食物。忌烟、酒，有意识障碍及吞咽困难者给鼻饲流质饮食。

2. 心理护理。病人常因肢体瘫痪、语言障碍、大小便失禁、生活不能自理而烦恼。护理人员应关心、体贴、解释，使其树立治疗信心。

3. 对有失语者，要加强语言训练．训练内容尽可能联系日常生活。

（四）健康指导

出院时，指导病人及家属做瘫痪肢体按摩和被动运动，坚持语言训练。劝其戒烟，勿过量饮酒，避免劳累，生活要有规律。

四、癫痫护理

癫痫是一组反复发作的神经无异常放电所致的暂时性中枢神经系统功能障碍的临床综合征。常见病因主要是遗传、脑损伤。

临床以具有暂时性、刻板性、间歇性和反复发作为主要特征。

按神经系统疾病的一般护理常规。

（一）病情观察

1. 癫痫持续状态的患者应尽快按医嘱用药控制发作，应用强中枢抑制剂做静脉注射时。需一人专心缓慢注射，另一人监护癫痫发作情况。

2. 严密观察瞳孔、呼吸、血压、心率变化及病人的昏迷程度和用药反应。

如有瞳孔缩小、血压下降、昏迷加深、呼吸变浅，应建议药物减量。

3.观察癫痫发作的类型，发作持续时间及次数。

（二）对症护理

1.癫痫大发作时立即让病人睡平，解开衣领、衣扣，头偏向一侧，保持呼吸道通畅，及时给氧；对呼吸功能不恢复者，及时做人工辅助呼吸。

2.尽快在病人上下臼齿之间垫开口器或牙垫、手帕，防止咬伤舌头和颊部。

3.禁止向病人强行灌水喂药及暴力按压抽搐肢体，以免造成窒息、吸入性肺炎及骨折、脱臼等。

4.专人陪护，详细记录发作经过、时间和主要表现。

5.防止脑水肿导致脑疝。保证脱水剂静脉快速滴入，高热时予以物理降温。

6.注意有无精神症状，少数病人抽搐停止后，意识在恢复过程中，有短时间的兴奋躁动，应加强保护，以防自伤或他伤。

7.根据癫痫发作的类型遵医嘱用药，注意观察用药疗效和副作用。

（三）一般护理

1.保持环境安静，避免光、声刺激。保证病人睡眠充足，不能让病人单独离开病区活动。

2.做好心理护理，帮助克服自卑、恐惧心理，应向病人及其家属讲解有关疾病常识，以取得配合。

3.间歇期可下床活动。出现先兆时应即刻卧床休息。

4.给予高热量、清淡饮食。少进辛辣食物，避免过饱。

5.注意保暖、防止感冒。炎热季节防止中暑。不可用口表测温。

（四）健康指导

出院时应指导病人坚持长期正规定期门诊随访。保持乐观情绪，生活、工作应有规律，避免过度劳累。忌烟酒。不能从事高空作业、驾驶等工作。随身携带个人资料，写上姓名、地址、病史、电话等，以备发作时及时了解和联系。

五、急性炎症性脱髓鞘性多发性神经病护理

急性炎症性脱髓鞘性多发性神经病又称格林－巴利综合征，为急性或亚急性起病，大多可恢复的多发性脊神经根麻痹和肢体瘫痪的一种疾病。

按神经系统疾病一般护理常规。

（一）病情观察

1.注意心率、心律、血压变化，防止因迷走神经受累而引起心搏骤停。如有心肌损害，输液速度要缓慢，并记录出入液量。

2.注意呼吸频率与节律。如咳嗽无力，有反常呼吸，系提示呼吸肌瘫痪，应立即吸氧，行人工辅助呼吸，通知医师，并准备气管切开或气管插管，备好

人工呼吸器等。

3. 注意有无水、电解质，酸碱平衡紊乱及其临床表现，协助医师纠正。

4. 观察四肢对称性肌无力的程度，是否累及躯干、肋间肌、面部等。

（二）对症护理

1. 急性期卧床休息，取侧卧位。以利呼吸道分泌物流出。如有呼吸肌瘫痪，取平卧，头偏向一侧。

2. 保持呼吸道通畅，预防肺炎及肺不张，及时吸痰。如痰液黏稠，可作雾化吸入、拍背。

3. 对肢体疼痛严重者，应按医嘱给予镇静止痛剂，但禁用麻醉性止痛剂如哌替啶等。

4. 观察激素、免疫抑制剂等药物的作用、副作用。

5. 对面神经受损、眼睑不能闭合者。要涂以抗生素眼膏，加用眼罩，以防角膜溃疡及结膜炎。

（三）一般护理

1. 给予营养丰富，易消化的饮食。对吞咽困难者，及早鼻饲。禁止经口进药物与饮食。

2. 加强心理护理。消除病人因呼吸困难而产生的紧张情绪。尤其是应用人工呼吸器者，树立治疗信心，积极配合抢救。

3. 瘫痪肢体应保持功能位，两足可用足托。病情稳定后，定时做被动运动、针灸按摩，鼓励主动运动。

4. 保持口腔及皮肤清洁。勤翻身，保暖，忌用热水袋，防止烫伤。

（四）健康指导

出院时，应指导病人及其家属学会被动运动及按摩方法，鼓励肢体瘫痪者坚持功能锻炼，减少后遗症。按时服药，保证足够的营养，避免着凉及感冒。

六、帕金森病护理

按内科及本系统疾病的一般护理常规。

（一）病情观察

应用抗乙酰胆碱制剂或左旋多巴类药物。应注意有无口干、恶心、呕吐、视力模糊等副作用。

（二）对症护理

1. 避免精神刺激，保持环境安静，以免加重震颤。

2. 防止便秘，鼓励患者多做腹肌运动，促进肠蠕动。

（三）一般护理

1. 轻者可下地活动，严重帕金森病和肌强直者应卧床休息，防止坠床和跌伤。

2. 给予低胆固醇、高维生素营养丰富的饮食。避免刺激性食物，充分供给水果、蔬菜，预防便秘。

3. 晚期卧床不起的患者，按重症患者护理。

（四）健康指导

嘱患者注意营养，宜食低脂高蛋白饮食，并预防感冒。

七、重症肌无力（MG）护理

重症肌无力是神经－肌肉传递障碍的获得性自身免疫性疾病。临床特征为受累骨骼肌易于疲劳，通常在运动后加重，休息后减轻。

按内科及本系统疾病的一般护理常规。

（一）病情观察

1. 注意观察抗胆碱酯酶和免疫抑制剂药物的疗效和副作用，严格执行用药时间和剂量，以防因用量不足或过量导致危象的发生。

2. 观察受累骨骼肌部位及程度。

3. 观察有无呼吸困难，全身肌肉极度无力，瞳孔散大、缩小或肌无力危象。

（二）对症护理

1. 一旦出现重症肌无力危象。应迅速通知医生，给氧、吸痰。做好气管插管或切开，以及上人工呼吸机的准备工作；备好新司地明等药物，尽快解除危象，及时吸痰，消除呼吸道分泌物。

2. 避免应用各种肌肉松弛剂和一切加重神经肌肉传递障碍的药物，如吗啡、利多卡因、链霉素、卡那霉素、庆大霉素和磺胺类药物。

（三）一般护理

1. 轻症者适当休息，避免劳累、受凉、创伤、激怒。病情进行性加重者必须卧床休息。

2. 给予高热量、高蛋白饮食。吞咽困难或咀嚼无力者给予流质或半流质，必要时鼻饲。进食应在口服抗胆碱酯酶药物后30～60分钟，以防呛咳。

3. 指导正确的服药方法。如抗胆碱酯酶药物宜从小剂量开始口服。口服药餐前30分钟给药。注射此类药在餐前15分钟给药。

4. 做好心理护理，开导病人使其保持最佳状态，树立战胜疾病的信心。

（四）健康指导

1. 患者出院后应随身带有卡片，包括姓名、年龄、住址、诊断证明、目前所用药物及剂量，以便在抢救时参考。

2. 注意休息。预防感冒、感染，注意保暖。

3. 育龄妇女应避孕。

4. 定期复查。

八、急性脊髓炎护理

急性脊髓炎是指急性非特异性的、局限于数个节段的横贯性脊髓炎症，病变特征为病变水平以下肢体瘫痪，各种感觉缺失或自主神经功能障碍。

按内科及本系统疾病的一般护理常规。

（一）病情观察

1. 观察有无呼吸肌瘫痪症状，如无感觉平面上升，出现呼吸困难、发绀时即刻吸氧，做好气管切开准备。

2. 观察有无脊髓休克征象，如瘫痪肢体肌张力低，腱反射消失，尿潴留等。

3. 观察有无肺炎，尿路感染、褥疮等并发症。

（二）对症护理

1. 做好皮肤护理，保持会阴部清洁干燥。男性患者阴囊处易发生湿疹。可用2%硼酸液湿敷或涂新松糊软膏。避免损伤皮肤，损伤平面以上忌用热水袋和其他暖具，以防烫伤。

2. 预防褥疮。做到四勤。如已发生褥疮，应积极换药治疗。

3. 做好便秘、尿失禁、尿潴留的护理，防治尿路感染。

4. 注意保暖，避免受凉，经常拍背和采取坐卧位，帮助排痰，防止坠积性肺炎。

5. 大剂量使用激素时，注意有无消化道出血倾向。

（三）一般处理

1. 绝对卧床休息，每2小时更换体位一次。瘫痪肢体保持功能位。

2. 给予高热量、高蛋白、高维生素饮食，多吃酸性及纤维素丰富的食物，少吃胀气食物，鼓励多饮水，每日至少3 000ml。

（四）健康指导

鼓励患者保持良好的心态，树立战胜疾病的信心。病情稳定后及早开始瘫痪肢体的功能锻炼。促进肌力恢复。

九、单纯疱疹病毒性脑炎护理

单纯疱疹病毒性脑炎是由单纯疱疹病毒引起的中枢神经系统最常见的病毒感染性疾病。

临床表现为急性起病、进展快，病前有急性感染症状，急性全脑损害表现，多数出现高颅压、精神、意识障碍、抽搐等症状。

按神经系统疾病的一般护理常规。

（一）一般护理

1. 休息：急性期患者应卧床休息，伴有精神症状及癫痫发作者应放置床挡，防止坠床。

2. 心理护理：关心体贴患者，向患者介绍疾病发生的一般常识及可能出现的症状，主动配合治疗。

3. 饮食：给予高蛋白、多维生素、易消化饮食，昏迷者予鼻饲流质。

（二）病情观察

1. 观察患者意识、瞳孔、体温、脉搏、呼吸、血压等变化。

2. 对抽搐发作、躁动不安或有明显精神症状者，遵医嘱及时应用镇静剂，保持呼吸道通畅．及时吸氧并详细记录发作时间。

3. 观察有无脑疝的前驱症状。若有头痛剧烈、呕吐频繁、烦躁不安等颅内压增高者遵医嘱应用脱水剂。

4. 昏迷者按昏迷护理常规。

5. 高热者按高热护理常规。

（三）药物护理

1. 观察药物作用及副作用。

2. 应用镇静剂时应观察呼吸、血压的变化。

3. 应用脱水剂应观察尿量、尿色改变并及时复查电解质、肾功能等。

（四）健康教育

1. 对遗留有智能障碍者，应指导家属锻炼其生活自理能力。

2. 对遗留有癫痫者。应指导长期正规服药。

3. 定期复查。

十、腰椎穿刺术护理

（一）目的

1. 检查脑脊液的性质，以协助诊断中枢神经系统炎症性或出血性疾病。

2. 测定颅内压力，了解蛛网膜下腔有无阻塞。

3. 做造影或放射性核素等辅助检查，如气脑、脊髓空气造影、脑室脑池放射性核素扫描等。

4. 做腰椎麻醉或鞘内注射药物。

（二）术前准备

1. 用物准备

常规消毒治疗盘一个、腰椎穿刺包、手套、1％普鲁卡因、无菌试管、弯盘、酒精灯、胶布及火柴。

2. 病人准备

术前做普鲁卡因皮试。向病人说明穿刺目的及注意事项，以取得配合，并嘱病人排空大小便。

（三）操作及护理

1. 帮助病人取去枕侧卧位，背齐床沿．低头，两手抱膝，腰部尽量后凸，使椎间隙增宽，保持适当姿势，避免移动，以防断针。

2. 穿刺部位常规消毒（第三或第四腰椎间隙），严格无菌操作。

3. 打开穿刺包及无菌手套。配合穿刺。

4. 当穿刺针进入 4～6cm 时，协助医师安上脑压表或侧压管。如做脑脊液细菌培养，按无菌操作原则。接取脑脊液 3～5ml 于无菌试管中送检。

5. 若了解蛛网膜下腔有无阻塞，即于测定初压后。压迫病人一侧颈静脉 10 秒钟。进行观察判断。

6. 术毕拔出穿刺针，针眼以碘酒消毒，覆盖无菌纱布，以胶布固定。

7. 穿刺过程中注意观察意识、瞳孔、脉搏、呼吸的变化。若病情突变，立即通知医师停止穿刺，并配合抢救。

8. 整理用物，嘱病人去枕平卧 4～6 小时，防止出现低压性头痛。

(陈莉 王萍 赵静 张薇)

第三章　外科常见疾病护理

第一节　外科一般护理常规

1. 术前护理：

（1）了解患者的健康问题：了解体温、脉搏、呼吸、血压和出、凝血时间以及心、肺、肝、肾功能；了解手术部位皮肤有无化脓性病灶；各种化验结果；女性患者月经来潮日期以及患者的情绪等等。

（2）皮肤准备：术前1天患者应沐浴、理发、剃须、剪指甲、更衣，不能自理者由护士协助。按手术部位做好手术野皮肤准备工作。

（3）遵照医嘱验血型、备血，完成常规药物的皮肤敏感试验，如青霉素、普鲁卡因。

（4）肠道准备：肠道手术按医嘱进行肠道准备，一般手术前12小时禁食，术前6小时禁水。

（5）准备术中用物：特殊药品、X线片、CT片、MRI片、胸带、腹带等。

（6）术前指导患者做床上大小便练习、床上翻身练习以及深呼吸、有效咳嗽练习，防止术后并发症。

（7）手术日晨测体温、脉搏、呼吸、血压，取下假牙、眼镜、发夹、饰品、手表及贵重物品交家属或护士长，按医嘱给予术前用药。

（8）整理床单位包括麻醉床、输液架、吸引器、氧疗装置、引流管（袋）以及各种监护设备。

（9）向患者说明本次手术的重要性，手术中、手术后可能出现的情况以及注意事项，取得患者的配合。

2. 术后护理：

(1) 接受麻醉医师的交班，了解术中情况及术后注意事项，按各种麻醉后常规护理。

(2) 正确连接各种输液管、引流导管及氧气管，注意固定，导管保持通畅。

(3) 体位：

①全麻术后未清醒的患者给予平卧位，头偏向一侧至清醒。

②硬膜外麻醉术后给予平卧6小时。

(4) 保持呼吸道通畅，观察有无呼吸阻塞现象，防止舌后坠、痰痂堵塞气道引起缺氧、窒息。必要时，遵医嘱吸氧。

(5) 注意保暖，防止意外损伤。患者若有烦躁不安，应使用约束带或床栏保护，防止坠床。

(6) 正确执行术后医嘱。

(7) 密切观察生命体征：注意切口情况以及引流液的颜色、性质及量，以便尽早发现出血、消化道瘘等并发症。

(8) 饮食：

①局麻或小手术患者术后即可进食。

②全麻患者当日禁食，第2天可进流质。以后视情况逐渐半流质、普食。

③胃肠道手术者，术后24～48小时禁食，术后第3至4日待恢复胃肠蠕动、肛门排气后遵医嘱给少量流质，第5至6日改半流质，第7至9日可改软食或普通饮食。

(9) 禁食、置胃管，生活不能自理的患者行口腔护理，留置导尿管者行会阴护理，并协助床上翻身、叩背，防止呼吸道、泌尿道、褥疮等并发症的发生。

(10) 疼痛的护理：安慰患者，分散患者的注意力；改变体位，促进有效通气。解除腹胀，以缓解疼痛；疼痛剧烈者，术后1～2天可适量使用镇静、镇痛药物。

(11) 活动：鼓励患者床上翻身、抬臀，以促进胃肠道蠕动。如无禁忌，一般术后第1天要求床上活动，以后根据病情逐渐增加活动量。

(12) 病情危重者设危重病人记录单，为治疗提供依据。

3.健康指导：根据患者的健康状况，从饮食、活动、病情观察、预防措施、门诊随访等方面给予具体的可操作性的指导，促进患者康复。

第二节 胸外科常见疾病护理

一、胸外科一般护理

(一) 术前准备

1. 按外科手术前护理常规。

2. 术前指导及准备：

（1）注意保暖，防止受凉感冒。

（2）病人戒烟、酒 2 周。

（3）注意口腔卫生，早晚刷牙，并用漱口水漱口。如发现病人有牙周感染或口腔疾病，应及时与医生取得联系。

（4）术前 3 天氧气雾化吸入。训练病人有效地咳嗽、排痰、做体位排痰或深呼吸及运动等。

（5）痰液送检。咳痰多者，记录每日痰量。

3. 给予高蛋白、高热量、高维生素饮食。对浮肿者应给予少盐饮食。对不能进食者，静脉补充液体，以纠正病人的营养，维持水、电解质平衡。

4. 督促病人练习在床上使用便器进行大、小便。

5. 配合医生做好术前各项检查。

6. 术前的准备。病人洗澡、备皮，晚间灌肠，给催眠药。

7. 术日晨保留导尿，给术前用药，备好水封瓶、胸管、胸带及病历。

8. 病室中备好急救药品及器械。如吸氧装置、吸引器等。

9. 心理护理。耐心向病人讲解手术的必要性和过程。如何配合各项治疗和护理，解除其顾虑，增强战胜疾病的信心。

（二）术后护理

1. 按全麻及外科手术后护理常规。

2. 接收病人。

（1）安置病人平卧位。

（2）立即给氧，接心电监护仪，必要时吸痰。

（3）检查胸腔引流管及其他管道连接是否正确、通畅。

（4）检查及调整输液的速度。

（5）检查切口的敷料有无渗血、局部有无皮下气肿。

（6）查看病人一般情况，包括神志、意识、皮肤、甲床、黏膜有无发绀，皮肤弹性及呼吸模式等。

3. 严密观察血压、脉搏、呼吸的改变，每 15 分钟测 1 次，病情平稳后，可改为 1～2 小时测 1 次。

4. 保持胸腔引流管通畅，防止脱落、扭曲。注意观察引流物的量、性质及负压波动情况。

5. 雾化吸入，鼓励并协助病人做深呼吸口鼻、咳嗽、排痰，以预防肺部并发症。

6. 麻醉清醒及血压平稳后，改半卧位。鼓励早期离床活动，提高心肺功能的代偿能力。

7. 拔除胸管后继续观察有无气胸、皮下气肿、胸腔积液及切口渗血、渗液、感染等。

8. 伤口疼痛可适当应用镇静止痛药物。

9. 鼓励患者做术侧肩关节及手臂的抬举运动。

10. 卧床期间做好基础护理，禁食期间加强口腔护理。

11. 指导患者合理饮食。早期为清淡、易消化的半流质。

二、胸部损伤护理

胸部损伤是指暴力、跌倒或钝器撞击胸部，引起胸壁或胸膜腔内损伤。分为闭合性和开放性损伤两类。临床以胸痛、呼吸困难、咯血及休克为主要特征。

（一）肋骨骨折

1. 首先了解是单根骨折、多发骨折，还是多处开放性骨折，有无休克和肺及胸膜损伤等症状，以便及时采取急救措施。

2. 一般单纯性肋骨骨折可用胶布或胸带固定。每日检查固定是否松懈，如有松懈应及时重新包扎。固定3～4周后除去。

3. 多发肋骨骨折胸壁软化时，应予急救。用大棉垫胸外固定浮动胸壁，以减轻反常呼吸，同时保持呼吸道通畅，纠正休克。严重的浮动胸壁者，用牵引或考虑气管切开，辅助呼吸。

4. 多处开放性骨折，彻底清创后处理，并给予破伤风抗毒素注射。

5. 严密观察呼吸、脉搏、血压。必要时吸氧、补液、输血。

6. 生命体征平稳时取半卧位。鼓励并协助病人咳嗽，排痰，早期离床活动。必要时给予超声雾化吸入等。

（二）气胸

1. 闭合性气胸：

（1）立即吸氧，做好安置胸腔闭式引流术的准备，必要时开放输液通道，以便输血、补液。

（2）协助医生安置胸腔引流管，置管后按胸腔闭式引流术护理。

（3）严密观察呼吸、脉搏、血压。

（4）加强呼吸道管理，鼓励并协助病人咳嗽，做深呼吸、雾化吸入等。以防肺部并发症。

2. 开放性气胸：

（1）立即用凡士林纱布、棉垫封闭伤口，变开放性气胸为闭合性气胸。

（2）按闭合性气胸护理常规。

（3）清创缝合伤口，按医嘱应用破伤风抗毒素及抗生素。

3. 张力性气胸：

（1）立即在患侧锁骨中线第二肋间穿刺抽气或行胸腔闭式引流术。密切观察水封瓶水柱波动，有无气体排出。

（2）术后24～48小时如仍见大量气体漏出，可考虑开胸探查，视情况做肺叶切除，缝合肺、支气管裂口或支气管吻合术。

（3）严密观察呼吸、脉搏、血压。积极做好抢救准备。

（4）血压平稳后改半卧位，并按医嘱给予抗生素应用。

（5）加强呼吸道管理，预防肺部并发症。

（三）血胸

1. 立即吸氧，开放输液通道，做好安置胸腔闭式引流术的准备。

2. 协助医生进行胸腔闭式引流术，按胸腔闭式引流术护理。准确记录出血量。

3. 密切观察脉搏、呼吸、血压，注意有无休克，征象。

4. 密切观察引流液的颜色、质量及负压波动等。如系进行性血胸，须及时报告医生，并做好剖胸探查的术前准备。

5. 遵照医嘱应用抗生素，并加强呼吸道管理，以预防肺部并发症。

三、食管癌手术护理

食管癌是我国比较常见的一种恶性肿瘤。男性多于女性，比例为2:1～4:1，其发病部位以食管中段为多见，多数为鳞癌。

病因可能与早期接触或食用亚硝胺类化合物或霉变食物，慢性食管炎症，不良饮食习惯，进食过热、过快、过硬及粗糙食物，嗜烟酒，食物中缺乏维生素A、B_2微量元素等元素有关。

临床表现早期无明显的症状.偶有吞咽食物哽噎感，停滞或异物感、胸骨后闷胀或针刺疼痛，中晚期主要为进行性吞咽困难，肿瘤侵犯邻近组织和器官可出现相应症状，如声音嘶哑、食管气管瘘、肺部感染等。

（一）术前准备

1. 按胸外科一般术前护理常规。

2. 营养补充，改善全身状况。根据病人的吞咽程度给予饮食，有贫血、脱水、营养不良者酌情给予输血、补液、静脉高营养等。

3. 加强口腔护理，减少术后并发症；对于有明显食管狭窄和炎症的病人，术前口服肠道抗生素，减轻炎症和水肿。

4. 消化道准备术前1天进少渣饮食，晚8时后禁食，并用肥皂水灌肠1次。结肠代食管手术准备：手术前1天下午1时、2时、3时、6时、9时各服甲硝唑200mg、庆大霉素0.5g；下午4时后口服10％甘露醇1000mL，半小时内服完；术前3天进少渣饮食，术前1天进流食，晚8时后禁食，并行肥皂水清洁灌肠1次。

5. 手术当日清晨为病人置消毒胃管并保留。

（二）术后护理

1. 按胸外科术后护理常规及麻醉后常规护理。

2. 术后应重点加强呼吸道护理，协助咳嗽、咳痰，必要时行鼻导管吸痰或气管镜吸痰，清除呼吸道分泌物，促进肺扩张。

3. 禁食期间加强口腔护理，保持口腔清洁。

4. 胃肠减压护理。保持通畅，注意观察引流液的颜色及量。

5. 严密观察切口渗出情况，保持局部清洁，密切注意有无切口感染、裂开及吻合口瘘的征象。

6. 术后3～5天，胸管拔除后，鼓励病人下床运动。

7. 饮食护理：

（1）禁食期间给予TPN、EN支持．保持输液通畅，观察药物反应。

（2）食管及贲门术后5～7天。根据胃肠功能的恢复及术中吻合口张力、血供情况而决定进食时间。自少量饮水起，流质、半流质软食，少量多餐。结肠代食管术后进食时间宜适当延迟。

（3）胃代食管术后，加强饮食指导：少量多餐，避免睡前、躺着进食，进食后务必慢走，或端坐半小时，防止返流，裤带不宜系得太紧，进食后避免有低头弯腰的动作。

（4）给予高蛋白、高维生素、低脂、少渣饮食，并观察进食后有无梗阻、疼痛、呕吐、腹泻等情况。若发现症状应暂停饮食。

8. 胸腔引流的护理：除按一般胸腔引流护理外，应特别注意胸液的质和量。若术后血清样胸液过多或粉红色中伴有脂肪滴，应警惕乳糜胸可能。

四、肺切除护理

（一）术前准备

1. 按胸外科手术前护理常规。

2. 用抗感染及支气管扩张药物，并做体位排痰，必要时记录痰量。

3. 鼓励病人做深呼吸、有效咳嗽。

4. 向病人说明术后正确卧位的必要性和方法。

5. 术晨清洁口腔，术前30分钟东莨菪碱0.3mg，杜冷丁50mg，肌肉注射。

（二）术后护理

1. 按胸外科术后护理常规。

2. 给氧每分钟流量3～5L，术后第二天改为间歇吸氧或按需要给氧。

3. 让患者保持平静，减少躁动，以最大限度减少氧耗。

4. 肺切除术后，未清醒时，采取仰卧位。清醒后改半卧位。肺叶切除病人可健侧卧位。全肺切除病人，避免完全侧卧，可采取1/4侧卧位。

5. 观察神志、意识、有无发绀、气管移位及呼吸模式。

6. 静脉补液的护理：观察出血、失液情况，注意纠正水、电解质平衡。补液速度不宜过快，保持30滴/分左右，限制盐水输入，以免肺水肿发生。

7. 胸腔引流的观察：

（1）全肺切除尤其伴有胸膜粘连或胸膜全肺切除的患者，术后应严密观察胸液渗出量及血压变化。

（2）全肺切除术后所置的胸腔引流管一般呈钳闭状态，每1～2小时酌情放出适当气体或液体，术后24小时可拔胸管。

（3）由于拔除胸管未做残腔处理，胸腔内有中等量的胸腔积液，起稳定纵隔作用。拔管后应严密观察患者呼吸情况，以防胸腔积液量过多引起纵隔移位。

8. 呼吸道护理：术后24～48小时内。每隔1～2小时协助病人咳嗽，做深呼吸；加强超声雾化吸入，并做健侧的拍背、有效咳嗽，保持健侧呼吸音清晰，应避免剧烈咳嗽。

9. 术后早期开始活动手术侧上肢，先练习上举动作，以后可自由活动。

10. 术后第一天，可进少量流质，3天后鼓励进软食。

五、肺癌手术护理

肺癌大多发生于支气管黏膜上皮，又称支气管肺癌，发病年龄大多40岁以上。可能与长期大量吸烟及被动吸烟，大气环境污染，长期接触放射线物质及遗传、肺部慢性感染等因素有关。

临床表现与肿瘤的部位、大小，是否压迫、侵犯邻近器官以及有无转移等情况有关。早期多无症状，仅有慢性咳嗽。癌肿较大时造成支气管不同程度的阻塞，表现为胸闷、哮喘、气促、发热、胸痛等。晚期压迫、侵犯邻近器官、组织可出现同侧膈肌麻痹、吞咽困难、声音嘶哑、上腔静脉综合征、持续性剧烈胸痛等症状。

按胸外科疾病手术一般护理常规。

（一）术前护理

1. 耐心向患者解释手术的重要性，调整患者的心理状态，使其配合手术治疗。

2. 协助各项检查，如心、肺功能、肝肾功能、PT等。

3. 术前戒烟2周，注意口腔卫生。

4. 教会患者练习有效咳嗽、深呼吸，排痰困难者给予雾化吸入每日2次。

持续3～5日。肺功能低下者给予吸氧30分钟，每日2次，持续3～5日。

（二）术后护理

1. 呼吸道护理

（1）观察胸廓呼吸运动是否对称、有无呼吸困难。

（2）保持呼吸道通畅。鼓励患者深呼吸、有效咳嗽，协助拍背、排痰，必要时吸痰。

（3）给予雾化吸入，湿化气道，易于分泌物排出。

（4）遵医嘱应用有效抗生素，防止肺部感染。

2. 保持胸腔引流管通畅，全肺切除后胸腔引流管应夹管，开放时间视病情而定，一般1～2小时开放1次。每次2～5分钟。

3. 术后24～48小时内适当应用镇痛剂，用药时观察其效果及反应。

4. 鼓励患者早期离床活动。活动量应循序渐进。年老体弱、心血管疾病者可适当推迟活动时间。

5. 并发症护理

（1）大出血：观察伤口渗血、胸腔引流液、中心静脉压、血压、脉搏、呼吸、尿量等情况，以了解出血量。术后3小时胸腔引流量大于100ml/小时呈鲜红色，且伴有生命体征变化，应考虑有活动性出血，需立即通知医生。必要时再次手术止血。

（2）张力性气胸：密切观察患者有无胸闷、气促、呼吸困难、气管移位等情况，如有异常及时处理。

（3）肺不张、肺炎：鼓励患者有效咳嗽，协助排痰，必要时行支气管镜吸痰。

（4）心律失常：术后持续心电监护，发现心律失常及时协助处理。

（5）肺水肿：对于年老患者及全肺切除者，应注意单位时间内输液量和速度。

（6）皮下气肿：气体量少时可以自行吸收；气体量多时放置胸腔引流管，并保持引流管通畅，定时挤压，及时调整引流管位置。

（7）胸腔积液：观察呼吸情况，若有呼吸音低、呼吸困难、皮下气肿等应立即取患侧卧位，放置胸腔引流管。

（三）健康教育

1. 戒烟，改变不良的生活习惯，改善生活环境和居住条件。

2. 保持良好的心态。

3. 学会循序渐进的扩胸伸臂运动，增加肺活量。

4. 巩固化疗、放疗或免疫治疗，定期复查。

六、纵隔疾病手术护理

（一）术前护理

1. 按胸科手术前护理常规。

2. 一般手术前不影响饮食。对吞咽困难者，应静脉补液，注意电解质平衡。

3. 对咳嗽功能差的病人，应协助咳嗽排痰。

4. 胸腺肿瘤伴有重症肌无力的病人，严格记录胆碱能药物的剂量和用法。并观察有无药物过量的症状，如腹部痉挛性疼痛、腹泻，多汗和瞳孔缩小等。

5. 严密观察有无呼吸和吞咽功能衰竭等危象症状。

（二）术后护理

1. 按胸科手术后护理常规。

2. 严密观察呼吸、血压、脉搏，保持胸腔引流管通畅。

3. 鼓励病人咳嗽、咳痰，清除呼吸道分泌物。注意伤口渗血及出血情况。

4. 巨大后纵隔肿瘤术后，注意有无肢体活动和肢体感觉障碍，观察有无脊髓损伤的体征。

5. 胸腺瘤伴重症肌无力术后，保持呼吸道通畅，鼓励咳嗽，帮助咳痰，防止肺不张、肺炎或窒息等并发症。床边备气管切开包及辅助呼吸器等。

6. 吞咽困难或摄入不足者，可静脉补液或鼻饲。

7. 严格做好消毒隔离工作。

8. 便秘者，以轻泻药或开塞露为宜，禁止灌肠。

七、胸腺瘤手术护理

胸腺瘤是纵隔肿瘤的一种，大多位于前纵隔，多为良性，好发年龄20岁～50岁，可能与自身免疫机制改变有关。

临床以胸痛、胸闷及压迫呼吸系统、神经系统、大血管、食管的症状为主要特征，10%～50%伴重症肌无力。

按胸心外科疾病手术一般护理常规。

（一）术前护理

1. 了解患者肌无力、眼睑下垂、吞咽困难的症状和程度。

2. 遵医嘱口服胆碱能药物，并严密观察用药反应。

3. 吞咽乏力者给予静脉营养支持。

4. 咳嗽无力者帮助训练有效咳嗽及深呼吸。

5. 床边备气管切开包和呼吸机。

6. 备皮范围按胸部手术要求。

（二）术后护理

1. 血压平稳后取半卧位。

2. 注意患者饮食情况，有食物反流可置鼻饲管。

3. 保持呼吸道通畅，鼓励患者咳嗽、咳痰，及时清除呼吸道分泌物，气管切开者按气管切开护理常规。

4.病情观察：

（1）观察患者生命体征变化。若出现呼吸困难症状，应立即行气管插管或气管切开，并以呼吸机辅助呼吸。

（2）注意肌无力现象，如手握力、吞咽情况。

（3）巨大后纵隔肿瘤术后，注意有无肢体活动和肢体感觉障碍及脊髓损伤的体征。

（4）观察用药后反应，正确判断用药不足和用药过量的不同表现。避免一切加重神经肌肉传递障碍的药物，如：地西泮、吗啡、利多卡因等。

5.保持胸腔引流管通畅，观察引流液量、颜色及性质，并记录。

6.保持大便通畅，便秘者给予缓泻剂或开塞露，禁止灌肠。

（三）健康教育

同胞心外科疾病手术一般护理健康教育。

八、心包手术护理

（一）术前护理

1.按胸科手术前护理常规。

2.给予低盐、高热量，高蛋白、高维生素饮食。术前2天改普食，以防术中出现低钠症状。

3.限制病人活动量，嘱多卧床休息，注意观察心率、心律及血压的变化。

4.注意尿量的变化，准确详细记录出入量。如尿少，适当应用利尿剂。同时口服10%氯化钾，以防低钾发生。

5.协助医生抽腹水，以改善呼吸、循环功能。抽水时速度不宜过快，初次放水量不应超过3 000ml，以免因大量放水腹内压突然下降而引起内脏血管扩张而致休克。抽水时密切观察病情变化，如有面色苍白、呼吸困难、脉搏细弱、出冷汗等休克征兆，立即停止放腹水，协助医生进行抢救。

6.协助医生测静脉压，以了解右心功能。测压前嘱病人平卧数小时，以防活动后静脉压增高而影响结果。

7.积极控制原发病，结核性心包炎术前至少给予抗结核治疗一个月，化脓性心包炎控制感染后2周方可手术。

（二）术后护理

1.按胸科手术后护理常规。

2.给低盐、高热量、高蛋白、高维生素饮食。

3.严格控制输液量，注意输液速度，每分钟不超过30滴。有心衰的病人，每分钟不超过15滴，以防增加心肺负担。

4. 准确记录出入量。尿量多时密切观察有无低钾发生，发现有软弱无力、食欲不振、腹胀等症状时及时汇报医生，并抽血检查血清钾、钠、氯等。

5. 严密监测脉搏、血压、中心静脉压、呼吸及尿量的变化。如发现血压下降、心音低、心悸、气急、心前区疼痛等症状，应及时报告医生，并协助抢救，以防心衰继续发展。

6. 因心包剥脱，上、下腔静脉受阻解除，大量静脉血液回流至右心进入肺部，造成肺充血，故需适当应用利尿剂降低前负荷用洋地黄时，应注意监测。

7. 观察并记录颈静脉怒张、肝脏大小、腹围、下肢浮肿等情况的变化。

8. 术后下床活动不宜过早，可在术后3天开始床边活动，术后2周仍要限制活动量。

九、动脉导管未闭手术护理

（一）术前护理

1. 按胸科手术前护理常规。
2. 精确测量每分钟的心率，以及收缩期和舒张期血压，供术后对比。
3. 严格进行呼吸道管理，以防肺部感染。

（二）术后护理

1. 按胸科手术后护理常规。
2. 术后血压大都偏高，故需密切观察血压的变化，收缩压升高至18.7kPa以上、舒张压大于13.3kPa持续不降者，可适当给镇静药物，必要时给降压药。
3. 用血管扩张剂控制血压时，如：应用硝普钠，需密切观察疗效及副作用。
4. 注意观察神志改变，心脏杂音再现、喉返神经损伤、声带麻痹及肺水肿等发生。
5. 如发现心脏杂音再现，应及时通知医生，并嘱咐病人卧床休息。
6. 术后清醒者可饮水，但部分病人术后早期可发生短时间的声音嘶哑及进流质时引起呛咳，故宜服半流质。呛咳剧烈无法进食者，应增加补液量。
7. 严格控制输液速度。
8. 严密观察呼吸情况，加强呼吸道管理，以预防呼吸道感染和呼吸衰竭。

十、体外循环下心内直视手术护理

体外循环是指将回心的上、下腔或右心房的静脉血引出体外，经人工肺进行氧合和排出二氧化碳，再经人工心泵入体动脉的血液循环。在体外循环下。可停止呼吸，阻断心脏血流，切开心脏进行心内直视手术。

（一）术前护理

1. 按胸外科术前护理常规。
2. 呼吸道准备

(1) 控制呼吸道感染，做好咽拭子培养。

(2) 禁烟至少1个月，保持口腔卫生。

(3) 术前1天用漱口液漱口。

(4) 做有效咳嗽和深呼吸训练，以利术后排痰。

3. 严格检查患者全身情况及主要脏器功能，特别注意凝血机制及全身慢性炎症疾病的发现，一旦发现及时治疗。

4. 皮肤准备：双侧前胸至腋后线，上起颌下，下至会阴部。

5. 测量身长、体重、基础血压。

6. 发绀型心脏病患者，术前3天予以氧气吸入，每日3次，每次1小时，以改善机体缺氧状态。

7. 患者入手术室后，监护室必须备好抢救器械，如呼吸机、心电监护仪、呼吸囊、除颤器、起搏器、氧气装置等。

（二）术后护理

1. 按胸外科术后常规护理及麻醉后常规护理。

2. 循环系统的监测。

(1) 体温的监测：每日4～6次。

(2) 动脉压的监测：直接测压法为常见。直接测压法：桡动脉测压，注意无菌操作，每日更换敷料；第4小时用生理盐水250ml+肝素100mg冲洗导管，使测压管道保持通畅。

(3) 左房压监测：每8小时调整为每日零点1次，注意切勿让空气进入导管。

(4) 中心静脉压监测：每日消毒，更换敷料，注意无菌操作。根据静脉压的变化，及时调整补液速度。

(5) 心电图监测：标准心电图Ⅱ导联，观察患者的心率、心律变化。

3. 呼吸系统护理：按胸外科术后呼吸道护理，用呼吸机患者必须做好以下几项护理工作。

(1) 应用呼吸机时的观察应从看、听、测3方面来加强。

看：患者有无烦躁或表情淡漠等脑缺氧征象；胸廓或肺扩张收缩程度；呼吸机与患者是否同步．如有拮抗，应立即处理。

听：呼吸机在工作进程中，会发出有节奏的声响，若呼吸机或气囊漏气、气管内积痰、气管受压、呼吸机管道积水、呼吸机空气泵压力不够等故障时，一般会发，出异常的响声，须引起注意，立即检查。及时处理。

测：定时测量心率、血压、呼吸音、心律、中心静脉压、尿量，定时监测动脉血氧、二氧化碳分压，以便及时调整呼吸参数。

(2) 机械呼吸的雾化：雾化液为注射用水，加入呼吸机雾化装置内，防止黏膜干燥。充血。分泌物黏稠结痂。反之，也要防止过度雾化，以免引起肺内体液的潴留。

（3）每日定时用简易呼吸器加压呼吸数次，以免因长期使用固定不变的潮气量和呼吸频率，使肺泡因扩张不足而发生萎缩。

（4）每2小时翻身拍背一次，振动周边支气管，引起远端排痰。

（5）间断开放导管气囊，防止气管壁受压坏死。

（6）吸痰时要注意观察痰液的色、质、量，有无呼吸道出血，每次吸痰时间不宜超过20秒，注意无菌操作。

4.引流管的护理按胸腔闭式引流护理。

5.泌尿系统的护理：观察每小时尿量及尿色，正常者每小时应大于20ml或1ml／kg体重。留置导尿，会阴擦洗2次／日。

6.神经系统观察有无神经系统和精神症状，如：烦躁、躁动、嗜睡等。

7.密切观察水、电解质及酸碱平衡。

8.卧位。患者术后循环稳定，给予半卧位。

9.止痛。切口疼痛影响呼吸深度和幅度，不利于肺扩张，不利于患者休息，且增加体力消耗。术后应合理掌握，适当给予止痛剂，以减少患者痛苦，有利于康复。

附A：

房、室间隔缺损修补手术护理

1.术前准备：同体外循环心内直视手术的术前护理。

（1）积极预防和控制呼吸道感染，避免感冒。增加抵抗力。

（2）肺动脉收缩压大于或等于8kPa者，术前2天应用硝普钠静脉点滴，每日10小时，以降低肺动脉压力。

2.术后护理：同体外循环心内直视手术的术后护理。

（1）加强呼吸道护理：协助患者排痰．预防肺不张或肺部感染。

（2）观察有无抽搐、偏瘫或局部神经症状。疑有气栓音，及时报告医生。

（3）观察心率、心律变化。

十一、心脏瓣膜置换手术护理

心脏瓣膜的功能是维持心内血液的正确方向．由心房流向心室及由心室流向大动脉。当瓣膜发生狭窄或闭锁不全严重及药物治疗不能维持时，可行瓣膜置换手术。

按体外循环心内直视手术护理常规。

（一）术前护理

1.向患者解释术后注意事项及长期抗凝治疗的必要性，以消除顾虑，使其配合治疗。

2. 详细询问有无出血病史，检查凝血酶原时间及活动度。

3. 备皮范围按心脏手术要求。

（二）术后护理

1. 保持心包及纵隔引流管的通畅，定时挤压，防止心包压塞。

2. 病情观察：

（1）观察患者神志及四肢活动情况，注意有无血栓形成，发现异常及时通知医生，调整药物剂量。

（2）观察心率、心律变化。

（3）观察心音变化：

①出现置换瓣膜的拍击音及有无关闭不全的杂音，拟为瓣周漏及瓣膜失灵的征象。

②听诊心脏有瓣膜声缺如，可能发生卡瓣现象，应立即叩击胸前区3～4次。并进行胸外心脏按压，通知医生给予处理。

3. 应用正性肌力药物和血管扩张剂时应观察药物疗效及副作用。

4. 维持水、电解质的平衡。

5. 抗凝治疗护理。

（1）应用抗凝治疗术后第2日晨测凝血酶原时间及活动度。

（2）口服华法林药物应定时、定量。药量准确。

（3）观察抗凝药物有无过量征象，如鼻出血、皮下淤血、牙龈出血、血尿及大便隐血阳性等现象，若出现以上症状，及时协助处理。

（三）健康教育

1. 指导合理使用抗凝药、利尿剂、强心剂及注意事项，定期检查凝血酶原时间及活动度。

2. 嘱患者逐渐适应更换机械瓣后心跳时发出异常心音，必要时给予镇静药。

3. 休息半年，避免劳累和活动量过大。

4. 定期复查，若发生意外及时就诊。

十二、冠状动脉搭桥手术护理

冠状动脉搭桥手术是指通过手术建立一个大流量的冠状动脉侧支循环，增加心肌的供血量，以提高心肌的供氧量，是目前治疗冠心病的主要方法之一。适用于严重心绞痛，经内科治疗无效、左冠状动脉主干病变，心肌梗死引起的室壁瘤、心室间隔坏死、穿孔等。

按体外循环心内直视手术护理常规。

（一）术前护理

1. 查血糖、血脂、肝肾功能等。

2. 应选用上肢静脉注射，大隐静脉将用作旁路，以避免损伤和炎症反应发生。

3. 备皮范围，在体外循环备皮基础上，还应包括下肢自膝关节上1/3至踝部。

4. 术前1周停用各种抗凝药物。

5. 精神紧张时术前给适量镇静剂，避免诱发心绞痛。

（二）术后护理

1. 术后用弹力绷带适当扎紧术侧肢体，注意下肢水肿及足背动脉搏动情况，并鼓励患者早期活动。

2. 病情观察：

（1）持续监测心电、血压、中心静脉压和末梢血氧饱和度，发现异常及时协助处理。

（2）早期监测动脉血气、电解质及红细胞比容变化。

（3）应用主动脉内球囊反搏机时，观察术侧下肢血供情况。

3. 血压过高遵医嘱应用血管活性药物，并观察效果及有无不良反应。

4. 术后需抗凝治疗3～6个月，并观察疗效及有无不良反应。

（三）健康教育

1. 鼓励患者进行高蛋白、低脂、易消化饮食。

2. 保持情绪稳定，适当活动。

3. 取下肢静脉做搭桥的患肢应穿弹力袜，有利于侧支循环形成，减少肿胀。

十三、心脏移植围手术期护理

心脏移植是将供体的健康心脏移植于受体胸腔或其他部位，部分或完全替代受体的心脏，维持循环功能。根据供体心脏植入的部位，心脏移植手术可分为原位心移植及异位心移植。

术前准备

（一）病人准备

1. 心理护理。

2. 受心者在等待供体时，必须对其充血性心衰给以适当治疗，才能维持生存。

3. 帮助病人了解心脏移植术式、排斥反应，解释为什么服用免疫抑制剂，服药后会产生哪些副作用。

4. 有目的地指导病人掌握呼吸及有效咳嗽的技巧，并给病人示范。

5. 向病人介绍移植后康复的过程及有关康复的知识。

6. 按常规做好心脏手术前准备。

7. 术前常规做血、尿、心电图、X线、B超、CT血液生化检查，以了解术前状态和观察术后恢复情况，并检查血型，HLA配型等。

（二）环境准备

准备一个清洁、通风、安静、光线充足的房间，保持温度18℃~20℃，相对湿度50%~70%。

1. 监护房间的墙壁、地面及家具用0.5%的"84"液擦拭，并进行严格空气消毒。

2. 进入监护病房的工作人员必须穿消毒的隔离衣、鞋、并戴消毒过的口罩、帽子。

3. 病人的日常用品、餐具等消毒后置监护病房备用。

4. 监测用的仪器、呼吸机等用消毒剂擦拭并调试好备用。

术后护理

（一）术后监护

心脏移植术后的精心护理和手术技术一样重要，它直接关系着移植与治疗的效果。

1. 呼吸系统

（1）患者术后进入监护病房，应立即将气管与预先调试好的呼吸机相连。返室后15分钟进行血气分析，并根据血气结果调节呼吸机参数，半小时后复查血气分析，直至最佳血气状态，以后每4~6小时进行血气分析1次。

（2）在使用呼吸机期间，应观察病人有无发绀、烦躁及双侧胸廓运动，并根据病人双侧呼吸音、气道压力高低、PCO_2结果，按需要定时吸痰。吸痰前后暂时给予提高吸氧浓度并注入NS1~5ml进行膨肺。吸痰压力以10.7~16kPa为宜。吸痰过程应注意无菌操作，吸痰导管尖端要超过气管导管。以便有效吸引。每次吸痰时间不宜超过20秒。

（3）当病人神志清楚、血流动力学稳定、引流液不多、自主呼吸有力、血气分析正常时即可脱去呼吸机，改鼻导管气管内供氧。停机期间，应密切观察病人的心率、血压、呼吸、SpO_2情况，半小时后各项指标稳定、血气分析正常、即可拔管，改用面罩或鼻塞吸氧，并立即进行口腔护理及清洁鼻腔。

（4）拔除插管的病人，应加强体疗，并根据病人肺部情况进行药物雾化吸入及肺部理疗，必要时护理人员协助进行体位引流，并敲击背部，利于痰液的排出，鼓励患者做深呼吸，有效咳嗽、咳痰。

2. 循环系统：

（1）术后持续监测血流动力学指标，每小时记录HR、BP、SpO_2、CO、

CVP、PAWP 一次，若有变化及时记录，并向医师汇报进行处理，同时应注意观察病人的神态，皮肤黏膜的颜色、温度、末梢循环状态等。

（2）保持各测压管的通畅，换能器应放在腋中线与第 4 肋间交叉点的位置。

（3）准确记录 24 小时出入水量，红细胞比容维持在 0.30～0.35，必要时输血，一般成人每日入水总量小于等于 1 800ml。

（4）掌握扩血管药、强心药品的药理作用和使用注意事项，给予正确的浓度、速度，并密切观察其疗效。在使用药物的过程中，应注意衔接好各个接头，保持管道通畅，严禁管道的打折脱落。严禁在用药管路上推药，更换药物应动作敏捷。

（5）使用床边心电监护，及时发现心律失常，复杂的心律及 ST 段异常。还应定时描记标准的心电图。每次描记时，应保证导联电极位于同一位置。并且该位置最好应标明。

3. 泌尿系统

（1）尿量：术后每小时记录尿量 1 次，正常成人 0.5ml／kg／小时，儿童 1ml／kg／小时，同时注意尿的颜色、性质，如果少尿应积极采取有效措施进行处理。

（2）术后肾功能血尿素氮、肌酐每 12 小时～24 小时测 1 次，内生肌酐清除率每周测 1 次，如疑有尿路感染时，应做中断尿培养。

（3）病人清醒后，关闭导尿管．锻炼膀胱功能，力求尽早拔除导尿管，防止泌尿系统感染。导尿管应固定妥当，以防出现打折、脱出、梗阻等情况延误病人病情的判断。

4. 消化系统

（1）术后常规安置胃管引流、应准确记录引流量、颜色、pH 值，并严密观察大便性状。

（2）术后早期每日查肝功能。

（3）术后第二天，即可进行 EN。鼻饲前床头抬高 30°～40°以防返流。操作时要保持清洁，鼻饲时应注意鼻饲液的温度、质量等。未用完的营养液放冰箱冷藏，超过 24 小时后丢弃。

5. 引流管护理

患者应头部抬高 30°，并经常挤压引流管，正确地记录引流量、颜色、性质，严格掌握无菌操作，定时更换引流瓶。

6. 急性排斥反应的监测：急性排斥反应主要表现为：各种心律失常、奔马律、发热、乏力、胸闷、体重增加、右心衰竭症状。

7. 并发症的监测与护理

（1）出血：主要表现为心包及纵隔引流管内引流液较多，并伴有心率增快、血压下降。

（2）低心排血量：表现为血压下降、心率加快、神志异常、肢体湿冷、苍白或发绀、尿量减少等。

（3）心律失常：可出现房性、室性心律失常，严重威胁患者生命。室性心律失常可见于半数心脏移植病人。房性心律失常比室性心律失常更为常见。

（4）心脏压塞：如果患者出现心率增快、血压迅速下降、心包及纵隔引流管内引流液较多，且连续在3小时～4小时内失血量等于或超过患者全身血量的5%，同时CVP增高等情况，则要注意有无心脏压塞发生。

8.应用免疫抑制剂的监测：用药期间护理人员严格遵照医嘱及时准确用药，而且要了解药物药理特性、给药途径及药物不良反应，同时也要正确按时进行免疫抑制剂浓度的测定，监测其浓度的谷值与峰值。术后早期每日抽血测定肝功能，了解免疫抑制剂对肝脏的损害情况。

（二）基础护理

1.保持周围环境安静与舒适，妥善安排治疗和护理操作时间。以保证病人充足的睡眠。

2.每日给予温水擦浴，并更换床单及病人衣裤。使床单平整干燥。

3.室内定期开窗通风，保持室内干燥，使之不利于细菌、真菌繁殖。

4.给予舒适体位。用50%酒精按摩骨突处和受压部位，以促进血液循环。

5.定时洗头，必要时修剪指甲、理发。

6.进餐前后用漱口液漱口，每日4次口腔护理，并经常观察口腔有无溃疡、白斑形成。

（三）健康指导

1.指导病人认识疾病，多讲解国内外心脏移植的成功案例，使其树立战胜疾病的信心。

2.用药指导。指导患者正确、准时服用各种药物，讲解并指导患者学会观察各种药物的不良反应。

3.出院宣教：

（1）在健康记录手册上，教会病人每日记录体温、血压、脉搏和体重，并登记每日用药剂量和时间。

（2）指导患者掌握关于用药和后续治疗的知识，如出现头晕、乏力、食欲缺乏等现象及时就诊。注意慢性排斥反应发生，做好自我监测。

（3）合理安排作息时间，劳逸结合，适当进行户外活动。

（4）让患者了解可引起心脏病的各种危险因素，了解排斥反应和感染的危险性，认识按时服药及定期复查的重要性。

（5）服用激素的病人易激怒，要告诉家属应体贴、理解、关心病人，保持心情愉快。

十四、胸腔闭式引流术护理

（一）目的

1. 排除胸腔内气体和液体。
2. 重建胸腔负压，使肺复张。
3. 维持纵隔的正常位置。平衡两侧胸腔压力。

（二）术前准备

1. 备好引流装置。
2. 向患者介绍胸腔闭式引流的目的及注意事项，以取得配合。
3. 放置引流管的位置，根据引流目的不同选择。

（1）排除气体：一般放置在患侧第 2 肋间锁骨中线处。

（2）引流积液：一般放置在患侧第 7、8 肋间，腋中线或腋后线。

（3）引流脓液：应放在脓腔最低处。

4. 穿刺置管固定，连接水封瓶，瓶内置生理盐水密封，玻璃管下端浸入水面 3～4cm，水封瓶置低于胸腔 60cm 的位置。

（三）术后护理

1. 血压平稳后取半卧位。
2. 妥善固定，防止扭曲滑脱。
3. 保持引流通畅，如有堵塞可挤压引流管。
4. 严格无菌操作，防止逆行感染。
5. 搬运或更换引流瓶时应用两把血管钳夹，防止气体进入胸膜腔。
6. 记录胸腔闭式引流的量、颜色及性质，如有较多血性液体，考虑有活动性出血；如有较多气体逸出考虑有新的损伤，应及时处理。
7. 观察水封瓶中玻璃管水柱波动情况。
8. 胸腔引流 48～72 小时后，观察无气体逸出或 24 小时引流小于 50ml、脓液小于 10ml，无呼吸困难，摄胸片见肺复张良好即可拔管。拔管后用无菌凡士林纱布、敷料覆盖，并观察有无胸闷、气促、皮下气肿。

第三节　普外科常见疾病护理

一、甲状腺手术护理

（一）术前准备

1. 按外科一般术前护理常规。

2. 甲状腺功能亢进者术前准备

（1）口服复方碘化钾溶液，从 1 滴开始，逐日增加 1 滴至 1/滴。3 次/天；或者 10 滴，3 次/天，连续服 2 周。

（2）心率大于 90 次/分者口服普萘洛尔（普萘洛尔）10～20mg，每日 3 次，脉搏小于 60 次/分者，停服 1 次。

（3）测定基础代谢率，控制在正常范围。

（4）保护突眼，白天用墨镜，睡时涂眼药膏。

（5）进食高热量、高维生素饮食。

（6）术前禁用阿托品。

3. 让患者了解术中体位，并指导患者做颈部固定活动的练习，以适应术后的需要。

4. 准备气管切开包、氧气、吸引器。

（二）术后护理

1. 按外科一般术后护理常规。

2. 颈丛麻醉或全麻清醒后取半卧位，床边备气管切开包。

3. 严密观察血压、脉搏、呼吸、体温的变化，观察有无声音嘶哑、呛咳、呼吸困难等症状。

4. 手术当日禁食，术后 1 天进温凉流质，避免过热或刺激性食物，防止呛咳。

5. 引流管护理：术后切口引流接一次性负压引流器。观察引流液的性质与量。

6. 甲亢术后继续服复方碘化钾溶液 7 天，每日 3 次，从 15 滴开始逐日减少 1 滴直至停止。

7. 并发症的观察及预防：严密观察病情，防止呼吸困难、窒息、声音嘶哑、失音、音调降低、误咽、甲状腺危象、手足抽搐等并发症。

（三）健康指导

1. 练习颈部运动，防止瘢痕挛缩。

2. 如有声音嘶哑、音调变低者出院后应继续行理疗、针灸，以促进恢复。

3. 指导患者了解甲状腺功能减退的临床表现。门诊随访。

附 B：

腹腔镜下甲状腺手术护理常规

随着外科微创技术的进展，腹腔镜下手术越来越被外科医生所广泛使用。腔镜下甲状腺次全切除术是外科微创手术中的一项新技术。与传统的手术方法相比.因切口小、创伤小、切口疼痛较轻、术后不留疤痕、美容效果好,正逐渐得到患者的认可。

(一)手术方法

患者气管插管行全身麻醉,在胸骨切迹的下缘和左右乳头的上缘分别作约10mm(主切口)、5mm及3mm的切口,在主切口注入CO_2气体,置入10mm的腹腔镜,于左右乳头上缘切口分别置入超声刀及操作钳,应用超声刀游离皮下组织,建立手术空间。暴露肿块后切除肿块,将肿块挤至主切口下方取出。经胸骨切迹10mm的切口放入引流管引流1根。切口用小圆针细线缝合1针,用免缝胶带缝合皮肤。

(二)术前护理

见甲状腺手术护理。

(三)术后护理

1.吸氧:给予低流量吸氧且保持呼吸道通畅。有条件者,可以使用心电监护仪监测SPO_2,观察呼吸幅度和呼吸频率。有效低流量吸氧4~6小时即可恢复术后机体需要。

2.体位:术后患者去枕平卧4~6小时至全麻清醒,防止呕吐引起吸入性肺炎。对疑有上胸部皮下积血者,可以采取平卧位,上胸部加压包扎,以便于引流。

3.引流管的护理:引流管接一次性负压引流器,妥善固定,避免折、曲,引流管的长度应不短于25cm,以便于引流管挤压与病人的活动。观察引流物的颜色、性状和量,一般在术后48~72小时根据引流情况可以拔管。

4.并发症的观察及护理:

(1)出血:出血多发生术后24~48小时。术后应密切观察引流情况、呼吸情况、颈部及上胸部有无皮下积血等。一般皮下引流每小时引流量小于50ml,24小时引流量小于200ml。腔镜下甲状腺术因颈部无切口、引流管位置低。颈部活动影响相对较小,但应告知患者减少颈部活动.咳嗽时可用手掌呈V字形手势保护颈部以防止血管渗血。患者清醒6小时后可进流质饮食.以温热为宜,避免过热、过硬及刺激性食物。术后适当给予止血药物。

(2)喉头水肿及窒息:患者在术后12小时主诉咽喉部疼痛不适,惧咳痰且伴有呼吸加快。可给予低流量吸氧,鼓励病人轻咳排痰,遵医嘱雾化吸入每日3次,可稀释痰液,减轻喉头水肿。窒息可因气管塌陷、血肿压迫、喉返双侧神经损伤以及痰液阻塞等引起,应根据情况对症处理。术后病人床头应常规备气管切开包。

(3)神经损伤:了解喉返或喉上神经有无损伤,术后严密观察有无音调降低、失音、呛咳、误咽等。术后6小时可与患者简短交谈，让患者进温凉流质。如有异常情况，应立即报告医生，对症处理，同时做好患者健康教育和心理护理，以减轻心理负担。

（4）皮下气肿：腔镜下甲状腺手术使用二氧化碳气腔，压力过高可致颈部、胸部皮下气肿。少量气体可吸收，大量皮下气肿可使用抽吸放气，以免影响局部血液循环和组织愈合。

（5）甲状旁腺功能损伤：术中如甲状旁腺被误切、损伤或血液供应不足，皆可引起患者甲状旁腺功能低下出现低血钙，使神经肌肉的应激性增高，常表现为面、手足部麻木、强直，严重者全身抽搐，甚至昏迷。症状多发生在术后1～3天，在此期间应注意面、口唇周围和手足有无针刺感和麻木。如出现上述症状可使用钙剂对抗。同时限制含磷高的食物。如牛奶、瘦肉、蛋黄等。

（6）甲状腺危象：对原有甲状腺功能亢进者，术后应继续使用碘剂，甲状腺危象多发生在术后12～36小时。临床表现为高热、脉速、神志改变及消化道症状。一旦发现有甲状腺危象的表现，应立即报告医生并给予紧急处理。如物理降温、激素和碘剂的使用等。

（7）其他：色素减退，临床评估为术中使用超声刀凝血所致；颈前区皮肤有水泡，考虑可能与颈前皮下游离过浅灼伤皮肤有关，一般可自行恢复。

二、乳腺癌根治术护理

乳癌是指乳腺组织或导管内发生的恶性肿瘤。好发年龄在40岁～60岁。主要与性激素的变化、遗传因素以及乳腺囊性增生病恶变有关。而高脂饮食也是乳腺癌发病的重要因素之一。

临床表现为乳房包块多发生在乳房外上象限，且增长速度较快，皮肤显"橘皮样"改变，破溃时呈菜花状溃疡、恶臭。乳头出现凹陷，乳头溢液，淋巴结肿大，最早发生在同侧腋窝淋巴结，晚期有血行转移。

（一）术前准备

1. 按外科术前一般护理常规。

2. 心理护理。

3. 对于妊娠及哺乳期患者，应终止妊娠及断乳。

4. 备皮范围：见"备皮法"，如需植皮，取患侧乳房上的皮肤，应注意乳头及乳晕部的清洁；取患乳对侧大腿皮肤，备皮范围应包括会阴部的阴毛，手、膝关节。

（二）术后护理

1. 按外科一般术后护理常规。

2. 体位：全麻清醒后半卧位，椎管内麻醉平卧6小时后改半卧位，抬高患侧上肢。

3. 切口处用胸带加压包扎，注意患侧上肢皮肤的颜色、温度、脉搏，防止过紧引起肢体供血不良，过松不利皮瓣或皮片与胸壁紧贴愈合。

4. 观察患者有无气胸的征兆，以及胸闷、呼吸窘迫等。

5. 做好负压引流管的护理，根据患者需要调节负压，妥善固定，引流管长度以患者床上翻身的长度为宜，观察引流液的颜色、性质和量.引流量每小时超过100ml提示有活动性出血，应立即报告医生及时处理。引流管一般放置3～5天，引流液颜色变淡。24小时最小于10ml。局部无积血、积液可考虑拔管。

6. 上肢的功能锻炼：3天内患肢制动，3～5天后活动肘部以上，7天后活动肩部。拆线后加大肩部活动范围，指导患者进行患肢的爬墙运动、梳理头发等以恢复肢体功能。

（三）健康指导

1. 指导锻炼，防止瘢痕挛缩。

2. 遵医嘱口服他莫昔芬（三阿替洛尔）等药物。

3. 每月自查健侧乳房，避开月经前期及月经期。方法：坐位或直立位，健侧上肢自然下垂，对侧手平触乳房有无肿块及乳头处有无分泌物，忌刺激及捏乳房。

4. 健侧或患侧局部周围有包块者请及时门诊随访。

5. 化疗者按化疗期护理。

三、胃、十二指肠疾病手术护理

胃溃疡和十二指肠溃疡是常见的消化道疾病，发病率很高，好发于青壮年。

目前认为主要发病因素是胃酸和胃蛋白酶分泌过多、胃黏膜屏障作用的破坏以及近年发现的幽门螺杆菌感染。季节、情绪波动、饮食失调可诱发。胃、十二指肠溃疡经过严格的内科治疗，大多可以基本治愈。仅少数因有严重并发症或经内科治疗无效者，才需外科手术治疗。

临床以慢性过程、周期性发作与节律性疼痛为主要特征。主要并发症为出血、穿孔、幽门梗阻及癌变等。

按外科疾病手术一般护理常规。

（一）术前护理

1. 纠正贫血及营养不良.指导合理膳食。

2. 观察病情变化，注意有无急性穿孔、出血、幽门梗阻等并发症发生。

3. 幽门梗阻者.术前应置胃肠减压管，术前3日每晚用3%高渗盐水洗胃，以减轻胃壁水肿。

4. 胃癌波及横结肠时应做肠道准备。选择肠道不易吸收的抗生素口服。

5. 术前晚行清洁灌肠。

6. 术日晨禁食、水,置胃管及导尿管。

(二)术后护理

1. 血压平稳后取半卧位。

2. 病情观察。

(1)观察生命体征变化,每半小时测量血压、脉搏、呼吸1次。

(2)观察腹胀及肠蠕动情况,术后24～48小时禁食,术后第3～4日肠蠕动恢复后可拔除胃管,给予饮水及过渡到流质,术后第5～6日进半流质饮食,术后第7～9日根据病情进软食。忌进生硬、油炸、刺激性食物。

3. 保持各种引流管通畅,妥善固定,防止引流管扭曲、受压及脱落。

4. 鼓励早期活动,活动量根据个体差异而定。

5. 并发症护理

(1)胃出血:观察胃管引流情况及血压、脉搏变化。若短期内从胃管内流出大量鲜血、呕血或黑便,持续不止,趋向休克情况,应立即再次行手术止血。

(2)感染:注意切口情况及体温变化。

(3)吻合口梗阻:观察呕吐的性质及量,必要时置胃肠减压管。

(4)倾倒综合征:患者餐后应平卧10～20分钟,少食多餐,控制碳水化合物的摄入,使其逐渐适应,并观察进食有无出现上腹部胀痛、心悸、头晕、出汗、呕吐、腹泻甚至虚脱等症状。

(5)吻合口瘘:注意有无发热及腹膜刺激征,若出现严重腹膜炎,须立即进行手术。

(三)健康教育

1. 保持心情舒畅,适当活动,避免劳累及受凉。

2. 少食多餐,避免生冷、硬、辛辣等刺激性食物,忌食胀气、油脂及过甜食物,饭后卧床30分钟～1小时以预防倾倒综合征。

3. 保持大便通畅。

4. 注意有无腹痛、反酸、嗳气、恶心、呕吐、黑便、便血,发现异常及时就诊。

5. 定期复查。

四、胆囊摘除、胆总管探查术护理

胆石症是指胆道系统包括胆囊或胆管内发生结石的疾病。胆道感染是属于常见的疾病,按发病部位分为胆囊炎和胆管炎。

主要因素是细菌感染,胆汁淤积,胆汁成分发生变化而形成胆结石。结石形成后可影响胆汁排出,胆汁淤积、细菌繁殖又可加重感染。

临床根据结石大小、存在部位、有无引起梗阻而临床表现不同。胆囊结石常有明显症状，急性发作时出现胆绞痛；肝外胆管结石出现腹痛、寒战、发热和黄疸夏柯三联征；肝内胆管结石以右上腹持续性闷胀，痛伴畏寒、发热、败血症，休克等症状。

（一）术前准备

1. 了解病情，做好解释工作，使病人保持良好的心理状态。

2. 给予低脂、高蛋白、高维生素饮食，术前禁食、禁水6小时。

3. 遵医嘱做好抗炎处理。

4. 急性发作期的病情观察：腹痛的性质、范围、部位及程度，有无黄疸等。

（二）术后护理

1. 按外科一般术后护理常规。术后6小时改半卧位，全麻患者吸氧4～6小时。

2. 观察生命体征的变化，继续观察患者腹部体征及皮肤、巩膜黄疸情况，防治术后出血及胆管梗阻、胆瘘。

3. 有黄疸者，术后继续使用维生素K，观察鼻腔、口腔、切口及引流管有无出血，全身皮肤瘙痒者可用乙醇棉球轻擦，局部忌抓、忌水烫、忌肥皂擦洗，防止皮肤出血及感染。

4. 保持胃管、T型管、腹腔引流等有效，观察引流液量、色和性质。

5. 饮食：恢复胃肠道功能后给予低脂流质，渐给予低脂半流，低脂普食。

6. 根据患者个体情况术后第2天或第3天可协助病人下床，刺激肠道功能恢复。

7. T管引流8～10天可拔管，拔管前行试夹管，T管造影。造影后T管开放引流24小时。延期拔管、带管出院病人根据相关因素加强健康指导。

（三）健康指导

1. 忌进高脂、油腻食物，如感上腹部饱胀、消化不良者，服消炎利胆片、多酶片等。

2. 勿暴饮暴食、忌烟酒辛辣等刺激性食物。

3. 如大便不成形或腹泻者，注意调整饮食，一般术后1个月此症状会慢慢消失。

4. 休息1个月，一般3个月后恢复正常工作。

五、腹腔镜胆囊切除术护理

腹腔镜胆囊切除术（Laparoscoplc Cholecystectomy，LC），是在电视腹腔镜引导下，利用专用器械，通过腹壁小切口在腹腔内施行胆囊切除的微创手术。它具有创伤小、手术操作简单、术后疼痛较轻、恢复较快、住院时间短、瘢痕小等优点。

（一）手术方式

气管插管全麻，分别在患者脐上缘、右肋缘下、锁骨中线位及右腋前线位、上腹正中近剑突处作直径 5mm～10mm 的 4 个切口，经脐旁切口插入气腹针建立气腹，再置入腹腔镜，经另 3 个小孔分别置入带电凝的钳、剪及分离钩，将腹腔镜与电视摄像系统连接，通过监视器荧光屏观察腹腔内情况及胆囊切除的手术操作，最后通过腹部小切口将胆囊拉出体外。

（二）术前护理

1. 心理护理：多数患者并不了解 LC 的手术过程，因而心存疑虑，包括对麻醉以及对结石是否能取出的担心。因此术前指导十分必要。应该向患者介绍手术的适应症、手术方式、可能发生的并发症以及注意事项，可让其与病房中腹腔镜术后的患者交流，以消除病人和家属的思想顾虑。

2. 术前检查：术前行 B 超检查或 CT 检查，了解胆总管、肝内胆管有无结石、胆管急性炎症或疑有癌变，如有，应避免做 LC。常规检查心电图、胸片以及生化等，了解重要脏器功能情况，了解影响手术的潜在因素，使病人能安全接受手术。

3. 术前常规准备：

（1）术区备皮。按上腹部手术范围备皮，因在脐旁置入腹腔镜，故特别注意脐部卫生，以松节油棉签或双氧水棉签清洗脐孔后，再用碘伏棉签擦拭，注意动作轻柔，以免擦破脐孔皮肤。

（2）胃肠道准备。术前 1 天进易消化的少渣半流，术前禁食 6 小时，一般不需常规置胃管或灌肠。

（3）术前锻炼。嘱吸烟患者戒烟，练习胸式呼吸及咳嗽、咳痰等动作，讲解床上翻身和下床活动的技巧。

（三）术后护理

1. 全麻后常规护理：患者去枕平卧，吸氧 4～6 小时，术后 6 小时取半卧位。

2. 吸氧：术后持续吸氧 2～3L／分，可提高氧分压，加速 CO_2 排出。术后应常规给氧 4～6 小时，且密切观察呼吸情况。

3. 生命体征的监测：术后监测 P、R、BP，4～6 次，每 2 小时 1 次至平稳，对于脉率快、血压下降者，应注意有无腹腔内出血。

4. 引流管的观察：LC 术后一般不放置引流管，但对于粘连较重者、术中估计有出血、胆漏时需放置引流管。要防止引流管扭曲、堵塞，定时挤压，观察引流液的性质、颜色、质量，一般于术后 24～48 小时引流量小于 20ml，后可拔除。

5. 术后并发症的观察护理：因 LC 操作的不直接性及其所特有的技术、环节等因素，故存在特殊的并发症。

（1）腹腔内出血：这是 LC 较为常见的并发症，多为术中钛夹位置不当或脱落，引起胆囊床渗血所致。术后应观察血压情况、敷料颜色以及引流液的颜色与量。对于术后 24 小时出现血性引流液突然增多（大于 200mL），同时伴有脉搏增快、血压下降或敷料渗液较多，应及时通知医生处理，必要时再次手术。

（2）胆道损伤、胆漏：这是最为严重的并发症之一，主要原因是肝外胆管和胆囊管处理不当。主要表现为胆汁性腹膜炎。术后应严密观察有无腹痛、腹胀、腹膜刺激症以及皮肤、巩膜的颜色和引流液的性质。发现异常，及时通知医生，必要时手术处理。

（3）皮下气肿：这是由于术中气腹压力过高或穿刺针未进入腹腔，使 CO_2 向皮下组织扩散所致。严重者会出现面、颈、胸、腹等处明显肿胀伴呼吸困难、血压升高、心率加快，如有上述情况，应给予低流量吸氧，半卧位，备好吸痰器。

（4）急性水肿性胰腺炎：可能是术前合并胆总管小结石或手术过程中的胆囊内小结石脱落、胆囊切除后胆道动力学改变，使胆汁逆流入胰管所致，一般发生在术后 5～7 天，有急性胰腺炎的临床表现，故术后应严密观察腹痛的性质、部位以及辅助检查的结果。可给禁食、胃肠减压、抑酸等内科保守治疗；胆总管小结石可经十二指肠镜取石。

（5）肩部酸痛：肩部酸痛是 LC 术后轻微的并发症，可能是残留于腹腔的 CO_2 刺激双侧膈神经终末细支所致。一般 3 天可自动缓解。应给患者做好解释工作，也可做适当的按摩和理疗。

（四）健康指导

1. 注意劳逸结合
2. 低脂饮食
3. 门诊随诊

六、原发性肝癌手术护理

原发性肝癌是我国常见的恶性肿瘤之一，分别占男、女性恶性肿瘤的第三，四位。高发于东南沿海地区。可发生于任何年龄组，以 40～49 岁男性多见。

原发性肝癌的病因和发病机制迄今未明，可能与病毒性肝炎、肝硬化、黄曲霉菌、亚硝胺类致癌物、水土等因素密切相关。

临床表现早期缺乏特异性表现，晚期可有局部和全身症状，包括肝区疼痛、肝脏肿大、消化道症状、全身症状、其他症状等，常见并发症有肝性脑病、上消化道出血、癌肿破裂出血及继发性感染等。

（一）术前准备

1. 按外科术前护理常规。

2. 疼痛护理：遵医嘱给予止痛药或采用镇痛泵镇痛。

3. 心理护理：护士应热情、耐心、服务周到，使之树立起战胜疾病的信心；介绍成功病例或请成功者现身说法，消除病人恐惧紧张心理；对行化疗和放疗所致头发脱落者，应做好心理护理，以消除其顾虑。

4. 提供适当的营养：采取高蛋白、高热量饮食。对无法经口进食或进食少量者，可考虑使用全胃肠道外的静脉高营养法（TPN）。

5. 注意黄疸程度、出血倾向。为防止术中渗血，可肌注维生素 K_3 或维生素 K_1。按医嘱给予白蛋白、血浆、全血和保肝药物。术前给予清洁肠道，以减少血氨来源，避免诱发肝昏迷。

6. 做好各项术前准备。

（二）术后护理

1. 按外科术后护理常规。

2. 密切观察病人的心、肺、肾、肝等主要脏器的功能情况，注意血压、脉搏、呼吸、体温、心电图及生化和尿的颜色、量、比重等的变化。

3. 密切观察腹腔引流量及性状：如引流量逐日减少，且无出血及胆汁，引流管一般可在手术后 3~5 天内完全拔出；如为开胸手术，在排除胸腔积液和肺不张后，可在术后 2~3 天内拔出胸腔引流管；如血性渗液逐日增加，疑有内出血时，应及时向医师报告，必要时行手术探查止血。

4. 肝断面出血，按医嘱正确使用止血剂、维生素 K_3 及输入新鲜血液。术后 2 天若血压平稳可给予半卧位，但不宜过早起床活动，避免剧烈咳嗽，防止肝断面出血。

5. 肝脏切除术后易引起低血糖，护理的主要措施如下

（1）密切监测血糖及尿糖，必要时 6 小时检查 1 次，严密观察病人有无心悸、乏力、出汗及饥饿等症状。发现问题及时报告医师。

（2）输入葡萄糖时应做到持续均匀输入。防止血糖急剧上升或下降。

6. 继续应用抗生素防治肝创面、胸部、腹部及切口感染。术后注意观察病人的体温、脉搏及腹部状况。如手术 3 日后体温持续不降、白细胞升高、腹部胀痛，应考虑为有感染可能。

7. 术后 2 周内应补充适当的白蛋白和血浆，以提高机体的抵抗力；广泛肝切除后，可使用要素饮食或静脉营养支持。

8. 胆汁瘘是肝脏切除术后常见的并发症。应注意观察腹腔引流液的性质；保持引流管通畅，记录引流液的量及性质；观察有无剧烈腹痛、发热等胆汁漏、胆汁性腹膜炎症状。

9. 肝功能衰竭是术后威胁生命的严重并发症。术后早期密切观察病人神志

情况如有无嗜睡、烦躁不安等肝昏迷前驱症状；严密观察其血氨的变化，血氨高，可遵医嘱给予生理盐水 100mL 加入食醋 50mL，每日灌肠 1～2 次，再按医嘱配合药物治疗；半肝以上切除的病人，需持续吸氧 3～4 天，定时检测血氧饱和度，使其维持在 95％以上，以增加门静脉血氧饱和度。补充血容量以增加门静脉回流，并按医嘱补充葡萄糖、氨基酸、维生素 C 以及白蛋白、血浆等保肝药物，以促进肝细胞代偿和再生能力。避免使用巴比妥类及对肝细胞有害的药物。

七、肝脏移植手术护理

肝移植分为原位肝移植和异位肝移植。原位肝移植是目前治疗终末期肝病最有效的方法，指切除病肝后于原解剖位置植入供肝。异位肝移植是指将供肝植入受体脊柱右侧或右侧盆腔内，而原有病肝不予切除。

按外科疾病手术一般护理常规。

（一）术前护理

1. 让患者及家属了解肝移植的必要性，以解除疑虑，树立信心，讲解术前准备及术后配合，以提高移植成功率。

2. 给予高碳水化合物、高蛋白、低脂和高维生素饮食，以改善营养状况。

3. 术前 3 日肌肉注射维生素 K_1，以纠正凝血功能异常。

4. 遵医嘱应用免疫抑制剂及抗生素，协助做好各项检查。

5. 术前给予眼药水滴眼、制霉菌素溶液漱口，皮肤皱褶处用 75％酒精擦拭。

6. 肠道准备：口服肠道不吸收抗生素，术前晚、术日晨用生理盐水清洁灌肠。

（二）术后护理

1. 专人护理，严格执行保护性隔离制度。

2. 给予高蛋白、高碳水化合物、高维生素、适量脂肪饮食，以利肝功能恢复。

3. 病情观察。

（1）监测体温：术后 30 分钟测体温 1 次，体温下降明显或不能保暖。

（2）监测呼吸：如出现呼吸困难应给予呼吸机辅助呼吸。

（3）监测神志：准确记录其清醒时间，如长时间不清醒，应考虑有无缺血性脑病、脑水肿、肝性脑病等，应及时协助处理。

（4）严密监测心率、血压、中心静脉压等变化。

（5）观察有无黄疸，详细记录黄疸发生的时间和程度。

（6）监测肝功能，及时补充白蛋白、维生素，以纠正凝血机制异常，尽早应用护肝及利胆药物。

4. 应用免疫抑制剂，以环孢素 A 为主，服以硫唑嘌呤和甲泼尼龙的三联用药，观察药物的副作用，每日测定环孢素A全血低谷浓度，持续至术后3个月。

5. 保持各种引流管通畅，观察引流液量、颜色及性质，并详细记录每小时出入量（包括尿液、胃液、胆汁及腹腔各种引流液）。

6. 并发症护理

（1）急性排斥反应：观察神志，皮肤、巩膜有无黄染，腹部体征，体温，胆汁量及肝功能情况，出现异常立即遵医嘱给予甲泼尼龙作激素冲击疗法。

（2）血管吻合口破裂：观察生命体征及腹部体征变化，注意切口渗血及腹腔引流液情况。

（3）肝动脉血栓形成：如体温突然升高、肝功能异常、肝脾肿大、腹痛等，一旦发生，及时协助处理，遵医嘱应用低分子葡萄糖酐、复方丹参静脉滴注，口服阿司匹林、潘生丁，每周行彩超检查肝动脉血流情况。

（4）感染：严格执行消毒隔离制度，及时应用广谱抗生素及抗病毒药物，并给予2％碳酸氢钠溶液漱口及制霉菌素涂手足指（趾）甲及皮肤皱褶处。

（三）健康指导

1. 恢复期，注意体力锻炼，适当户外活动，避免劳累。

2. 采用高蛋白、高碳水化合物和低脂饮食，避免生、冷、刺激性食物及饮酒。每周测体重一次。

3. 指导患者正确服药，注意观察有无肝肾毒性、血压升高等不良反应。

4. 做好出院指导，详细介绍出院后的注意事项。告知患者，定时来院复诊；正确服用免疫抑制剂；尽量避免到公共场所；注意"T"管保护等。

八、急性胰腺炎手术护理

急性胰腺炎分为单纯水肿型和出血坏死型两类，前者多见，经内科治疗后大多数均能痊愈；后者病情严重、凶险，进展快，并发症多，常因并发休克、多脏器功能衰竭而危及生命。

主要病因为胰液排出受阻，过量饮酒，暴饮、暴食，创伤，胰腺缺血及其他因素如代谢紊乱、高脂血症、某些药物所致。

临床以腹痛、恶心、呕吐与腹胀、发热与黄疸、休克、腹膜刺激征、出血征象为主要特征。

（一）术前护理

按外科手术前一般护理常规。

1. 禁食，胃肠减压。

2. 遵医嘱抑酶、抗感染，纠正水、电解质紊乱。

3. 对症处理，促进胃肠道功能的恢复。腹胀者，可使用生大黄导泻。

4. 监测血尿淀粉酶、血糖、肝、肾功能及生化指标，监测SPO_2、尿量、生命体征，了解重要脏器的功能。

5. 黄疸者术前常规补充维生素 K，改善凝血功能。

6. 手术日晨置胃管及导尿管。

（二）术后护理

1. 按外科手术后一般护理常规及麻醉后护理常规。

2. 禁食，胃肠减压。

3. 半卧位。

4. 严密观察体温、脉搏、呼吸、血压、监测血尿淀粉酶、血糖与尿糖，了解重要脏器功能情况，遵医嘱对症治疗。

5. 完全胃肠外营养以及肠内营养按有关章节护理常规。

6. 各种引流管的护理：

胃管、尿管、腹腔双套管（冲洗引流管）、T 型管的护理参照有关章节。

肠造瘘管、胰引流管的护理：

（1）保持引流管的通畅。

（2）观察引流液的量、颜色、性质，并记录。

（3）更换引流袋及倾倒引流液时需注意无菌操作，防止逆行感染。

（4）空肠造瘘管早期作胃肠减压使用，待恢复肠蠕动后可给予要素饮食，2 周～3 周后恢复饮食可拔除空肠造瘘管。

（5）胰引流管待 2 周后引流液转为无色透明、量逐日减少、腹部无阳性体征、切口愈合好即可予以拔管。

7. 急性出血坏死性胰腺炎术后行腹腔冲洗时，要正确记录冲洗量及引流量，病情较重者记录出入量。

（三）健康指导

1. 饮食宜清淡，忌油腻，勿暴饮暴食。

2. 忌烟酒等刺激性的食物。

3. 积极治疗肠道蛔虫、胆总管结石等病症。

4. 遵医嘱服药。

九、腹部损伤护理

腹部损伤是指腹部受到外界各种致伤因素所致的损伤，主要是外界直接暴力作用于腹部引起的腹壁或内脏的损伤；利器或爆震作用于腹部引起的穿透性损伤。

常见的腹部损伤根据腹腔与外界是否相通分为开放性和闭合性损伤，根据损伤的脏器分为实质性脏器损伤（如肝、脾、胰、肾的损伤）和空腔脏器损伤（如胃、肠、膀胱、胆囊的损伤）。

临床以休克、急性腹膜炎及内出血为主要特征。

按外科疾病手术一般护理。

（一）术前护理

1. 卧床休息，避免搬动。

2. 观察期间应禁食、水，必要时行胃肠减压。

3. 禁用镇痛剂，以免掩盖病情；禁止灌肠，以免加重病情。

4. 病情观察：

（1）定时测量体温、脉搏、呼吸、血压，注意有无休克发生。

（2）观察腹痛的性质、部位、范围，有无压痛、肌紧张及反跳痛等。

（3）观察有无合并伤及程度和进展情况。

（4）监测各种相关的生化指标，必要时行腹腔穿刺，观察穿刺液的性状。协助诊断。

5. 选择有效抗生素，防止腹腔内感染。

6. 如需手术治疗，做好术前准备。

（二）术后护理

1. 按麻醉后护理常规，血压平稳后取半卧位。

2. 禁食、胃肠减压，并观察肠蠕动恢复情况，根据病情逐步恢复饮食。

3. 观察生命体征、尿量和中心静脉压，若出现血压下降、高热、少尿、无尿时均应做出相应处理。

4. 保持腹腔引流通畅，观察引流液的量、颜色及性质，同时了解腹痛情况及腹部体征的变化。

5. 根据病情记录出入量。维持水、电解质及酸碱平衡。

6. 鼓励患者早期离床活动。防止术后肠粘连，减轻腹胀，促进肠蠕动的恢复。

（三）健康指导

1. 平时多食易消化、营养丰富的食物。

2. 保持大便通畅，如有腹痛、腹胀、排气停止，应及时就诊。

3. 适当活动，防止术后肠粘连。

十、腱破裂手术护理

（一）术前观察和护理

1. 监测生命体征：每 15 分钟或 30 分钟测 1 次 P、R、BP，有条件者使用监护仪。

2. 患者平卧，休克者按休克体位。

3. 保持呼吸道通畅，吸氧。

4. 快速建立两组静脉通道：遵医嘱扩容、升压、止血等处理。

5. 抽取血标本，进行血交叉试验、凝血试验、血常规测定等。

6. 禁食、禁灌肠、禁止热敷。

7. 快速完善术前常规准备：药物过敏试验、皮肤准备等。

8. 安慰患者，减轻患者恐惧心理。

（二）术后观察和护理

1. 根据麻醉种类，按全麻或硬膜外麻醉护理常规。

2. 保持呼吸道通畅，吸氧。

3. 检测 T、P、R、BP，有条件者使用监护仪，了解 SPO_2 情况。

4. 保持腹腔引流管通畅，观察、记录引流液的色、量与性状。一般术后 24 小时后。引流液的色变淡、量减少。

5. 术后 48 小时内禁食。待胃肠道功能恢复，肛门通气后，可进少量流质、半流。鼓励患者进食利于机体恢复的高蛋白、高热量、高维生素的饮食。

6. 患者卧床休息，术后 72 小时后适当下床活动，预防并发症及促进肠蠕动。

7. 预防和及时处理便秘，保持大便通畅，防止有继发性出血。

8. 注意口腔、皮肤卫生，观察体温，遵医嘱使用抗生素。避免和预防感染。

9. 检测血小板、血象及血红蛋白等情况。

10. 出现继发性出血迹象时，立即卧床休息，避免搬动患者，以免加重出血。

十一、门静脉高压症手术护理

正常门静脉压力约为 $1.27 \sim 2.35 kPa(13 \sim 24 cmH_2O)$，当门静脉血流受阻，血液淤滞，压力大于 $24 cmH_2O$ 时，称为门静脉高压症。肝门静脉简称门静脉，主干包括 4 个交通支：胃底。食管下段交通支；直肠下端、肛管交通支；前腹壁交通支；腹膜后交通支。约 90% 以上的门静脉高压症由肝硬化引起。

主要临床表现有脾肿大、脾功能亢进，呕血和便血，腹水以及其他症状，如肝大、黄疸、蜘蛛痣等。

（一）术前准备

1. 按外科术前护理常规。

2. 观察出血倾向，防止曲张静脉破裂急性大出血；观察皮肤、牙龈有无出血及黑便等内出血的征兆；尽量避免使用肌肉注射，必须注射时，应尽量使用最小针头。注射后采用压迫法 5～10 分钟，不能按摩。

3. 合并有食管静脉曲张的病人，应特别注意指导病人避免食用粗糙或刺激性的食物，避免用力解便、打喷嚏、抬重物等增加腹内压的运动；观察病人是否有黑便、呕吐现象。及时发现异常，及时处理。必要时做好急症手术准备。

4. 合理供给营养。给予高糖、高维生素和高蛋白（肝昏迷病人除外）易消化饮食，总热量一般在 2000～3000 卡。

5. 适当补充液体和电解质，严密观察水、电解质紊乱的症状和征象。对腹水和水肿病人，记录出、入量，并依据医嘱限制钠的摄入量。对使用利尿剂的病人，严密观察其水电解质的变化，避免低钾低钠现象。

6. 休息与活动。宜卧床休息，适度活动，避免劳累，以免加重肝脏负担。

7. 协助病人做好心、肺、肝、肾等重要脏器功能的检查，术前一周起应用维生素 K3。

（二）术后护理

1. 按外科术后护理常规。

2. 监测呼吸、脉搏、血压，观察面色、肢端毛细血管充盈时间等休克体征，并观察有无胃肠出血等症状。

3. 发热是术后常见的反应，一般 38℃ 左右，2～3 日后恢复正常，如持续发热在 38.5℃ 以上，多为并发症所致。如手术切口感染、胸膜炎或肺部感染、深静脉血栓性静脉炎、肝细胞损害等，须加以注意。

4. 严防肝昏迷。手术和麻醉均可影响肝脏功能，尤其是分流术后，肝血流动力学改变，肠道所产生的氨等有害物质直接进入体循环。所以要注意有无肝昏迷的征象。如行为改变、嗜睡、冷淡、神志恍惚、瞻望、扑翼样震颤、肝性口臭等。紧急处理的措施如下

（1）限制牛奶、鸡蛋的摄入，采用低蛋白、糖类为主的食物，且应少量多餐。

（2）限制输入水解蛋白、库存血。

（3）减少客人来访，注意安全，定期呼唤并观察意识的改变。

（4）使用缓泻剂灌肠和口服乳果糖以促进氨气排泄，合理使用抗生素，防止感染。

5. 门奇静脉断流术后可发生胃瘘，为结扎血管使局部胃壁缺血坏死所致，其表现为膈下引流液量增加，或引流管驱除后有左上腹疼痛、发热、白细胞增高，B 超可确诊。可出现腹水或水肿，严重者可导致切口延迟愈合、感染。

6. 补液注意事项：保持输液通畅，按医嘱注意补充葡萄糖、氨基酸、维生素 C 及白蛋白、血浆等保肝药物，维持水电解质平衡。

7. 做好病人的生活护理。

（三）健康指导

1. 指导病人及家属认识门静脉高压症的症状和严重程度。

2. 指导病人合理饮食。饮食要有规律，少量多餐，以糖类食物为主；无渣饮食，避免食用粗糙、坚硬、油炸和辛辣的食物；肝硬化者应根据病人不同病情、病程分别给予高蛋白饮食、低蛋白饮食或限制蛋白饮食。

3. 指导病人建立健康的生活习惯。避免劳累和过度活动，保证充分休息；鼓励病人自我照顾；指导病人戒烟酒，认识其必要性；病人不能穿过紧衣服。

4. 指导病人或家属学会发现出血先兆和主要护理措施。

十二、结肠、直肠癌根治术护理

（一）术前准备

1. 按外科一般术前护理常规。

2. 无结肠、直肠梗阻者术前 3 天进步渣半流质，术前 1 天流质，手术日晨前 12 小时禁食。

3. 口服肠道抗菌药物，遵医嘱按时正确给药。

4. 口服肠道灌洗液清洁肠道。

5. 纠正营养状况，监测重要脏器功能。

6. 手术日晨置胃管、导尿管。

7. 术前心理护理及健康指导。

（二）术后护理

1. 按外科术后一般护理常规。

2. 按全麻或椎管内麻醉术后常规护理。术后 24 小时如病情稳定，改为半卧位，有利腹腔引流。

3. 严密观察生命体征的变化，切口渗出情况，必要时记录出入量。

4. 引流管护理：保持腹腔引流管或盆腔引流管、导尿管、胃管的有效引流。

5. 会阴部护理：保持会阴部清洁、干燥，及时换药，预防褥疮的发生。

6. 饮食：一般术后 3～4 天待胃肠道蠕动、恢复肛门排气或结肠造口开放后，给予流质，1 周后进半流质或软食。

7. 有人工肛门者，按人工肛门护理常规。

8. 化疗者按化疗护理常规。

（三）健康指导

1. 指导病人正确进行造口护理

2. 指导病人进行适量运动及社交活动。

3. 发现人工肛门狭窄或排便困难者及时就医。

4. 使用化疗者，定期复查白细胞及血小板计数。

十三、人工肛门护理

1. 严密观察造口血液循环、颜色等情况，是否有出血、水肿、萎缩、坏死等并发症。

2. 观察造口袋内有无气体或粪便排出，了解肠蠕动恢复情况。

3. 早期造口周围需用凡士林纱布保护，勤换药，直到周围切口愈合。

4. 造口袋内排泄物要及时倾倒或更换造口袋，减少排泄物对造口周围皮肤刺激，周围皮肤用氧化锌外涂。

5. 使用造口袋前，应测量造口大小，剪口要比造口大 1～2mm，夹紧开口端。

6. 饮食指导：术后由流质－半流－普食，饮食量均衡，避免刺激饮食（如辛辣、咖啡等），禁食坚果类食物（如：花生、杏仁等），少食洋葱、大蒜等易产气食物。进食应有规律，以便养成定时排便的习惯。

7. 术后 3 个月内定期进行扩肛，动作轻柔，防止人工肛门狭窄。

8. 术后适当活动，但避免超负荷运动，防止过度增加腹压，导致人工肛门结肠黏膜脱出。

9. 指导患者及家属进行造口的基本护理和观察，教会其正确使用造口袋。

十四、阑尾切除手术护理

急性阑尾炎是外科最常见的急腹症之一，多发于青壮年，以 20～30 岁为多，男性比女性发病率高。

根据急性阑尾炎发病过程的病理解剖学变化，分为四种类型：急性单纯性阑尾炎；急性化脓性阑尾炎；坏疽性及穿孔性阑尾炎；阑尾周围脓肿。

（一）术前护理

1. 按外科手术前一般护理常规。

2. 观察腹部症状与体征，防止阑尾穿孔并发腹膜炎。

3. 术前 6 小时禁食禁水，禁服泻药和灌肠。

（二）术后护理

1. 按外科手术后一般护理常规。

2. 按麻醉后常规护理。

3. 观察切口有无渗血渗液，敷料潮湿者及时换药。

4. 饮食：手术当日禁食，第 2 天食流质，禁胀气食物。

5. 鼓励早期下床活动，防止肠粘连。

6. 鼓励老年患者咳嗽，防止坠积性肺炎。

（三）健康指导

1. 慢性阑尾炎手术后更应加强活动，防止肠粘连。

2. 术后近期内避免重体力劳动，特别是增加腹压的活动，防止形成切口疝。

十五、腹股沟疝修补术护理

（一）术前准备

1. 按外科手术前一般护理常规。

2. 术前 2 周禁止吸烟，有气管炎、支气管炎、慢性咳嗽等及时治疗控制。

3. 注意保暖，防止感冒咳嗽。

4. 多食粗纤维食物。保持大便通畅。

5. 备小沙袋（约 500g 重）。

（二）术后护理

1. 按外科手术后一般常规护理。

2. 术后平卧位，膝下垫枕，使髋关节屈曲，减轻疼痛。

3. 切口处置小沙袋，压迫 24 小时后阴囊抬高。

4. 保持会阴部清洁干燥，防止切口感染。

5. 术后 6 小时可进流质或半流质，第 2 天可进普食，多食粗纤维食物。

6. 注意保暖，防止受凉引起咳嗽，保持大便通畅，若有便秘用通便药物。

7. 术后卧床休息 3 天，3 天后可起床轻度活动，7 天后可适当活动。如行无张力疝修补术后第二天可下床活动。

（三）健康指导

1. 出院后半年内避免重体力劳动，如提重物、抬重物及持久站立等。

2. 多食粗纤维食物，如芹菜、笋等，保持大便通畅。

3. 避免受凉感冒，防止咳嗽、打喷嚏致腹压升高导致疝复发。

十六、肠梗阻手术护理

肠梗阻是指任何原因引起的肠内容物通过障碍，统称为肠梗阻，是外科常见的急腹症之一。

按病因分为机械性肠梗阻、动力性肠梗阻和血运性肠梗阻；按肠壁血运有无障碍分为单纯性肠梗阻和绞窄性肠梗阻；按梗阻部位分为高位小肠梗阻、低位小肠梗阻和结肠梗阻。

临床以腹痛、呕吐、腹胀，排气、排便停止为主要特征。

（一）术前准备

1. 禁食、胃肠减压，观察引流液的量与性质。

2. 建立静脉通道，补液，纠正水、电解质紊乱及酸碱失衡，必要时输血或血浆等，防止休克。

3. 病情观察

（1）观察患者体温、脉搏、呼吸、血压的变化，注意有无休克先兆。

（2）观察腹痛的性质、程度及范围，有无腹膜刺激症状。

（3）观察呕吐物的量、颜色及性质等。

4. 遵医嘱应用抗生素及解痉剂。

5. 无休克者取半卧位，以减轻腹痛、腹胀，有利于呼吸及炎性渗液的局限。

6. 如需手术治疗，做好术前准备。

（二）术后护理

1. 按麻醉后护理常规，血压平稳后取半卧位。

2. 禁食、胃肠减压，保持其效能，并观察肠蠕动恢复情况。根据病情进行饮食指导。

3. 保持腹腔引流管通畅，注意其引流量、颜色及性质。

4. 病情观察：

（1）监测生命体征变化。

（2）观察腹部体征，注意有无腹胀、腹痛、肛门排气等情况。

（3）注意有无肠瘘、腹腔感染等并发症发生。

5. 维持水、电解质平衡，应用有效抗生素防止感染。

6. 鼓励患者早期下床活动。防止肠粘连。

（三）健康教育

1. 给予易消化的饮食，避免暴饮、暴食。

2. 避免饭后剧烈活动。

3. 养成良好的卫生习惯，保持大便通畅。

4. 若有腹痛等不适，及时就诊。

十七、下肢大隐静脉曲张手术护理

（一）术前护理

1. 按一般术前护理常规。

2. 避免长时间站立及便秘，避免腹内压升高。

3. 自足部开始穿上弹力袜或包扎弹性绷带，并抬高患肢。

4. 协助医生处理静脉曲张性溃疡。

5. 保护皮肤，预防受损。

6. 了解深静脉回流情况。

（二）术后护理

1. 按一般术后护理常规。

2. 患肢弹力绷带加压包扎，并抬高患肢 20°～30°，以促进静脉回流，减少水肿。

3. 注意患肢血液循环情况，观察足趾颜色、皮温、感觉及运动情况。

4. 督促床上做足部背曲运动，促进血流速度。

5. 术后 24 小时下床活动，防止深静脉血栓形成。

6. 弹力绷带包扎 2～3 周。

7. 术后避免长时间站立及重体力活动。

十八、胆囊胆道引流管的护理

1. 妥善固定引流管。引流管安置部位，分别写明标志，如胆囊造瘘管、胆总管 T 形管、胆肠吻合口内支撑管等，并分别接床边无菌引流袋，妥善固定引流管，防止滑脱。

2. 保持引流管的通畅，如发现引流不畅，可以用手挤捏导管或用无菌盐水冲洗，但压力不宜过大，以免引起胆管炎。

3. 严格观察引流量并记录。并注意其颜色、性质。定期更换引流瓶，注意无菌操作。

4. 引流管长期放置会造成胆汁的大量丢失，影响消化功能，如单纯行 T 型管引流者术后 7 天左右即可用抬管方法，减少胆汁丢失。

5. 胆道引流管的拔除。胆囊造瘘管一般在术后 2 周以后拔除。胆总管 T 型管于术后 10～14 天拔除，如体温正常，黄疸消失，胆汁每天减少至 200～300ml 左右，先行夹管 1～2 小时，细心观察，若无饱胀、腹痛、发热、黄疸出现，全日夹管 1～2 天后拔管，或术后 10～14 天行常规 T 型管逆行胆道造影，开放引流胆道造影剂 1～2 天后拔管。拔管前先引流胆汁 1～2 小时后再拔管，拔管时应注意用手下压腹壁，轻轻拔除，防止暴力，以免将导管窦道撕断，造成胆汁性腹膜炎。拔管后用无菌纱布包扎引流口处，并及时更换敷料，注意严格无菌操作。

十九、逆行性胰胆管造影术（ERCP）护理

（一）术前护理

1. 详细向病人介绍操作步骤及术中可能出现的问题，以取得病人最大限度的配合。

2. 详细询问病人有无碘过敏史，并做碘过敏试验。

3. 对疑有胆道梗阻或胰腺假性囊肿者，术前 1 小时开始静脉滴注抗生素，如头孢类或喹诺酮类抗生素。

4. 病人最好于术前一天晚上开始禁食，最少亦需要禁食 4 小时。

5. 患者采取左侧卧位，以便于操作，减轻病人不适。

6. 乳头切开术前常规检测血小板计数、凝血酶原时间和出血时间、凝血时间，若有异常应及时纠正。

7. 常规准备好各种并发症的应急措施。

8. 术前 1 小时常规应用广谱抗生素。

（二）术后护理

1. 一般护理

（1）观察腹痛及体温情况。对腹痛较轻的患者，可予镇静和解痉剂，一般不主张使用强镇痛药；严重的腹痛，须观察腹肌紧张情况，防止胆管炎、胰腺

炎等并发症。

（2）术后 6 小时后可进食流质。

（3）术后应用抗生素及有效的胆汁引流，可明显减少 ERCP 术后脓毒血症的发生。

2. 乳头切开术后护理

(1) 24 小时内监测生命体征，禁食 48 小时后可予温凉流质。

（2）观察有无黑便，若有黑便，则为出血现象，应予止血剂应用。

（3）观察有无腹痛等穿孔征象。

（4）监测血清淀粉酶，预防术后胰腺炎。

（5）抗生素应用预防胆道感染。

二十、完全胃肠外营养（TPN）护理

完全胃肠外营养（TPN）是指完全从静脉供应患者所需的全部营养素，包括丰富的热量、氨基酸、维生素、电解质及微量元素，使患者在不进食的情况下仍然可以维持良好的营养状况，增加体重，愈合创伤，幼儿可继续生长发育。

（一）适应证

1. 各种原因不能从胃肠道正常摄入营养者，如胃、肠、胰外瘘、全胃或小肠大部分切除、胃肠道梗阻等患者。

2. 严重创伤、烧伤及严重感染者。

3. 溃疡性结肠炎及长期腹泻等患者。

4. 特殊病例如肝、肾功能衰竭、急性出血性坏死性胰腺炎及恶性肿瘤接受化疗而全身情况极差等患者。

（二）置管前护理

1. 心理护理：向患者解释营养支持的重要性，消除紧张和恐惧，配合治疗。

2. 皮肤准备：用肥皂、清水擦洗干净，备皮。

3. 营养液准备：在严格无菌操作条件下，将营养液高渗葡萄糖、氨基酸与脂肪乳剂等混合装入 3L 袋内备用。

4. 物品准备：常规消毒物品、局麻药、导管、输液泵、终端过滤器、静脉营养液等。

5. 了解患者肝、肾功能情况。

（三）置管时护理

1. 妥善安置体位，常规消毒置管区皮肤。

2. 指导患者呼气憋住，进行穿刺，并观察不良反应。

3. 穿刺成功后连接输液管，观察输液是否通畅，导管位置是否合适。

4. 穿刺点以碘酊、酒精消毒后无菌纱布覆盖，以透气透明膜外固定。

（四）置管后护理

1. 密切观察患者生命体征及局部情况，注意有无胸闷、呼吸困难、肢体活动障碍等。

2. 置管处敷料每日或隔日更换，导管入口处每周 2 次送细菌培养。

3. 输液导管每日更换，并防止回血，避免堵塞导管。

4. 输液过程中定期监测血糖、尿糖、电解质、肝肾功能。

5. 输液完毕，正确封管。

6. 准确记录出入量。

7. 密切观察有无并发症发生。

（1）与导管有关的并发症：如空气栓塞、导管扭曲、折断、血气胸、血管神经损伤等大多在置管后即刻或 24 小时内发生，应严密监测生命体征变化及局部情况。

（2）感染：如导管败血症等，若发生应拔除导管并将导管尖端送细菌培养、药敏试验。

（3）糖代谢紊乱：注意有无口渴、多尿、头痛甚至昏迷等高糖、高渗性非酮症昏迷，如有，应立即停止营养液输入，协助处理；注意有无心慌、出汗、头晕、乏力等低血糖表现。

二十一、烧伤一般护理

1. 预防感染：入室应戴口罩帽子，接触患者前应洗净双手，接触大面积烧伤患者时，须严格进行无菌操作。

2. 病室要求：病室内保持清洁、舒适，布局合理，便于抢救，减少交叉感染，室温 28℃～32℃，温度 60%～70%。重症烧伤，暴露疗法除外。每日紫外线消毒 1 次。时间为 1 小时，病室内应备有翻身床及抢救用物。

3. 心理护理：针对烧伤患者不同时期病情特点及心理状态、思想活动，积极做好心理护理。

4. 病情观察：严密观察体温、脉搏、呼吸、心率、心律变化和呼吸频率、深度。发现异常及时通知医师，配合抢救。了解烧伤原因、面积、深度等，发现异常及时处理。

5. 晨、晚间护理：严重烧伤患者做好晨间和餐后的口腔护理。头面部无烧伤的患者协助漱口、刷牙，保持皮肤清洁，衣服宜宽松、柔软。

6. 褥疮护理：重视褥疮的预防，按时翻身，骨突处避免受压，保持床单干燥、平整，潮湿应及时更换。

7. 营养护理：鼓励及协助患者进食，根据各阶段病情需要合理调节饮食。

8. 做好静脉穿刺、输液护理：注意保护静脉，并按要求做好静脉切开、套管针穿刺护理。

9. 护理记录：正确及时记录病情变化，包括生命体征、出入水量、神志、情绪、食欲、大小便及创面情况。

10. 康复护理：尽早指导与协助患者进行功能锻炼，减少因瘢痕增生引起的功能障碍。

二十二、烧伤休克期护理

1. 病室保持安静，治疗及护理应集中进行，以减少对患者的刺激。因休克期患者水分从创面蒸发，大量热量丧失，常出现畏寒，必须做好保暖，室温保持在 32℃～34℃。

2. 严密观察体温、脉搏、呼吸、神志的变化，观察末梢循环、口渴症状有无改善。

3. 有头、面、颈烧伤，吸入性损伤未行气管切开者，需密切观察呼吸，准备好气管切开的一切用物。

4. 迅速建立静脉通道，如因静脉不充盈穿刺失败，应立即行深静脉穿刺插管或做静脉切开，快速输入液体，补充血容量，确保液体输入通畅。根据24小时总量及病情需要，安排补液，做到晶、胶体交替输入，水分平均输入。

5. 留置导尿，准确记录每小时出入量，观察尿的颜色、性质和量，若有血红蛋白尿和沉淀出现，应通知医师，及时处理，防止急性肾小管坏死。在导尿管通畅的情况下，成人尿量应大于 30ml／小时，儿童 15ml／小时左右，婴幼儿 10ml／小时左右，可根据尿量调节输液的速度和种类。当发现少尿或无尿时，应先检查导尿管的位置，有否堵塞、脱出，检查时需注意无菌操作。

6. 患者出现口渴时，表明血容量不足，此类口渴并不因喝水而减轻，因此，不应满足患者不断喝水的要求，否则可造成体液低渗，引起脑水肿或胃肠功能紊乱如呕吐、急性胃扩张等。大面积烧伤患者休克期应禁食，如无特殊原因，在第3天开始可给予少量饮水，以后根据情况给予少量流质、半流质饮食等，如有呕吐，应头侧向一边，防止误吸。

7. 注意保护创面，四肢适当约束，保持创面干燥，避免污染。

8. 对烦躁患者，应检查原因，有无呼吸道吸入性损伤。如因血容量不足引起，应加快补液速度；如因疼痛引起，在血容量充足的情况下应用冬眠药物，密切观察呼吸、心率、禁忌翻身和搬动。

9. 对有心力衰竭、呼吸道烧伤、老年人或小儿，在补液时须特别注意速度，勿过快，必要时用输液泵控制滴速，防止短时期内大量液体输入。

10. 出现高热、昏迷、抽搐，多见于小儿，尤其是头面部深度烧伤者，要加强观察，及时处理。

二十三、电击伤护理

电击伤是指人体与电源接触后电流进入人体,电在人体内转变为热能而造成大量的深部组织如肌肉、神经血管、骨骼等坏死。在人体体表上有电流进入人体时造成的深度烧伤创面,即电击伤的进口创面和出口创面。电击伤有特殊的并发症,护理中应严密观察。

1. 休克期护理观察同一般烧伤。对严重电击伤患者,休克期尿量要求每小时 30～50ml,并严密观察肌红蛋白、血红蛋白尿,发现尿量、尿色异常,应及时通知医师处理,避免引起急性肾功能衰竭。

2. 严密观察电击伤后继发性出血:

(1) 床边备放止血带、消毒手套、静脉切开包。

(2) 加强巡回,特别是在患者用力、哭叫、屏气时容易出血,夜间患者入睡后更应严密观察。

(3) 电击伤肢体必须制动,搬动患者时要平行移动,防止外力引起出血。

(4) 出现大出血时,应根据出血部位及时给予正确紧急止血后,尽快通知医师。

3. 严密观察受伤肢体远端的血液循环,并抬高患肢。如肢端冷、发绀、充盈差及肿胀严重时,应通知医师早期行焦痂和筋膜切开术,恢复肢体的血液供应,切开后的创面可用碘伏纱条覆盖。

4. 严密观察神经系统并发症

(1) 对电击伤伴有短暂昏迷史的患者,临床应严密观察生命体征,观察有无脑水肿、脑出血及脑膨出等征象。

(2) 观察有无周围神经(正中神经、桡神经、尺神经)的损伤,以便通知医师及早诊断处理。

5. 防止厌氧菌感染,受伤后应常规注射破伤风抗毒素和类毒素,及长期的大剂量青霉素应用(坏死组织彻底清除干净后停用)。应用前应进行药物过敏试验,试验阴性后方可给予。青霉素配制方法要正确,以达到药物的最佳疗效。

6. 清除坏死组织和截除坏死肢体时,做好一切术后常规护理。

7. 电击伤患者都有不同程度的伤残,要做好对患者的心理护理,鼓励患者增强战胜疾病的信心。

第四节 骨科常见疾病护理

一、骨科手术一般护理

（一）术前准备

1. 按一般外科护理常规。

2. 皮肤准备：将准备范围内皮肤上的汗毛或毛发剃净，再清洗擦干。

（二）术后护理

1. 选用硬板床按照一般外科术后护理常规及麻醉后常规护理。

2. 卧位：

（1）四肢手术后，抬高患肢，以利于血液回流。

（2）对石膏外固定的肢体摆放，应以舒适、有利于静脉回流、不引起石膏断裂或压迫局部软组织为原则。

3. 严密观察患肢血液循环。

4. 骨科手术后一般 10~14 天拆线。

（三）健康指导

1. 指导患者及时恢复功能锻炼，目的是恢复局部肢体功能和全身健康，防止并发症，使手术达到预期效果。

一般术后锻炼可分为 3 期：

（1）初期：术后 1~2 周，在医护人员的辅助下活动量由轻到重，幅度由小到大。

（2）中期：从手术切口愈合、拆线到去除牵引或外固定用物一段时间，可根据病情需要，在初期锻炼的基础上及时增加运动量、强度、时间。

（3）后期：加强对症锻炼，使肢体功能尽快恢复。

2. 鼓励患者早期床上运动，手拉吊环，抬高身体，增加肺活量及促进循环，防止肺不张、肺部感染、下肢深静脉血栓形成。

二、石膏固定护理

（一）一般护理

1. 凡行石膏固定患者应进行床头交接班，倾听患者主诉，并观察肢端皮肤颜色、温度、肿胀、感觉及运动情况，遇有血液循环障碍，立即报告医师，并协助处理。

2. 石膏凝固前需搬运患者时，须用手掌托住石膏，忌用手指捏压，预防变形与折断。寒冷季节，未干涸的石膏需覆盖被毯时应用支架托起。

3. 石膏包扎不宜过紧，以免产生压迫。将患肢抬高，预防肿胀、出血。寒冷季节更需注意石膏固定部位的保暖，以保障患肢远端的血液循环。观察和判断石膏固定肢体的远端血液、感觉和运动状况。密切注意患肢肿胀程度，皮肤温度、颜色及感觉的改变等。

4. 会阴及臀部周围的石膏易受大小便污染，除保持局部清洁外，该部位石膏开口大小要适宜。有污染时，及时用软毛巾擦拭干净。换药时，及时清除分泌物，严重污染时，更换石膏。

（二）预防褥疮

经常观察和检查露予石膏外的皮肤，石膏边缘及足跟、肘部等未包石膏的骨突处，每日按摩2次以促进血循环，防止褥疮形成。

（三）出血观察

1. 石膏内面切口出血时，应观察石膏表面、边缘及床单有无血迹。

2. 判断石膏表面血迹是否扩大，若发现石膏表面有血迹渗出，应在血迹边缘用笔画圈标记，并注明日期和时间。如发现血迹边界不断扩大，应报告医师。

（四）功能锻炼

指导病人加强未固定部位的功能锻炼及固定部位的肌肉等长舒缩活动。定时翻身，患肢置功能位。病情允许时，适度下床活动。

三、牵引术护理

牵引术是利用适当的持续牵引力和对抗牵引力达到整复和维持复位。包括皮牵引和骨牵引。

按骨科一般护理常规

1. 做好心理护理，消除恐惧心理。

2. 维持有效血液循环。加强肢端血液循环观察，重视病人的主诉；及时检查有无局部包扎过紧、牵引重量过大等所致的血液循环障碍，发现异常，及时汇报处理。同时，严密观察有无血管、神经损伤症状。发现相应临床征象，及时汇报处理。

3. 保持有效牵引。皮牵引时，注意防止胶布或绷带松散、脱落。

颅骨牵引时，注意定期拧紧牵引弓的螺母，防止脱落。牵引时，应保持牵引锤悬空，滑车灵活。适当垫高病人的床头、床尾或床的一侧，牵引绳与患肢长轴平行。牵引治疗期间，必须保持正确的体位。明确告知病人及家属，不得擅自改变体位，达到有效牵引。牵引重量不可随意增减。不可随意放松牵引绳。

4. 预防并发症。预防褥疮。骨突部位经常按摩，并保持皮肤、床单位清洁、干燥。皮牵引者，及时观察有无胶布过敏现象。预防牵引针、弓滑落。及时观察，发现有牵引针移位，牵引弓螺母松动现象，及时处理。预防牵引针眼感染。钉孔处每日滴75%酒精2次，避免牵引针滑动。预防关节僵直，应鼓励病人进行主动和被动运动，包括肌肉等长收缩、关节活动和按摩等。预防足下垂。下肢牵引时，在膝外侧垫棉垫，防止压迫腓总神经。应用足踝托板，置踝关节于功能位，加强足部的主动和被动运动。预防坠积性肺炎，定期翻身、拍背、促进排痰，预防便秘。

（三）健康指导

1. 坚持功能锻炼。

2. 保持牵引的有效性。

3. 做好出院指导。

四、关节镜术护理

（一）术前准备

1. 心理护理：向患者解释手术的目的，取得配合。

2. 按硬膜外麻醉术前常规护理。

3. 根据医嘱备齐各项常规检查报告，如血常规、尿常规、出凝血时间测定、肝肾功能、心电图、患肢的X线片。

4. 手术野皮肤准备：患侧肢体切口的上、下各20cm处。

5. 手术前1天，根据医嘱做血型测定、备血，完成常规药物的皮肤敏感试验，手术前晚10时后禁食，12时后禁水。

6. 手术日晨按医嘱给术前用药。

（二）术后护理

1. 腰麻后常规护理。

2. 卧位：术后6小时平卧位，头侧向一侧。

3. 根据医嘱定期观察并记录体温、脉搏、呼吸、血压。

4. 患肢抬高约20°，保持膝关节接近伸直位，减轻肿胀。

5. 注意观察切口出血情况，一般切口采用加压包扎的方法。如果切口渗血较多，应及时通知医生更换敷料，并保持床单的清洁。

6. 观察足趾的末梢循环，温度、肤色和运动，防止因包扎过紧引起血液循环障碍。

7. 功能锻炼：术后第1天开始练习股四头肌等长收缩，促进血液回流，减轻肿胀，为抬腿运动做好准备。术后第2天开始做抬腿运动。

8. 如果关节腔内积液消退，可做膝关节伸屈练习，过早练习会加重关节腔内积液。

9. 应早期下地活动，但不可过早负重。

（三）健康指导

1. 膝关节保暖，夜间抬高下肢。

2. 按照要求进行下肢的功能锻炼，直到关节的疼痛消失、下肢行走如常。

3. 定期随访。

五、手外科一般护理

（一）术前准备

1. 心理护理：向患者解释手术的目的、方法和注意事项。了解患者对手术的要求，取得患者密切配合。

2. 按臂丛或全麻术前常规护理。

3. 根据医嘱备齐各项常规检查报告，如血常规、尿常规、出、凝血时间测定、肝肾功能、B超、血管造影、肌电图、X线片等。

4. 手术野皮肤准备：原则是超过手术部位上下两个关节。

5. 手术前1天：

（1）根据医嘱做血型测定、备血，完成常规药物的皮肤过敏试验。

（2）手术前晚10时后禁食，12时后禁水。

6. 手术日晨按医嘱给术前用药，并将病历及患肢X线片带入手术室。

（二）术后护理

1. 按臂丛或全麻术后常规护理。

2. 体位：平卧位，患肢抬高20°～30°，以促进血液循环，减轻肢体肿胀。显微外科手术患者需绝对卧床10～14天。

3. 严密观察指端皮肤颜色、温度、肿胀、感觉、运动及切口渗血情况，如有异常情况应及时与医生联系。

4. 按医嘱给予抗生素及扩血管药物，并观察药物反应。

5. 如用石膏固定或用外固定支架者，按石膏固定或外固定支架常规护理。

6. 恢复期必须进行早期功能锻炼，尤其是肌腱损伤者，术后3～4天后应立即进行伸屈指运动。

（三）健康指导

1. 带石膏固定出院者应按期来院拆石膏。

2. 带外固定支架出院者，遵医嘱随访，并注意保持钉孔的清洁和干燥。

3. 按医嘱定时服药。

4. 加强主动和被动运动，并逐渐加大运动幅度和量，直至手的功能恢复为止（肌腱损伤手术后以主动锻炼为主；周围神经损伤手术后，以被动锻炼为主）。

六、断指（肢）再植术护理

断肢（指）再植是指完全或不完全断离的肢体在光学放大镜的助视下重新接回原位，恢复血液循环，使之成活并恢复一定功能的高精细手术。

常见的致伤原因有切割伤、碾轧伤、挤压伤、撕裂伤及火器伤等。根据损伤程度不同，一般可分为完全性断离，不完全性断离，多发性断离。

临床以低血容量性休克、中毒性休克为主要特征。

（一）现场急救

1. 注意伤员的全身情况，如有休克或其他危及生命的合并损伤，应配合医生迅速抢救。

2. 做好现场急救处理，止血、包扎。

3. 正确保存断离肢体。

（1）离体的肢体应用无菌敷料或清洁布类包裹。

（2）转送时间久或炎热季节，应将离断肢体保存在低温环境中。

（3）保持肢体干燥，切忌使用任何液体浸泡。

4. 迅速转送有条件进行肢体再植的医院。

（二）急诊科处理

1. 注意患者全身情况，遵医嘱严密观察体温、脉搏、呼吸、血压等。

2. 如患者全身情况稳定，遵医嘱摄患肢 X 线片、配血及送必要的化验检查等术前准备工作。

3. 连同离断肢体送手术室施行手术。

4. 遵医嘱常规 TAT 预防注射。

（三）术后护理

1. 病室要求：相对无菌，室温保持 23℃～25℃，湿度 60％为宜。

2. 按臂丛或硬膜外麻醉后常规护理。

3. 遵医嘱观察再植肢体的皮温、肤色、毛细血管充盈情况。

（1）皮温：正常应与健侧相似或略高 1℃～2℃。

（2）肤色：颜色应与健侧一般红润，皱纹明显，指（趾）腹丰满。

（3）毛细血管充盈时间正常：指压皮肤和甲床后，在 1～2 秒内恢复充盈。

（4）观察伤口渗血情况。

（5）动态观察病情变化且详细记录，及时发现问题。

4. 平卧 10～14 天。患肢略高于心脏水平。

5. 保暖，促进血液循环：术后遵医嘱可用 60～100W 照明灯照射再植的肢体，灯距约为 30～45cm，24 小时持续，一般约需 2 周左右。

6. 防止血管痉挛，如有以下情况需及时处理：

（1）疼痛：给予止痛剂，禁用血管收缩剂。

（2）呕吐：镇静止吐。

（3）尿潴留：应及时导尿。

（4）便秘：禁用灌肠，可用开塞露通便，或口服泻药保持大便通畅。

7. 术后 2～3 周，可做理疗以减轻患肢肿胀。

（四）健康指导

1. 患肢保暖。

2. 告诉患者术后 2～4 周经摄片证实骨折愈合，拔除钢针后，即可行主动或被动锻炼，并教会患者锻炼方法。

3. 定期门诊随访，如有特殊情况，随时就诊。

七、游离足趾移植再造手术护理

（一）术前护理

1. 做好心理护理：告知患者手术名称、方法、效果及配合等，取得配合。

2. 按医嘱对有脚癣或炎症患者进行处理。

3. 术前1周训练床上大小便，以防术后大小便困难导致血管痉挛，影响手术成功。

4. 术前遵医嘱做好各种检查，并做好配血准备及药物过敏试验。

5. 皮肤准备：修剪指（趾）甲，剃去毛发。一般备皮范围上、下超过两个关节。

6. 手术日晨测体温、脉搏、呼吸，如有病情变化，如发热、感冒、月经来潮应延期手术。双手缺失患者需留置导尿。

7. 进手术室前，按麻醉要求遵医嘱常规给药。

（二）术后护理

1. 按全麻护理常规。

2. 遵医嘱密切观察再造手指的血循环，一旦发现血管危象，及时通知医生。

3. 观察游离移植足趾端渗血情况，如有出血，加压包扎。

4. 引起血管痉挛因素是多方面的，如剧烈疼痛、尿潴留、精神紧张、呕吐、大小便困难、经常翻身、身体压于患侧、寒冷刺激等，针对上述各种原因，要及时采取相应措施。

5. 再造手指术后2～4周，遵医嘱可做再造手指主动或被动锻炼。

八、游离皮瓣移植术护理

（一）术前护理

1. 心理护理：手术后被动体位时间久，生活绝对不能自理，要有心理准备。

2. 协助做好各种检查，肝肾功能、心电图、出凝血时间测定。

3. 术前训练床上大小便，以适应术后卧床需要，劝其戒烟。

4. 手术野皮肤准备：术前1天备皮，包括受区与供区皮肤。

5. 术前1天，遵医嘱做血型测定、备血，完成药物过敏试验。

6. 手术日晨按医嘱使用术前用药。

（二）术后护理

1. 按硬膜外麻醉或全麻护理常规护理。

2. 卧位：平卧14小时左右，患侧抬高，略高于心脏水平。双下肢桥式交叉皮瓣应四周垫稳，搬动时，双下肢同时抬高，防止皮桥血管蒂撕脱。

3. 严密观察生命体征，定期记录体温、脉搏、呼吸，必要时吸氧。

儿童游离背阔肌皮瓣禁用呼吸抑制剂，如哌替啶等。

4. 局部观察：遵医嘱局部烤灯照射 14 天左右，方法同上。注意观察皮温、肤色、毛细血管充盈，并与健侧对比。发现皮瓣血循环障碍，及时通知医生。

5. 做好裸露部位的保暖，防止感冒及肺部感染发生。

6. 预防皮肤感染：背阔肌皮瓣创面大、渗血多，无菌巾直接垫于床上。保持床面清洁及床单干净。

7. 按石膏固定护理。

8. 正确进行皮温测定，并定时定点与健侧皮温相比较。

九、臂丛神经损伤手术护理

（一）术前准备

1. 心理护理：向患者解释手术的目的及手术后功能恢复情况，取得配合。

2. 备齐各项常规检查报告，如血常规、出凝血时间、肝肾功能、心电图、X 线片。

3. 手术前 1 天，做好药物过敏试验，并做好记录。

4. 皮肤准备：认真做好手术野皮肤的清洁，术前可沐浴 1 次，并修剪指甲，减少术后感染。清洁范围：患手、患肢，如臂丛神经损伤者，增加患侧颈部、胸部、腋下。

5. 使患者掌握术后石膏固定的体位及注意事项。

6. 手术前日晚 10 时后禁食，必要时给予镇静药物。

7. 手术日晨，按医嘱给予术前用药。

（二）术后护理

1. 按臂丛麻醉或全麻术后护理。

2. 定时观察、记录体温、脉搏、呼吸、血压，按病情需要，认真做好分级护理。

3. 患侧肢体保持功能位，可适当抬高。

4. 做好石膏固定护理。注意患肢有无被石膏压迫的症状，如观察指端皮肤颜色、温度、肿胀及感觉运动情况，如果发现异常，及时向医师汇报。

5. 臂丛神经损伤者。术后如上臂于内收位，屈肘置于胸前的固定者，应观察石膏是否过紧，影响呼吸。如发现异常，应向医师汇报，以便及早处理。

（三）健康指导

1. 经常活动患肢手指，防止关节僵硬。

2. 术后应遵照医嘱长期应用神经营养药物，促进神经再生。

3. 石膏绷带一般固定 3～6 周，去除石膏托或石膏筒后逐步伸直锻炼。

4. 在神经再生过程中，可同时进行物理治疗。

十、腰椎间盘突出症手术护理

（一）保守疗法护理

1. 按骨科疾病一般护理常规。

2. 卧硬板床。急性期严格卧床三周，禁止坐起和下床活动。卧床期间宜在腰部垫小枕，根据病人耐受程度逐日增高至 10～15cm。

3. 给予局部热敷和按摩。

4. 起床时使用腰围，睡倒时脱下，无症状即应除去。

5. 加强腰背肌锻炼。

6. 恢复期禁止举重和弯腰。

7. 向病人讲解发病机理，防止复发。

8. 进行牵引治疗的病人，按牵引护理常规。

（二）手术治疗护理

1. 术前护理

（1）按骨科疾病一般护理常规。

（2）卧硬板床。

2. 术后护理

（1）按骨科一般护理常规。

（2）平卧 6 小时后协助病人翻身。

（3）观察伤口渗血情况，若渗出液过多，病人有恶心、呕吐、头痛等症状，须考虑脊膜破裂。如脊髓液外流，应立即处理。

（4）做好病人生活护理。

（5）术后 1 周帮助病人锻炼腰背肌，做背伸活动，并指导病人做直腿抬高活动，避免术后神经根粘连。

十一、骨盆骨折护理

1. 按骨科严重创伤护理常规。

2. 卧硬板床。

3. 观察有无腹胀、腹痛、肛门流血情况。

4. 观察有无泌尿系统损伤表现，必要时行导尿术。

5. 如有皮下出血和肿胀，应在皮肤上标记其范围，观察出血进展情况。

6. 如骨折不移位或移位不显著，可使髋部屈曲，以减少疼痛。

7. 骨盆悬吊牵引者，吊带应平坦，完整无褶，以防褥疮。吊带宽度要适宜，不应上下移动。大小便时注意清洁。

8. 尿道损伤病人保留导尿应严格无菌操作。观察尿液性质、质量及颜色并记录。

9. 保持病人大便通畅，多饮水、多食水果、蔬菜，必要时服缓泻剂。

10. 为防止骨折移位，勿随意搬动或更换体位。每1小时～2小时用50%红花酒精按摩尾骶部及其他骨突部位，以防褥疮形成。

11. 行牵引的病人，按牵引护理常规。

12. 指导病人做股四头肌收缩和踝关节伸屈等被动活动。

十二、全髋和人工股骨头置换术护理

（一）术前准备

1. 按骨科手术一般护理常规。

2. 按硬膜外麻醉或全麻术前常规护理。

3. 备齐各项常规检查报告，如血常规、尿常规、出凝血时间测定、肝肾功能、髋部及胸部X线片、心电图等。

4. 术前2～3天开始按医嘱使用抗生素。

5. 手术野皮肤准备：上至剑突以下，下至膝关节以上，前面超过腹中线6～7cm，后面超过脊柱6～7cm。

（二）术后护理

1. 按硬膜外或全麻术后常规护理。

2. 保持患肢外展、中立位，术后6周内避免做如内收、屈曲动作，以防髋关节的脱位。

3. 密切观察患者体温、脉搏、呼吸、血压等全身情况及局部切口出血情况。

4. 切口负压吸引，保持引流管通畅，注意引流液的性质和量。

5. 患肢皮肤牵引2～3周。一般采用皮肤牵引，老年人皮肤易受到胶布粘贴而过敏、破溃，可使用海绵包扎做牵引，牵引重量应小于2kg。

6. 功能锻炼：

（1）术后6～12小时后即进行股四头肌锻炼。

（2）牵引拆除后，可将上身抬高20°～30°，在膝关节下垫软枕1只，使膝关节保持微屈状态。同时可以活动踝关节，以防远端关节僵硬。

(3)6周内忌屈曲、内收及内旋，可在两下肢中间放软枕1只，以防止髋关节脱位。

(4)6周～8周后可下床，适当负重。

7. 预防并发症及感染：

（1）预防肺炎、肺栓塞及血栓性静脉炎，鼓励患者利用牵引架上拉手抬高身躯，以促进呼吸及血液循环。

（2）经常保持床铺平坦、干燥、清洁、无渣屑，预防褥疮。

（3）预防泌尿系统感染。

8.预防髋关节脱位：术后6周内应嘱患者勿将两腿在膝部交叉放置，3个月内勿坐小矮凳，勿蹲下，勿爬陡坡。

十三、化脓性关节炎手术护理

化脓性关节炎是指化脓性细菌引起的关节内感染，多见于儿童。

常发生在大关节，以膝、髋关节为多。

最常见的致病菌为金黄色葡萄球菌，其次为溶血性链球菌、肺炎球菌等。主要是因关节开放性损伤、急性血源性感染或因关节疼痛封闭治疗时消毒不严而引起。

临床表现为起病急，高热、寒战等急性感染全身表现，关节局部红、肿、热、痛，表浅关节有波动感，活动受限，剧痛；关节多处于屈曲畸形位，久之发生关节挛缩，并发病理性脱位、半脱位。

按骨科疾病手术一般护理常规。

（一）术前护理

1.卧床休息，患肢给予制动，固定于功能位，搬动时动作要轻稳，以免引起疼痛。

2.给予高蛋白、高热量、多维生素、易消化饮食，必要时给予输血、血浆、白蛋白等。

3.密切观察神志、体温、脉搏等变化，注意有无高热、惊厥及转移性脓肿征象。

4.高热者按高热护理常规。

5.必要时协助做脓液培养、血培养、药物敏感试验。

（二）术后护理

1.密切观察患者生命体征变化。

2.局部开窗或钻孔冲洗引流护理。

（1）保持切口引流通畅，引流袋应低于患肢50cm，以防止引流液返流。引流袋每日更换1次。

（2）观察引流液量、颜色及性质，并记录。

（3）注意引流管内有无血凝块、脓液堵塞、管道受压、扭曲、松动及脱落，应及时处理。

（4）及时更换冲洗液及倾倒引流液，严格无菌操作，避免逆行感染。

（5）合理调节滴速，随着冲洗液颜色变淡逐渐减量，直至引流液澄清为止。

3.采用皮牵引或石膏托患者应限制患肢活动以减轻疼痛，防止病理性骨折和关节畸形。

4. 应用大剂量抗生素时观察其疗效和不良反应。

5. 功能锻炼：

（1）急性炎症期卧床休息，行股四头肌等长收缩、踝关节运动。

（2）急性炎症消退后，关节、骨质未见明显破坏，体温正常2周后可鼓励患者逐渐进行关节伸屈功能锻炼。

（3）必要时辅以理疗。

6. 长期卧床者应防止肺部感染、泌尿系统感染及褥疮等并发症发生。

（三）健康教育

1. 加强营养，增强抵抗力。

2. 指导患者关节功能和肌肉锻炼。

3. 定期复查，如有红肿等感染现象，应立即就诊。

十四、单纯性脊柱骨折手术护理

脊柱骨折是骨科常见的损伤，胸腰段骨折发生率最高，尤其为颈椎、腰椎。主要是由于外伤所致，如高处坠落、车祸、躯干部挤压伤等。

临床表现为局部疼痛和压痛。腰椎肌肉痉挛，不能站立，翻身困难，腰椎骨折致腹膜后血肿，出现腹胀、肠蠕动减慢等。

按骨科手术一般护理常规。

（一）术前护理

1. 平卧硬板床，保持脊柱的稳定性。搬动时保持脊柱水平位，并在一直线上，切忌躯干扭曲。

2. 给予高热量、高蛋白、多维生素、富含粗纤维的食物。

3. 急性症状未控制时切忌床上活动。胸、腰段脊柱骨折应鼓励患者床上行四肢主动运动。

4. 训练床上排便习惯，切忌离床排便。

5. 保持皮肤清洁，每2小时翻身1次，防止褥疮发生。

（二）术后护理

1. 平卧硬板床，保持脊柱的稳定性，可垫海绵垫、水垫等，床铺要平整、干燥以防褥疮。

2. 病情观察：

（1）观察患者生命体征变化及肢体活动度。

（2）注意切口部位渗血、渗液情况，保持引流通畅。

3. 保持大便通畅，必要时给予缓泻剂。

4. 根据病情鼓励患者行床上腰背肌锻炼，具体为仰卧位（挺胸、背伸）、俯卧位（飞燕点水姿势）。

5. 给予心理支持，保持心理健康。

（三）健康教育

1. 加强腰背肌锻炼，术后6周可协助患者离床活动。

2. 嘱患者勿弯腰，逐渐增加运动量，必要时给予腰围保护。

3. 定期复查。

十五、截瘫护理

截瘫是指脊柱的骨折和脱位、骨骼本身的病变、肿瘤等造成的脊髓平面以下的感觉、运动和反射丧失。

临床表现为不同平面节段的脊髓损伤，表现不同临床征象。颈髓损伤表现为四肢瘫；胸髓损伤表现为截瘫；腰髓、脊髓圆锥损伤表现为下肢肌张力增高、腱反射亢进；马尾损伤出现受伤平面以下感觉和运动障碍及膀胱和直肠功能障碍等。

按骨科疾病手术一般护理常规。

（一）一般护理

1. 休息：平卧硬板床，保持脊柱的稳定性，翻身时头、颈、胸、腰段脊柱呈一直线，勿扭曲。高位截瘫者，颈部两侧给予沙袋制动。

2. 饮食：给予高热量、高蛋白、多维生素、粗纤维饮食，鼓励多饮水。

3. 心理护理：了解患者心理变化，有针对性地进行安慰，解除长期卧床、生活不能自理以及担心预后出现的焦虑、压抑的心理。

4. 保持皮肤清洁，定时翻身，预防褥疮的发生。

5. 保持大便通畅，必要时服缓泻剂或灌肠。

（二）保持呼吸道通畅，预防肺部感染

1. 经常变换体位。

2. 鼓励咳嗽、咳痰，协助拍背，痰液黏稠不易咳出给予雾化吸入。

3. 对高位截瘫者早期行气管切开术者，按气管切开术护理常规。

4. 若发生肺部感染，遵医嘱应用抗生素。

（三）长期保留导尿者应预防泌尿系统感染

1. 保持尿管、引流袋无菌，必要时膀胱冲洗。

2. 训练膀胱收缩功能。

3. 导尿管每2周更换1次。

4. 若发生泌尿系统感染，遵医嘱应用抗生素。

（四）正确估计截瘫程度，协助患者进行功能锻炼

1. 肢体未瘫痪部位进行主动运动，如利用哑铃或拉弹簧锻炼上肢及胸背部

肌肉；仰卧或伏卧位时锻炼腰背肌；借助辅助工具练习站立和行走。

2. 已瘫痪的下肢每日协助做充分伸直和外展，防止关节僵直的被动运动。

（五）进行颅骨牵引者，按颅牵引护理常规。

（六）健康教育

1. 教会正确搬动方法。

2. 制订功能锻炼计划，使残存功能最大限度地发挥，增强日常生活自理能力。

十六、截肢手术护理

截肢是指通过手术切除失去生存能力、生理功能及危及生命的部分或全部肢体。以挽救患者的生命。

适用于四肢严重毁损伤；肢体广泛挤压伤合并急性肾衰；肢体有严重特异性感染危及生命；冻伤或烧伤而致肢体坏死；血管疾病并发肢体坏死；四肢恶性肿瘤无远处转移；慢性骨髓炎久治不愈，肢体又难以恢复功能；四肢先天性畸形不能手术矫正，严重影响功能。

按骨科疾病手术一般护理常规。

（一）术前护理

1. 危重患者应先抢救生命，纠正休克，并监测生命体征变化。

2. 向患者及其家属介绍截肢的必要性，消除顾虑，配合手术。

3. 患肢制动。

4. 严密观察患肢局部皮肤色泽、伤口出血、渗出以及肢端血液循环等情况，及时为医生提供病情变化的动态信息。

（二）术后护理

1. 床旁使用护栏，防止患者坠床。

2. 病情观察。

（1）观察患者生命体征变化。

（2）观察残端伤口出血情况，若有大出血倾向，立即应用止血带止血，高位截肢发生大出血时应用沙袋压迫止血。

3. 保持引流管通畅，观察引流液的量、色和性质。

4. 抬高残端，2日后放平肢体。局部弹力绷带加压包扎固定，以防残端关节挛缩。

5. 残肢疼痛时，遵医嘱适量应用镇痛剂、镇静剂。

6. 残肢反应期后，鼓励患者床上行残肢后伸锻炼，2周后拆线可扶拐下地，并进行残肢肌肉、关节主动性运动，适度撞击、拍打增强皮肤耐受性。为安装假肢做准备。

（三）健康教育

1. 术后6个月可装配假肢，教会患者残肢锻炼。

2. 培养独立生活能力。

3. 定期复查。

十七、先天性髋关节脱位手术护理

先天性髋关节脱位是一种常见的先天性畸形。主要是由于髋臼和股骨头先天发育不良或异常，胎儿在宫内位置不正常以及韧带、关节囊松弛所致，女性多见。

临床表现为会阴部增宽，患侧髋关节活动受限，肢体短缩．臀部、大腿内侧皮肤皱襞增多、加深与健侧不对称。股骨大转子上移，牵拉患肢有弹响声或弹响感。

按骨科疾病手术一般护理常规。

（一）术前护理

1. 骨牵引、皮牵引者按骨牵引、皮牵引护理常规。

2. 备皮，局部有感染灶或破损不可手术。

3. 做好各项术前准备。

（二）术后护理

1. 按连硬外或全麻后护理常规。

2. 病情观察。

（1）密切观察患者生命体征变化，警惕感染征象。

（2）进行蛙式支架外固定或使用蛙式、单髋人字形石膏固定。应检查石膏的松紧度，肢体有无受压、卡压，边缘有无刺激及末梢血液循环等情况。

（3）注意石膏内有无出血、石膏表面渗血情况。

3. 保持引流管通畅，防止扭曲、受压、松动、脱落等，并观察引流液的量、颜色及性质。

（三）健康教育

1. 保持石膏清洁、干燥，防止大小便污染。

2. 石膏或支架固定3个月后拆除，鼓励行主动伸屈髋关节锻炼，逐渐离床活动。

3. 定期复查。

第五节　神经外科常见疾病护理

一、神经外科一般护理

1. 按外科一般护理常规。

2. 给予高蛋白、高热量、高维生素、易消化饮食，但应限制水及钠盐摄入。不能进食者静脉补液。

3. 卧位。颅内压增高清醒者及手术后清醒者取头高位（15°～30°），昏迷者侧卧位，休克者平卧位，躁动者加床挡等。

4. 有意识不清、走路不稳、视物不清或失明、定向障碍、精神症状、幻觉、复视及癫痫等病史者，应用床垫，防止坠床。

5. 严密观察意识、瞳孔、血压、脉搏、呼吸及体温变化。

6. 加强呼吸道管理，保持呼吸道通畅。

7. 严密观察颅内压增高的临床表现。颅内压增高者，静脉输液速度宜慢，每分钟30～40滴，使用脱水剂、利尿剂时，速度应快。并注意观察血清钾变化。

8. 休克、开放性颅脑损伤，以及脑脊液漏者，如出现有挤压性头痛、坐位或头高位时疼痛加剧、头晕、恶心、呕吐等症状，应警惕低颅压发生需及时处理。

9. 严重颅脑损伤，有昏迷高热者，头部置冰帽或冰袋。

10. 颅腔引流时，应严格执行无菌操作，并记录引流液的性质及量。

（1）脑室引流应将引流瓶悬挂于床头，距侧脑室的高度为10～15cm，绝不可随意放低，以维持正常的颅内压。

（2）脓腔引流瓶应低于脓腔至少30cm。

（3）硬膜外负压引流，注意保持负压状态。

11. 保持大便通畅。

12. 配合医生进行各项检查。

13. 脑室引流者，搬动前应夹闭引流管，防止在短时间内流出多量脑脊液而出现颅低压症或小脑幕裂孔疝。

14. 脑脊液漏、鼻漏者，护理见有关章节。

15. 昏迷病人按昏迷护理常规。

16. 癫痫者按癫痫护理常规。

17. 昏迷、有脊髓压迫症状病人及肢体瘫痪或功能障碍者，应做好预防褥疮护理。

18. 恢复期病人，应定时督促并协助做肢体功能锻炼，利于早日康复。

二、抽搐护理

（一）抽搐发作时的护理

1. 应有专人护理,做好安全防护,防止病人坠床或摔伤。
2. 口腔内放入牙垫,防止舌咬伤。
3. 保持呼吸道通畅。防止误吸和舌后坠而引起窒息。及时清除呼吸道分泌物,必要时气管切开。
4. 详细记录发作情况及肢体抽搐时间,对连续发作者要记录发作次数。
5. 发作时不能强行喂食或用物理方法阻止病人的抽动,预防并发症发生。
6. 维持合理的营养供给。持续发作者,给予鼻饲。
7. 加强基础护理,保持病人舒适。

(二) 抽搐发作停止后的护理

1. 尽量让病人安睡以恢复体力。
2. 持续发作停止后,应注意有无精神异常情况。
3. 做好基础护理,保持病人舒适,预防并发症发生。
4. 督促病人按时服用抗癫痫药物,无特殊情况不可减量或停药。

三、呃逆护理

呃逆多见于危重病人,常因脑干、颈髓病变、胃内大量积血等所引起的膈肌痉挛所致,多顽固而持续,常影响呼吸和进食,对病人体力消耗较大,故应密切观察和及时处理。

1. 呃逆如系肺部感染或胃出血所致,应及时吸除呼吸道分泌物或胃内容物,以减少对膈肌的刺激。
2. 维持合理的营养供给。应安排好进食时机,必要时给予鼻饲并做好护理。
3. 呃逆持续时间较长者,病人常有上腹部疼痛(由于膈肌的腹壁肌长时间痉挛所致)可进行腹部按摩或热敷,以减轻病人的痛苦,必要时进行体针或耳针疗法。影响入睡者,可于睡前给予适当的安眠药物。

四、颅内压增高护理

颅内压增高是颅脑外科疾病的共有征象。颅内压是指颅内容物对颅腔所产生的压力,通常用脑脊液的压力来代表。

正常颅内压成人为 $70 \sim 200 mmH_2O$,儿童为 $50 \sim 100 mmH_2O$,颅内压持续地超过 $200 mmH_2O$ 时称为颅内压增高。

1. 保持病人安静,嘱病人卧床休息,勿随意外出活动。
2. 密切观察病人的意识、瞳孔、血压、脉搏、呼吸的变化,每 4 小时测量 1 次并记录。
3. 如有阵发性剧烈疼痛,频繁呕吐,往往是脑疝的前驱症状,除加强观察、应用脱水剂外,需通知医师给予处理。禁用杜冷丁、吗啡等麻醉类药物。

4. 如有反复呕吐，遵医嘱应用止吐药物，暂禁食。

5. 预防便秘，遵医嘱给予病人通便剂。注意不可高位灌肠，以免增加颅内压导致脑疝形成。

五、脑疝护理

（一）小脑幕切迹疝

1. 病情观察：

（1）颅内压增高病人如头痛剧烈、呕吐频繁，可考虑为脑疝先兆，应立即报告医师。

（2）意识障碍者，初期可出现烦躁不安，嗜睡，继而出现浅昏迷至昏迷，通过谈话和疼痛刺激能判断意识情况。

（3）颞叶沟回疝，压迫动眼神经，表现病侧瞳孔散大，光反应消失，病危病人，可出现病变对侧瞳孔散大，光反应消失，为预后不良征象。

（4）脑干锥体束受累可引起病变对侧肢体瘫痪，病危者可出现去大脑强直。

（5）脑疝初期可表现为血压升高，脉搏缓慢，呼吸减慢，脑干功能衰竭时血压下降，脉搏变弱，呼吸不规则，或出现叹息样呼吸，最后心跳停止。

2. 一旦出现脑疝症状，按医嘱快速静滴20％甘露醇，降低颅内压。

3. 迅速做好手术前准备，及早进行手术治疗。

（二）枕骨大孔疝

1. 除观察头痛（常见枕顶部疼痛）、恶心呕吐外，还须注意延髓受压症状，如呼吸变慢、意识不清等，发现异常应及时通知医生。

2. 立即给脱水药物。

3. 对呼吸骤停者立即行人工呼吸和给氧，必要时，配合医师气管插管，使用呼吸机辅助呼吸。

4. 配合医师进行脑室穿刺，实施脑室持续引流术，以降低颅内压。

5. 脑疝症状缓解后，做好颅后窝开颅探查术的准备。

六、中枢性高热护理

1. 凡易引起中枢性高热的手术或颅脑损伤手术后，应每小时测体温1次，如体温逐渐升高，应及早采取降温措施。

2. 预防手术后中枢性高热，可手术前使用肾上腺皮质激素或手术后使用冬眠疗法。

3. 冬眠疗法常遵医嘱首先给予足量冬眠药物，如冬眠Ⅰ号合剂（包括氧丙嗪、异丙嗪及哌替啶）。用冬眠药期间护理上应注意下列事项：

（1）专人监护。严密观察病情变化，在治疗前应观察并记录生命体征、意识状态、瞳孔和神经系统病症，作为治疗后观察对比的基础。

（2）取平卧位。注意保持血压平稳，防止直立性低血压。

（3）保持呼吸道通畅，预防肺部并发症。

（4）加强皮肤护理，预防褥疮。但翻身动作应缓慢、轻稳。

（5）观察有无冬眠药物不良反应，如皮疹、白细胞减少、黄疸等，及时发现异常。

（6）做好饮食护理。

4. 降温还可用冰帽或冰袋，放置于头、颈、腋窝、腹股沟大血管附近，但要注意预防冻伤。

七、脱水疗法护理

脱水疗法主要是经静脉输入各种高渗性药物，减轻脑水肿，从而使颅内压下降，故常用以防治颅内压增高。但病人如合并有休克、肾功能衰竭、心力衰竭等禁用。

1. 常用的脱水药物的用法：

20%甘露醇每公斤体重1.5～2g，在15～30分钟内点滴完，紧急情况下可加压推注，注射10～20分钟后起降压作用，可维持5～8小时。室温低时，溶液析出结晶，需加热溶解后使用。

2. 高渗性脱水药物，应快速滴注，否则影响作用效果，滴注时要防止药物漏出血管外，以免引起皮下组织坏死。

3. 用药时要密切观察血压、脉搏及呼吸、意识、瞳孔变化。

4. 记录24小时尿量，应注意及时调整水与电解质的平衡，特别注意有无低血钾。

5. 多次用药时应变换静脉穿刺部位，以免引起静脉炎。

八、大脑半球肿瘤切除术护理

颅内肿瘤是指包括来自脑、脑血管、脑垂体、松果体、颅神经和脑膜等组织的颅内原发性肿瘤，也包括一小部分来源于身体其他部位转移到颅内的继发性肿瘤。

（一）术前准备

1. 患者入院按医嘱做常规检查，如肝肾功能，血尿常规。出、凝血时间，配血、备血，药物过敏试验。

2. 有癫痫病史患者禁用口罩测量体温。

3. 有颅内压增高者切忌灌肠，3天无大便者可用开塞露等。

4. 有精神症状者。为预防意外需家属陪伴，并做好交接班。

5. 患者需做特殊检查（如CT、脑电图、超声波及各种造影）应由医院工作人员陪同前往。

6. 皮肤准备：术前1天备皮并仔细检查手术野有无感染及破损处。

7. 女性患者月经期停止手术，有发热或腹泻者通知医生另作决定。

8. 做好心理护理。消除对手术的恐惧心理。术前晚，必要时给予适量的镇静药或安眠药。

9. 手术前12小时禁食（针麻、局麻除外），哺乳婴儿术前4小时禁食。备齐手术用物。

10. 术日晨按医嘱给药。

（二）术后护理

1. 耳神经外科一般护理常规及麻醉后护理常规。

2. 卧位：全麻患者在麻醉未醒之前取平卧位，头转向一侧。意识清醒、血压稳定后，宜抬高床头15°～30°。

3. 手术日禁食，第2天可进流质、半流质或遵医嘱。

4. 病情观察：观察意识、瞳孔、脉搏血压每半小时～1小时1次，连续6次以后每2小时1次，连续12次。如观察过程中有异常发现（如瞳孔大小、意识改变、肢体瘫痪、血压不稳）应及时与医师联系。

5. 注意切口引流液情况。经常保持敷料干燥，拔出引流管后须注意有无脑脊液渗漏，发现渗漏者及时通知医师。

6. 术后当日不用镇静剂或安眠药。

7. 手术后6～8小时仍不能排尿者，可给予导尿。

（三）健康指导

1. 树立恢复期的信心，对疾病要有正确的认识。避免因精神因素而引起疾病的变化，加强全身支持疗法。多进高蛋白食物，保证良好的营养。

2. 按时服药，切忌自行停药。定时门诊随访，了解病情的转归。

3. 术后放射治疗的患者，一般在出院后2周或1个月进行。放疗期间定时查血象，放疗治疗中出现全身不适、食欲缺乏等症状，停药后可自行缓解。

4. 如去颅骨骨瓣患者，术后要注意局部保护，外出要戴帽，尽量少去公共场所，以防发生意外，出院后半年可来院颅骨瓣修补术。

5. 为防肿瘤复发，一般每年须做CT检查，以了解病情变化。

九、后颅肿瘤摘除术护理

（一）术前准备

1. 耳神经外科手术一般护理常规。

2. 皮肤准备：备皮范围除了全部头发外还需包括后颈部至肩胛皮肤，备皮方法按神经外科手术一般护理常规。

（二）术后护理

1. 按神经外科护理常规。

2. 卧位：根据手术时的卧位，坐位手术患者回病室后给半卧位，侧卧位手术患者回病室仍给侧卧位，麻醉未醒前可向健侧卧。

3. 手术当日禁食，第2天按医嘱给饮食。

4. 病情观察：观察意识、瞳孔、脉搏、血压等情况，定时测量并记录，及时发现异常。

5. 保持呼吸道通畅，备好吸痰用具，以备急用。

6. 搬动患者时双手应托住颈部，保持水平位置。

7. 绝对卧床休息。

8. 注意切口渗液情况，拔除引流条后观察有无脑脊液漏。

9. 尿潴留患者要及时给予导尿。

（三）健康指导

1. 做好患者及家属的健康教育．使其对疾病要有充分的认识，积极配合术后治疗和护理。

3. 术后仍有眼睑闭合不全者按时滴眼药水或涂金霉素眼膏。加用眼罩或纱布覆盖；有步态不稳、吞咽困难等症状的患者，需按时门诊随访，定时服药，加强功能锻炼。

4. 户外活动须有人陪护，防止发生意外．并注意保暖．以防感冒而引起并发症。

5. 手术不能全部切除肿瘤的患者，一般在术后1个月内需进行放疗，放疗期间定时查血象，注意营养与休息。

6. 定期门诊随访，每年CT复查1次。

十、经蝶垂体瘤切除术护理

（一）术前准备

1. 耳神经外科手术一般护理常规。

2. 皮肤准备，不需剃头，剪清双侧鼻毛。必要时准备右大腿外侧皮肤。

3. 垂体或鞍区病变者，需做垂体功能测定。

（二）术后护理

1. 按神经外科护理常规。

2. 手术日禁食，记录24小时尿量1～3天。

3. 注意观察双鼻孔内渗液情况。

4. 术后24小时后可进流质饮食，并做好口腔护理。

5. 24小时后去除唇部压迫绷带，鼻腔内指套纱条48小时后拔除。随时观察鼻孔内有无清水样液体流出，同时用呋喃西林麻黄素液滴鼻每日4次，连续14天。鼻腔干燥者可根据需要用消毒液状石蜡滴鼻。

6. 避免术后剧烈咳嗽和用力擤鼻涕，以防脑脊液鼻漏。

7. 术后绝对卧床1周。

8. 术后第10天复查垂体功能，检查内容同术前。

（三）健康指导

1. 做好心理护理，垂体瘤属脑内良性肿瘤，手术效果好，痊愈后可参加正常工作。

2. 加强营养。多食新鲜的、高蛋白质的食物，增强体质，促进早日康复。

3. 放疗时间一般在术后1个月左右，放疗期间少去公共场所，注意营养，定期查血象。

4. 按医嘱服药，1年CT复查1次。

十一、脑血管（动静脉畸形、动脉瘤）手术护理

颅内动静脉畸形为先天性脑血管异常，主要缺陷是脑的局部缺少毛细血管，使脑动脉与脑静脉之间形成短路，引起一系列脑血循环动力学的改变。

颅内动脉瘤是指颅内动脉管壁上的异常膨出部分，80%发生在大脑动脉环的前部或邻近的动脉主干上。

（一）术前准备

耳神经外科手术前的一般护理常规。

（二）术后护理

1. 耳神经外科术后护理常规。

2. 密切观察生命体征的变化，常规记录24小时出入量。

3. 卧位：根据手术时的卧位，血压平稳可给予翻身，翻身动作应轻稳。

4. 根据医嘱控制血压在正常范围，防止术后再出血。

5. 做好中心静脉导管的护理。

6. 保持大小便通畅，小便不能自解者，保留导尿。2天无大便，需给予通便剂。

7. 保持呼吸道通畅，及时清除呼吸道分泌物，防止误吸而引起吸入性肺炎。

8. 注意保暖，预防手术后并发症。

（三）健康指导

1. 按神经外科一般护理常规。

2. 保持大便通畅，便秘可适当用些通便剂。多食粗纤维食物，切忌用力过度，避免再次发生出血。

3. 外出须有陪护，预防发生意外。

十二、脑损伤护理

脑损伤是指因遭受钝击、穿通伤、爆炸或下坠后间接伤害所造成的损伤（包括头皮损伤、颅骨骨折、颅内血肿和脑挫伤），根据受伤情况可分为闭合性和开放性两大类。

临床以意识障碍、休克、生命体征改变、脑病灶症状及颅内压增高为主要特征。

（一）术前准备

按神经外科术前一般护理常规。

（二）术后护理

1. 耳神经外科术后护理常规。
2. 密切观察病情变化如血压、意识、瞳孔等，观察72小时，稳定后再酌情根据医嘱观察。
3. 颅底骨折耳鼻腔有液体流出者，用消毒纱布覆盖，切忌用棉球填塞。
4. 保持呼吸道通畅，准备好吸痰用具，随时准备做好气管切开的配合和护理。
5. 注意口腔内有无松动牙齿，如有应拔去。若有假牙应取下交给家属保管。

（三）健康指导

1. 饮食以高蛋白、高维生素、低脂肪易消化的食物（如鱼、瘦肉、鸡蛋、蔬菜、水果等）为宜。
2. 注意劳逸结合。
3. 告知患者颅骨缺损的修补，一般需在脑外伤术后的半年后。
4. 按医嘱服药，不得擅自停药，出院后一个月门诊随访。
5. 加强功能锻炼。必要时可行一些辅助治疗，如高压氧等。
6. 外伤性癫痫患者按癫痫护理常规。

十三、脊髓肿瘤（髓内、外）切除术护理

（一）术前护理

1. 按神经外科术前一般护理常规。
2. 皮肤准备：以病变为中心上、下五个椎体的皮肤范围备皮。
3. 手术前夜给开塞露通便，术前12小时禁食禁水，哺乳婴儿术前4小时禁食。
4. 术晨保留导尿。

（二）术后护理

1. 搬动患者时要保持脊髓水平位，尤其是高颈位手术，更应注意颈部不能

过伸过屈，以免加重脊髓损伤。

2. 卧位：根据手术定卧位，高颈位手术取半卧位，脊髓手术取侧卧位，脊髓修补取俯卧位。术后2小时翻身1次，翻身时注意保持头与身体的水平位。宜睡硬板床。

3. 麻醉清醒后可进流质或半流质，呕吐暂不进食。

4. 观察：血压每小时测量1次，连续3次，平稳后改为每2小时1次，至停止。

（1）高颈位手术：麻醉清醒后观察四肢肌力活动，注意呼吸情况，术后可能会出现颈交感神经节损伤症（霍纳综合征：患侧瞳孔缩小，眼睑下垂，眼球凹陷）一般不需处理。

（2）胸椎手术：上肢不受影响。术后观察下肢肌力活动，术后常会出现腹胀，排泄困难，可肌肉注射新斯的明0.5mg或肛管排气。

（3）马尾部手术：观察下肢肌力活动度情况及肛周皮肤感觉有否变异，在观察过程中如发现感觉障碍平面上升或四肢活动度有减退，应考虑脊髓出血或水肿，应立即通知医师采取紧急措施。

5. 截瘫患者按截瘫护理。

6. 术后6～8小时不能排尿者给予保留导尿。并保留导尿护理常规。

（三）健康指导

1. 了解患者心理反应，应给予鼓励，树立战胜疾病的信心。

2. 预防褥疮：按时翻身，避免局部长期受压。并保持皮肤及床单的清洁平整。

3. 预防并发症发生。感觉麻木或消失的肢体应忌用热水袋，防止烫伤，瘫痪肢体要保持功能位，预防关节畸形、足下垂等。

4. 保持大小便通畅，保留导尿者，应保持尿道口的清洁，做好保留导尿护理。便秘时可用通便剂。大便稀薄者，肛门周围皮肤可涂用金霉素油膏。以保护肛周皮肤。

5. 指导患者肢体功能锻炼，做到主动运动与被动运动相结合。促进肢体功能恢复。并教育患者自我护理的方法。

6. 加强营养，进行高蛋白、高维生素、高热量的饮食。多食水果、蔬菜，以增加肠蠕动。

7. 按时服药，定期门诊随访。

十四、脑脓肿护理

脑脓肿是指化脓性细菌侵入脑组织引起化脓性炎症，并形成局限性脓肿，主要原因有慢性中耳炎或乳突炎引发的耳源性脑脓肿、脓毒败血症引发的血源性脑脓肿以及外伤鼻源性和原因不明的隐源性脑脓肿。

临床以全身感染症状、颅内压增高及局灶症状为主要特征。

耳神经外科疾病手术一般护理常规。

（一）术前护理

1. 给予心理支持，当患者出现失语、视野缺损、偏瘫时给予安慰，避免情绪激动。

2. 取平卧位，抬高床头15°～30°，避免颅内压增高的因素，如咳嗽、用力排便等。

3. 密切观察患者神志、瞳孔及生命体征的变化。

4. 高热者按高热护理常规。

5. 合理使用抗生素及脱水剂，注意药物副作用及效果。

6. 小脑脓肿可引起步态不稳，应注意安全，防止意外发生。

7. 协助各项检查。

8. 术前常规皮肤准备。

（二）术后护理

1. 麻醉未清醒前取平卧位，头偏向健侧；清醒后取头高位15°～30°，躁动者加床档。

2. 给予高蛋白、高热量、易消化饮食。鼓励多饮水。

3. 病情观察。

（1）观察神志、瞳孔、生命体征变化，注意切口渗血情况。

（2）观察脓腔引流的量、颜色及性质，保持各引流管通畅，防止扭曲、挤压，冲洗引流管后需夹管2小时再开放。

（3）高热者按高热护理常规。

（4）观察头痛程度，注意有无颅内压增高症状。

4. 合理使用抗生素及脱水剂，注意药物副作用及效果。

（三）健康教育

1. 加强营养，增强体质。

2. 注意头痛情况及体温变化。

3. 治疗原发病，加强功能锻炼。

4. 遵医嘱服用抗生素并注意有无不良反应。

5. 定期复查。

十五、听神经瘤手术护理

听神经瘤为颅内常见的良性肿瘤，约占颅内肿瘤10%，发生于第Ⅳ脑神经的前庭支，一般位于桥小脑。主要原因是前庭神经鞘细胞增生，逐渐形成肿瘤。发病年龄30～60岁，女性多于男性。

临床以听神经、面神经及三叉神经为主要的颅神经损害症状，如耳鸣、耳聋、面部感觉减退、轻度面瘫、共济失调、颅内压增高等为主要特征。

耳神经外科疾病手术一般护理常规。

（一）术前护理

1. 注意安全，对步态不稳的患者，嘱咐自己行走，必要时须有人搀扶，以免摔伤；对喝水呛咳的患者给予饮水、进食指导，以免误吸。

2. 训练床上排便习惯，增强术后的适应性。

3. 协助各项检查。

4. 常规皮肤准备。

（二）术后护理

1. 密切观察患者神志、瞳孔、生命体征变化，注意切口有无渗出等。

2. 保持呼吸道通畅，鼓励患者深呼吸，协助排痰。

3. 眼睑闭合不全者，用0.25%氯霉素眼药水滴眼或金霉素眼药膏涂眼，覆盖凡士林纱布，防止角膜溃疡。

4. 后组颅神经损伤进食吞咽困难、呛咳者给予鼻饲流质。

5. 保持皮肤清洁，定时翻身，按轴线翻身方法进行。

6. 患侧面部及口角出现带状疱疹时遵医嘱涂干扰素或消炎软膏。

（三）健康教育

1. 指导患者早期配合康复锻炼，提高自理能力。

2. 步态不稳者外出活动须有人陪伴，防止发生意外。患侧面部感觉减退者应防止烫伤。

3. 术后仍有眼睑闭合不全者按时滴眼药水或涂金霉素眼药膏。

4. 定期复查。

十六、颅骨缺损修补手术护理

颅骨缺损是指由于先天性、外伤性或手术后引起的缺损，当直径大于2cm时，造成外形或功能受影响者，应行颅骨缺损修复术。

临床表现以局部可触及颅骨缺损，可见脑组织外膨、搏动为主要特征。

耳神经外科疾病手术一般护理常规。

（一）术前护理

1. 向患者讲解颅骨修补的重要性，使之消除不良心理，配合治疗。

2. 注意安全，避免缺损处碰撞及强光照射。

3. 遵医嘱服用抗癫痫药物，并观察药物作用及副作用。

4. 密切观察病情变化，注意有无癫痫发作先兆。

5. 协助各项检查。

6. 保持头皮清洁，检查头皮有无炎症性病变。

7. 准备修补材料，材料塑形时应注意患者形象美观。

（二）术后护理

1. 麻醉未清醒前取平卧位，头偏向健侧，清醒后取头高位15°～30°。
2. 病情观察

（1）密切观察患者神志、瞳孔及生命体征变化。

（2）注意切口渗血情况，观察局部有无肿胀、积液，以防排斥反应发生。

3. 遵医嘱服用抗癫痫药物，并观察药物作用及副作用。

（三）健康教育

1. 加强营养，增强体质，促进头皮伤口生长。
2. 保持头皮清洁，如皮下有积液应及时就诊。
3. 按时服用抗癫痫药，并注意药物不良反应。
4. 定期复查。

十七、脊髓压迫症手术护理

脊髓压迫症是一组由不同病因产生的脊髓及神经根受压的疾患，是神经系统的常见病。主要是由于脊髓先天性疾病、外伤性脊髓疾病、脊髓炎症、脊髓肿瘤、脊髓血管畸形、寄生虫等所致。

脊髓受损平面的不同，临床表现也各异。上颈段受损可出现四肢痉挛性瘫痪；颈膨大损害可出现上肢弛缓性、下肢痉挛性瘫痪；胸段损伤表现下肢痉挛性瘫痪；腰膨大损害可出现下肢弛缓性瘫痪；马尾圆锥损害可出现马鞍区感觉障碍及双下肢弛缓性瘫痪等。

耳神经外科疾病手术一般护理常规。

（一）术前护理

1. 向患者讲解治疗目的、意义，使其消除顾虑，配合治疗，树立战胜疾病的信心。
2. 训练床上排便习惯。
3. 协助各项检查。
4. 感觉障碍者注意避免烫伤。
5. 肢体运动障碍者应置功能位，防止畸形，协助更换体位，预防褥疮发生。
6. 术前一日备皮。
7. 如病变在骶尾部，术前1日晚及次日晨各灌肠1次，术晨留置导尿管。
8. 术前6～8小时禁食、水。

（二）术后护理

1. 卧硬板床，取仰卧位或侧卧位，防止脊柱畸形。
2. 高颈髓占位及受累脊髓节段较多的患者翻身时，应注意保持头、颈、躯干一直线，防止引起呼吸及脊柱功能的改变。

3. 病情观察。

（1）观察患者生命体征的变化。

（2）观察肢体感觉、运动状况。

（3）注意切口渗液、渗血情况。

4. 高位颈髓占位者须颈托固定，保持呼吸道通畅，吸氧。

5. 肢体感觉障碍者，防止烫伤等意外发生；肢体运动功能障碍者，置功能位，术后 10～14 日进行肢体功能锻炼。

6. 给予高热量、高蛋白、多维生素、粗纤维饮食，禁食辛辣、刺激性食物，多饮水。

7. 保持大便通畅，便秘者给予缓泻剂。

8. 保留导尿者，做好保留导尿的护理。

9. 保持皮肤清洁，预防褥疮发生。

（三）健康教育

1. 防止肢体畸形，上肢瘫痪者恢复先从屈伸运动开始；下肢瘫痪者进行健侧肢体肌力练习，诱发患侧无力肌群的收缩；坐起锻炼术后 1 个月左右开始，从仰卧逐渐改为半卧，再转为床上坐起；下地前锻炼术后 2 个月左右开始，练习腹肌、背肌、臂力等。

2. 配合理疗、针灸、推拿，促进功能恢复。

3. 排尿障碍留置导尿管者，试夹管 4 小时开放尿管 1 次，训练膀胱功能。便秘者应增加粗纤维饮食或缓泻剂。

4. 感觉功能异常者，应防止烫伤、冻伤、压疮、扭伤。

第六节 泌尿外科常见疾病护理

一、泌尿外科一般护理

1. 按外科手术前后护理常规。

2. 正确、及时地收集送检新鲜尿液标本及肝、肾功能测定。

3. 如需留取 24 小时尿液标本，必要时加入防腐剂。

4. 鼓励病人多饮水。肾功能不良、高血压、水肿者应控制水、钠盐、蛋白质摄入量。

5. 有尿瘘或尿失禁病人，注意会阴部皮肤清洁干燥，防止发生湿疹，床单保持清洁干燥。

6. 注意尿液的颜色、性质及量，如有异常，留取标本，通知医师。

7. 保留导尿护理：

（1）引流管长短适宜，用别针固定于床单上，引流袋固定于床旁。

（2）保持引流管通畅。

（3）注意尿的颜色、性质，记录24小时尿量。

（4）保持尿道口清洁，每日会阴擦洗2次。

（5）严格无菌操作，导尿管每周更换1次，如滑出，应及时更换。定时更换尿袋。

二、肾脏损伤护理

肾脏损伤是指外来暴力直接或间接作用于肾区所致，分为开放性损伤、闭合性损伤、医源性损伤。临床以休克、血尿、疼痛以及腰腹部肿块为主要特征。

按泌尿外科疾病手术一般护理常规。

（一）一般护理

1. 休息：取平卧位，绝对卧床休息2～4周，减少搬动。

2. 心理护理：消除患者紧张情绪，增加其安全感。

3. 注意保暖，防止呼吸道感染。

4. 预防便秘，常规使用缓泻剂，防止腹压增加引起继发性大出血。

（二）病情观察

1. 观察患者生命体征变化，注意有无出血性休克发生。

2. 注意尿液的量、颜色及性质，如尿色加深且腹部包块增大伴血压下降，应积极做好术前准备。

3. 观察肾区及腹部体征变化，注意有无腹痛、腹胀等腹膜刺激征。

4. 定时测量体温，如体温升高持续不退，警惕肺部及肾周感染。

（三）健康教育

1. 3个月内勿参加重体力劳动。

2. 注意血压变化。

三、肾脏手术护理

（一）术前护理

按泌尿及男性生殖系统外科一般护理常规。

（二）术后护理

1. 按泌尿及男性生殖系统外科一般护理常规。

2. 卧床休息2～3天后逐步下床活动。对肾修补、肾盂切开的病人，有继发出血可能，应卧床至1周。肾部分切除术患者应卧床2周，取头低脚高位，以防肾下垂。

3. 术后24小时禁食。如肠功能恢复良好，可逐步进食，注意少进易胀气食物。如有腹胀，可行肛管排气或按医嘱给药物。

4. 观察出血和排尿情况：定时测量生命体征；注意伤口引流物量、性状及有无出血；密切观察，防止肾切除后肾蒂血管结扎线脱落而危及生命；注意尿少或尿闭情况的发生，观察有无血尿。

5. 保持各引流管通畅。肾造瘘病人引流不畅需要冲洗时，每次量不超过5ml，压力不可过大，严格无菌操作。拔管前一天，应夹管观察，并做肾盂造影，证实尿路通畅后拔管。造瘘口盖无菌敷料，侧卧位，以防漏尿。

6. 肾切除病人，补液速度宜慢，以免增加唯一肾脏的负担。

7. 保持切口周围皮肤的清洁干燥，敷料浸湿及时更换。

8. 一肾切除的女病人，在病情稳定药物治疗结束后2年内，应避免妊娠。

四、全膀胱切除手术护理

全膀胱切除手术用于多发性膀胱癌浸润者，复发快、每次复发肿瘤时期肿瘤体积大且明显边界者等。手术方式是切除整个膀胱，前列腺、精囊，并清扫盆腔淋巴组织，同时行尿液改道或行回肠代膀胱术。

（一）术前护理

1. 按泌尿及男性生殖系统外科疾病一般护理常规。

2. 做好心理护理。术前向病人充分说明手术的必要性和自我管理尿液的方法，使其配合手术。

3. 给予高热量、高蛋白饮食，以增加机体的抵抗力。

4. 术前3天给尿路消毒剂，必要时冲洗膀胱，鼓励病人多饮水，以冲淡尿液。

5. 肠管代膀胱者，做好肠道清洁准备。术前3天每晚灌肠1次，术晨清洁灌肠，按医嘱给肠道杀菌剂。

（二）术后护理

1. 按泌尿及男性生殖系统外科疾病一般护理常规。

2. 标明各种引流导管在体内引流的部位和作用，保持通畅，注意无菌操作．定时更换引流装置。观察各引流液的量和性质，分别记录引流量，并及时倒空。

3. 观察腹壁造瘘口肠管的血运，及时更换敷料，保护瘘口周围皮肤。如系肛门排尿者．亦应保护肛周皮肤。

4. 直肠代膀胱术后，因肛门括约肌的作用，尿液潴留在直肠内，增加了肠道对尿液电解质的吸收，可造成高氯性酸中毒，故术后定期测血电解质，及时纠正。

5. 注意观察术后肠梗阻、肠瘘等并发症。对尿粪合流的病人，注意泌尿系逆行感染的发生。

五、前列腺摘除手术护理

前列腺增生症是以排尿困难为主要特征的老年男性疾病。可能与老年激素代谢异常有关。临床表现为尿频、尿急、进行性排尿困难、急性尿潴留等。

（一）术前护理

1. 按泌尿及男性生殖系外科疾病一般护理常规。

2. 有尿潴留或并发尿路感染、肾功能不良时，术前应留置导尿1周左右。

3. 手术日晨留置导尿，用生理盐水冲洗膀胱至冲出液体澄清后，保留100ml在膀胱内，使之稍充盈，以利于手术操作。冲洗完毕拔出导尿管，清洁阴茎及周围皮肤。

4. 加强老年人的安全及心理护理。对合并高血压、心脏病、肺气肿、糖尿病等患者，按内科护理常规。

（二）术后护理

1. 按泌尿及男性生殖系外科疾病一般护理常规。

2. 立即将耻骨上膀胱造口管及尿道内气囊导尿管连接于密闭式冲洗装置，气囊导尿管的充水管与引流管切勿接错。

3. 膀胱冲洗时，冲洗速度应视出血情况而定，出血多加快冲洗速度，出血少则慢，防止导管阻塞。

4. 手术后出血可随尿液引出，应严密观察血压、脉搏变化。出血较多时，可按医嘱在冲洗液中加入止血药物，注入后夹管半小时，或用低温冲洗液冲洗，亦可全身应用止血剂。

5. 耻骨上膀胱造瘘4～6日拔管后可有漏液，及时更换敷料，保护好造瘘口周围皮肤，并保持床单干燥。

6. 按医嘱给抗生素。定时清洁尿道外口的分泌物，防止感染。

7. 术后1周内，禁肛管排气或灌肠，以免损伤前列腺窝引起出血。便秘时可口服缓泻剂。

六、肾盂切开取石术护理

肾结石位于肾盂和肾盏中，较小的结石常聚集在。肾下盏，上尿路（肾输尿管）结石好发于20～50岁，常与年龄、性别、职业、社会经济地位、饮食成分和结构、水分摄入量、代谢和遗传等因素有关，它的主要临床表现为疼痛（肾盂内大结石及肾盏结石可无明显临床症状，仅表现为活动后镜下血尿）、血尿、脓尿及无尿。

（一）术前护理

1. 按泌尿外科手术前常规护理。

2. 若有尿路感染，术前应按医嘱应用抗生素控制感染。

3. 术前1小时摄定位片，然后嘱患者卧床。

（二）术后护理

1. 按泌尿外科手术后常规护理及麻醉后常规护理。

2. 术中肾脏完全游离者，术后应卧床1～2周。

3. 注意观察尿液颜色，有无血尿发生。

4. 注意切口渗出情况，术后如有渗尿，应及时更换敷料，以免切口感染。

5. 有负压引流管者，应持续负压吸引，并记录引流量，负压袋（或负压瓶）每日更换1次。

6. 结石疏松、多发性结石者，术后排尿时用纱布过滤，以了解有无残石排出。

7. 术后7天，摄尿路平片，了解有无残留结石或碎片及其部位。

（三）健康指导

鼓励患者多饮水，多运动，多食新鲜蔬菜、水果、酸性食物，以防结石再发。

七、输尿管切开取石术护理

输尿管结石绝大多数来自肾脏，由于输尿管的直径自上而下、由粗变细。结石常停留在输尿管解剖上的3个狭窄部位：肾盂输尿管交界处、输尿管越过髂血管处、输尿管的膀胱壁段，由于下段输尿管比上段窄，所以结石大量在输尿管下1/3处停留。肾和输尿管结石单侧为多，双侧占10%。主要临床表现为疼痛、呈现阵发性绞痛，病人常常疼痛难忍，辗转不安，并伴有恶心、呕吐。根据结石对鼓膜损伤的程度不同，可表现为肉眼或镜下血尿，以后者更为常见。

（一）术前准备

1. 按泌尿外科手术前常规护理。

2. 做好中段尿培养，有尿路感染者，根据医嘱用抗生素控制感染。

3. 监测血肌酐、尿素氮、肌酐清除率，了解对侧肾脏功能。

4. 术前1小时拍摄定位片，然后患者卧床。定位片与以前拍摄的X线片一起带入手术室，以做比较。

（二）术后护理

1. 按泌尿外科手术后常规护理及麻醉后常规护理。

2. 注意观察尿液颜色，有无血尿，记录24小时尿量。

3. 注意观察切口渗出情况及有无漏尿发生，如有漏尿可于漏尿处插入一根多孔之硅胶管，并需用负压吸引。经常更换切口敷料，保持局部清洁干燥。

4. 术后腹胀明显者可予肛管排气。

（三）健康指导

鼓励患者多饮水，以防结石再发。

八、钬激光输尿管下段结石碎石术护理

钬激光是一种脉冲式激光,对周围组织的损伤小,可通过软光纤维传递,具有切割、气化、凝固、止血等功能,与输尿管镜相结合,是治疗输尿管结石的有效方法。它是一种微创技术,具有住院时间短、痛苦小等优点,碎石效率高,结石排净率高,可粉碎任何结石,可同时处理狭窄、息肉等并发症,具有良好的可重复性,可用于各种方法治疗后的复发性结石及排石、体外震波碎石等保守治疗失败的病人。

(一)术前护理

1. 按泌尿外科手术前常规护理。
2. 做好中断尿培养,有尿路感染者,根据医嘱用抗生素控制感染。
3. 向患者简要介绍此项技术的原理、方法、手术效果、并发症及注意事项,使患者以最佳心态接受手术。
4. 术前1小时摄定位片,嘱患者卧床。定位片与以前拍摄的X线片一起带进手术室,以做比较。

(二)术后护理

1. 按泌尿外科手术后常规护理。
2. 病人术后常规放置三腔导尿管,妥善固定,24小时内严密观察尿液颜色、性状并计量。
3. 观察有无并发症发生:疼痛(输尿管穿孔)、发热、尿血等,如有异常,及时通知医生并给相应处理。
4. 观察有无留置双"丁"管引起的不良反应,如尿路刺激症状及尿液逆流等。给予解痉治疗,调整体位,指导患者站立排尿,定时排空膀胱等。
5. 拔尿管后.鼓励患者多饮水、勤排尿,并观察尿中有无细小碎石排出。
6. 出院后半月来院拔除双"丁"管。

九、耻骨上膀胱造瘘术护理

(一)术前准备

1. 按泌尿外科手术常规护理。
2. 协助做好腹部平片和静脉肾盂造影,以了解有无合并膀胱占位、结石等。
3. 按医嘱应用抗生素控制膀胱内感染。
4. 如有留置导尿管,应加强冲洗。
5. 患者送手术室后,备好膀胱冲洗用物1套及消毒引流瓶(或引流袋)。

(二)术后护理

1. 按泌尿外科手术后常规护理及麻醉后常规护理。

2. 耻骨上膀胱造瘘管接消毒引流瓶（袋），妥善固定，保持引流管通畅。

3. 遵医嘱定时行膀胱冲洗，每次注入量为 20～50mL，反复低压冲洗，至冲出液澄清为止。

4. 经常观察尿色及尿量变化，鼓励患者多饮水，以利冲洗尿路。

5. 观察瘘口处有无尿液渗漏，保持局部切口干燥。如冲洗通畅，而无尿液溢出时，可能为造瘘管深度不宜所致，可适当调整位置。

6. 拔除造瘘管后，如有漏尿，应留置导尿数日，待造瘘口愈合后，再行拔管。

（三）健康指导

1. 指导患者学会膀胱冲洗，告知其操作的注意要点，以便带管出院者自行冲洗。

2. 多饮水，以利冲洗尿路。

3. 保持造瘘口周围清洁、干燥。

4. 每月来院更换造瘘管 1 次。

十、同种异体肾脏移植手术护理

（一）术前护理

1. 按泌尿外科手术前护理常规。

2. 做好心理护理，向患者讲解手术方式及术后注意事项，了解患者病情及生活习惯。指导患者学会床上大小便。

3. 术前除做好常规检查外，还应做好尿肌酐、尿素氮、供血者血型、淋巴细胞毒素试验、HL-A 位点配型等。

4. 术前 1 天给少渣饮食。

5. 术前给服骁悉 1g，以抗排斥反应。

6. 患者送手术室时，带入药品包括：甲强龙、地塞米松、呋塞米、VitC、$VitK_1$、10％葡萄糖酸钙，备齐病史及各项化验报告。

7. 做好病房清洁消毒工作。病房彻底打扫后，用乳酸熏蒸消毒，准备好消毒床单及一切用具，包括血压表、听诊器、量杯、口罩、消毒引流瓶、便器、痰杯、坐浴盆等。

（二）术后护理

1. 按一般外科护理常规及麻醉后护理常规。

2. 了解患者一般情况，手术经过、尿量多少、补液量及输液速度、激素用量等，并及时执行各项术后医嘱。

3. 术后 2 天内每小时测量体温、脉搏、呼吸、血压各 1 次，平稳后每 2 小时测量 1 次，记录每小时尿量及颜色。

4. 术后第一个 24 小时内补液原则：排尿量小于 200ml/ 时，补液量为尿量的全量；排尿量为 200～500ml/ 时，补液量为尿量的 70%；排尿量大于 500ml/ 时，补液量为尿量的 1/2；补液种类为 5% 葡萄糖与乳酸林格氏液各 50%，两者交替使用，以缩短多尿期。

5. 取平卧位，移植侧下肢屈曲 15°～25°，减少切口疼痛，降低手术血管吻合处张力。以利愈合。但应避免过度屈曲，并禁止做静脉注射。

6. 术后肠蠕动恢复，肛门排气后，给高热量、高蛋白、多维生素、易消化的软食，鼓励患者多饮水。

7. 观察切口渗血情况及有无外科并发症（切口出血、血肿、尿瘘、淋巴瘘、肾破裂等）。保持局部清洁干燥，腹带要高压灭菌后使用。

8. 准确记录 24 小时出入液量、饮食情况及计算蛋白含量。

9. 每日早晚各测体重 1 次，并记录。

10. 应用大剂量免疫抑制剂时，注射部位要严格消毒，并保持皮肤清洁干燥。

11. 加强基础护理，预防呼吸道感染，鼓励患者做深呼吸，痰液黏稠时，给予雾化吸入。

12. 移植后 1 个月内，应重点观察有无急性排斥反应发生，注意防止感染，严格执行无菌操作，加强病室消毒隔离工作，注意口腔卫生。

(周传云 董春娟 孙启坤 王玉华 李涛 刘苇)

第四章 儿科常见疾病护理

第一节 儿科一般护理

1. 患儿在门诊或急诊室经医师初步诊断后，确定需要住院时由医师签发住院证，在导诊员指导下，由家属到住院处办理入院手续。
2. 迎接新患儿与家属，及时通知医师，并进行详细的入院宣教及安全告示，介绍床位医师及护士。为患儿提供舒适、安全、清洁的环境。
3. 严格执行消毒隔离制度，按年龄与病种合理安置床位，防止院内感染。
4. 及时执行医嘱，按分级要求进行护理，书写护理记录单。
5. 加强巡视，观察病情变化，发现异常，及时汇报医师并配合处理。
6. 进行各项护理操作，应认真执行查对制度，杜绝差错事故发生。
7. 根据不同年龄和病情，做好患儿的心理护理。
8. 做好健康教育和出院康复指导。

第二节 新生儿常见疾病护理

1. 患儿入室后，由本室当班护士进行沐浴、换衣、套手圈，安排床位。
2. 认真做好护理体检，并与家长核实患儿性别，书写护理病历。
3. 维持体温稳定。保持适宜的环境温湿度。室温维持在22℃～24℃，相对湿度55%～65%。注意保暖，可使用婴儿温箱。护理操作时，不要过分暴露新生儿。
4. 保持呼吸道通畅。及时清除口、鼻腔的黏液及呕吐物。避免物品阻挡新生儿口、鼻或压迫其胸部。保持合适体位，如仰卧时，避免颈部前屈或过度后仰；

俯卧时，头侧向一侧，专人看护。防止窒息。

5. 预防感染。

（1）建立消毒隔离制度和完善清洁设施。接触新生儿前后勤洗手。室内湿式清洁。做好各项监测工作。新生儿用品均应"一人一用一消毒"。

（2）保持脐部清洁干燥。每日脐部护理1～2次，发现问题，及时处理。

（3）做好皮肤护理。每日沐浴一次。勤换尿布，便后温水清洗并涂鞣酸软膏，有红臀者，按红臀护理常规进行护理。

6. 合理喂养。

（1）正常足月新生儿提倡早期哺乳。

（2）定时、定磅秤、定地点测量体重。

7. 确保安全。避免新生儿处于危险的环境中，如可能触及的热源、电源及尖锐物品。工作人员指甲保持短而钝。使用暖箱者，应严格执行操作规程。

（一）早产儿护理

1. 按新生儿护理常规。

2. 体重低于2 000g的早产儿，应放入暖箱（按暖箱操作常规），各种治疗、护理应集中进行。

3. 吸吮能力差、喂奶后有呕吐或体重低于1 500g的未成熟儿，宜采用鼻饲或滴管喂养。喂哺时，易发生发绀的患儿，可以在喂哺前后几分钟，给予氧气吸入。

4. 吸氧患儿，应采用空氧混合仪给氧。持续吸氧不超过3天。

5. 密切观察病情变化，严密观察早产儿生命体征，进食情况，精神反应，哭声、反射、面色及皮肤颜色等变化。发现异常及时汇报医生，及时处理。

（二）新生儿窒息护理

1. 按新生儿护理常规。

2. 急救复苏。

（1）保持呼吸道通畅，迅速清除口、鼻、咽部分泌物。

（2）予以吸氧，根据血氧饱和度调节氧流量，必要时，给予呼吸机应用并做好相应监护。

（3）建立静脉通道，准确、及时执行医嘱。

（4）注意保暖，将患儿置于远红外保暖床上抢救。病情稳定后置暖箱中保暖。

3. 复苏后护理。

（1）严密观察并记录体温、呼吸、心率、面色、神志、反射、吸吮力、肌张力及有无抽搐发生。发现异常，及时汇报医生处理。

（2）使用心电监护仪时，保持监护仪功能状态良好。

(3) 合理用氧及观察用药反应。

(4) 注意能量的供给，必要时予以静脉营养支持。

（三）新生儿缺血缺氧性脑病护理

新生儿缺血缺氧性脑病是由各种因素引起的缺氧和脑血流的减少或暂停而导致的胎儿及新生儿的脑损伤，是新生儿窒息后的严重并发症之一。病死率高，少数幸存者留下永久性功能性神经功能缺陷，如智力障碍、癫痫、脑性瘫痪等。

主要表现为意识和肌张力变化，严重者伴有脑干功能障碍、根据病情程度分轻、中、重3度。

1. 按新生儿护理常规。

2. 加强监控，控制惊厥。

（1）给氧。选择适当的给氧方法。

（2）严密监护患儿的呼吸、心率、血氧饱和度、血压等。注意观察患儿的神志、瞳孔、前囟张力，肌张力及抽搐等症状，观察药物反应。

（3）遵医嘱给予镇静剂，脱水剂。

3. 早期康复干预。

（四）新生儿颅内出血护理

新生儿颅内出血是新生儿时期常见的缺氧或产伤引起的脑损伤。主要表现为：意识改变、眼症状、颅内压增高、呼吸改变等症状。

1. 按新生儿护理常规。

2. 保持绝对安静，抬高床头，尽量减少对患儿的移动和刺激，护理工作尽量集中进行，动作做到轻、稳、准，忌沐浴。

3. 观察病情，如出现烦躁不安、尖叫、呻吟、呼吸暂停等，立即报告医师。

4. 保持呼吸道通畅，及时清除呼吸道分泌物，防止发生窒息，病情好转后，遵医嘱按需喂养。

5. 危重者、暂不喂奶者，按医嘱给予静脉补液，保证液量按需滴入。

6. 必要时氧气吸入，注意选择适当的给氧方式。

7. 按医嘱给予镇静剂、脱水剂等。

8. 做好出院指导，嘱定期门诊随访。

（五）新生儿破伤风护理

新生儿破伤风是由破伤风杆菌侵入脐部而引起的急性感染性疾病，临床以全身骨骼肌强直性痉挛和牙关紧闭为特征。

1. 按新生儿护理常规。

2. 控制痉挛，保持呼吸道通畅。

（1）置单独、安静、光线较暗的病房内，专人看护。

（2）各种治疗护理尽量集中进行。

（3）氧气吸入，有缺氧、发绀者间歇用氧，选用面罩给氧。避免鼻导管给氧。

（4）遵医嘱给予破伤风抗毒素、镇静剂等。

（5）避免反复穿刺，最好使用留置针。

（6）密切观察病情变化。尤其注意观察抽搐发生的时间、强度、持续时间和间隔时间。备齐抢救用物。

3. 按接触隔离实施隔离措施，一切接触患儿的用品应先消毒再清洗，医用废物须焚烧。

4. 每日口腔、脐部护理1～2次，脐部伤口换下的敷料焚烧。

5. 早期痉挛频繁者应禁食，给予静脉营养支持。在喉痉挛减轻后，给予鼻饲喂养。喂养前先检查胃内余奶，超过奶量1/3，可暂停1次。病情稳定后，遵医嘱按需喂养。

（六）新生儿黄疸护理

新生儿黄疸是指新生儿时期血清胆红素浓度升高引起的皮肤、巩膜及黏膜黄疸，分为生理性黄疸和病理性黄疸两类。病理性见于新生儿溶血症、新生儿感染及先天性胆道畸形等梗阻性疾病。

临床表现为：

1. 生理性黄疸：出生后2日～3日出现黄疸，4～5天达到高峰，7～10天消退。足月儿不超过2周，早产儿不超过4周。

2. 病理性黄疸：出生后24小时内出现，进展速度快，黄疸程度重，足月儿血清胆红素每日大于205μmol／L，早产儿每日大于256μmol／L。持续长，足月儿大于2周，早产儿大于4周或退而复现。

3. 新生儿肝炎综合征：一般时间在出生后2周～3周出现黄疸，并逐渐加重，厌食、体重不增、大便色浅及肝脾肿大，血清胆红素以结合胆红素增高为主。

4. 胆红素脑病：一般在出生后2～7日，黄疸突然加深，患儿反应差、嗜睡、拒乳、双眼凝视、肌张力增高、角弓反张甚至抽搐，留下后遗症。血清胆红素以未结合胆红素增高为主。

（1）按新生儿护理常规。

（2）一般护理：

①尽早喂养，及时建立肠道菌群，以减轻黄疸。

②遵医嘱正确应用蓝光疗法，保护眼及会阴部，观察副作用，如发热、皮疹、腹泻、呕吐，停止光疗后自愈。

（3）病情观察：

①评估黄疸的程度、范围及进展情况。

②观察患儿哭声、吸吮力和肌张力等临床表现，注意有无胆红素脑病。

③观察大小便次数、量、颜色及性质，如出生后不久大便呈灰白色，则提示有先天性胆道闭锁；如黄疸持续不退，大便色浅，有时呈灰白色，则提示有新生儿肝炎综合征；如存在胎粪延迟排出，应予灌肠处理，促进大便及胆红素排出。

④注意皮肤有无破损及感染灶，脐部有无分泌物，如有异常及时协助处理。

（4）健康教育：

①新生儿溶血症应做好产前咨询及预防性服药。

②胆红素脑病者，注意有无后遗症出现。给予康复治疗和护理。

③红细胞 G_6PD（6-磷酸葡萄糖脱氢酶）缺陷者，忌食蚕豆及其制品。保管患儿衣物时勿放樟脑丸，以免诱发溶血。

（七）新生儿硬肿症护理

肿，常伴有低温及多器官功能受损。主要是由于寒冷、早产低体温、窒息引起。临床表现为低体温、拒乳、反应差、哭声低、心率慢、少尿、肢体发凉、皮肤变硬、色暗红，按之如橡皮样，轻度凹陷。重者出现心、肾、肺多脏器损害，甚至出现 DIC。

1. 按新生儿护理常规。

2. 一般护理

（1）保证足够的热量及水分，吸吮力差者鼻饲或静脉补充。

（2）做好皮肤护理，勤更换体位，护理治疗集中进行，以免影响复温。

3. 复温：

（1）一般在 12～24 小时体温恢复正常范围，轻症可予棉絮、绒毯包裹，外加热水袋保暖。

（2）重症患儿放入 28℃暖箱，以每小时提高箱温 1℃逐渐升至 30℃～32℃，相对湿度 55%～65%。

4. 病情观察：

（1）观察体温、呼吸、心率、心音及精神状态，注意哭声、反应能力、吸吮能力等变化。

（2）注意硬肿程度、皮肤色泽、尿量等情况。

（3）注意有无出血倾向及并发症发生，如败血症、肺炎、DIC 等。

（八）新生儿败血症护理

新生儿败血症是指细菌侵入血循环并生长、繁殖、产生毒素造成的全身感染，主要是由于新生儿免疫系统功能不完善、皮肤黏膜屏障功能差、血中补体少等因素引起。其病原菌以葡萄球菌、临床以全身严重中毒症为主要特征。重者出现硬肿、出血倾向、休克、DIC。

1. 按新生儿护理常规。

2. 一般护理

（1）鼓励母乳喂养，病情危重拒奶者，应给予鼻饲喂养或静脉营养，以保证足够的营养、水分和热量。

（2）高热者应调节环境温度，按高热护理常规。体温不升者应采取保暖措施，以维持正常体温。

（3）保持呼吸道通畅，必要时给氧。

（4）注意保护血管，有计划地更换穿刺部位。

（5）消除局部病灶，如脐炎、鹅口疮、皮肤破损等，促进皮肤病灶早日痊愈，防止感染继续蔓延扩散。

3. 病情观察

（1）观察呼吸及面色，注意有无呼吸不规则、发绀或面色苍白。

（2）观察消化道症状，注意有无呕吐、腹胀、腹泻。

（3）观察神经及精神症状，注意有无烦躁不安、精神萎靡、嗜睡、昏迷，若出现呻吟、尖叫、两眼凝视或抽搐，应及时协助医师处理。

（4）注意有无出血倾向，观察出血部位和出血量。

（5）观察药物作用及副作用。

（6）配合做好脓液、血液培养和药敏，以了解抗生素使用的效果。

（九）新生儿肺炎护理

新生儿肺炎可发生在宫内、分娩过程中或出生后。前两者称宫内感染性肺炎，后者称出生后感染性肺炎。新生儿肺炎主要是由不同病原菌引起的肺部感染性疾病，与羊水、胎粪、乳汁以及其他分泌物吸入等因素有关。临床表现为呼气性呻吟、气促、发绀和吸气性凹陷，进行性加剧。重者可有呼吸不规则、呼吸暂停和呼吸衰竭。

1. 按新生儿护理常规。

2. 一般护理

（1）保持室内空气新鲜，温度、湿度适宜。

（2）取侧卧位，注意保暖。

（3）喂养应以少量多次为主，一次不宜喂得过饱，以防呕吐后误吸，病情严重者可给予鼻饲喂养或静脉补液。

（4）保持呼吸道通畅，勤翻身、拍背、吸痰、雾化吸入等，必要时给予氧气吸入。

（5）严格控制输液速度和量，滴速不宜过快，以4～6滴/分为宜，以免发生肺水肿。

3.病情观察：密切观察体温、呼吸、心率的变化，如有面色苍白、口吐白沫、口唇青紫、呻吟等临床表现，以及拒乳或吃奶差等情况，说明患儿病情加重，应及时协助医师处理。

第三节 高热护理

1.按儿科一般护理常规。

2.卧床休息，随时测量体温，注意观察体温变化。

3.给予高维生素、清淡易消化的流质或半流质饮食，保证充足水分摄入，饮食后注意清洁口腔，多饮水。

4.降温措施：体温升至39℃以上者，予以物理降温或遵医嘱药物降温。降温后隔30～60分钟测量体温，并记录。

物理降温的方法：

（1）购置冰袋或毛巾冷敷。

（2）降低环境温度。

（3）松解衣被。

（4）洗温水浴（水温34℃）。

(5)30%～50%酒精擦浴。

5.加强基础护理：

（1）勤换内衣，保持皮肤清洁，及时更换汗湿的衣服。

（2）根据病情每日测体温4～6次，并观察热型，协助诊断。

6.做好口腔、皮肤清洁，防止感染。

7.观察病情，凡有哭闹、烦躁不安、拒食、惊厥等异常表现时，及时与医生联系。

第四节 肺炎护理

肺炎系不同病原体或其他因素所致的肺部炎症。以发热、咳嗽、气促、呼吸困难和肺部湿啰音为共同临床表现。此病是儿科常见疾病中能威胁生命的疾病之一。

按儿科一般护理常规。

（一）病情观察

1. 观察有无嗜睡、精神萎靡、烦躁不安、昏迷、惊厥、呼吸不规则等神经系统症状，及时通知医师及时处理。

2. 观察有无面色苍白、烦躁、气急加剧、心率加速、肝脏在短期内急剧增大等心力衰竭的表现。护士应熟悉洋地黄药物治疗的剂量及使用注意事项。

3. 观察呼吸的频率、节律、深浅度的改变，如发现有双吸气、呼吸暂停等中枢呼吸衰竭危象，应与医师联系，及时处理。

4. 合并脓胸、脓气胸，应配合医师抽气排脓，或做胸腔闭式引流。

（二）对症处理

1. 高热时，按高热护理常规。

2. 气急烦躁时，给予半卧位，氧气吸入，按医嘱用镇静剂。

3. 重症患儿，做好口腔护理，以增进食欲，防止真菌性口腔炎。

4. 补液时应严格控制静脉输液速度，以防肺水肿及心力衰竭的发生。纠正呼吸性酸中毒时应用碱性药物，速度宜慢。天气寒冷时，进行输液的肢体要注意保暖。

5. 氧气吸入。根据缺氧情况决定氧浓度。

6. 保持呼吸道通畅，清除口、鼻腔分泌物，必要时喂奶及服药前吸痰，鼓励患儿咳嗽排痰，勤翻身，轻拍患儿背部，促使其咳痰。分泌物黏稠而不易咳出时，可采用超声雾化吸入。

（三）健康教育

1. 饮食应富有营养、易消化的流质或半流质，有气急、发绀的患儿，在喂奶或喂药时应抱起，奶头孔不宜过大。咳呛严重者，必要时可用滴管或鼻饲管喂养。

2. 准确执行医嘱，严密观察药物毒副作用。

第五节 哮喘护理

支气管哮喘，简称哮喘，是由嗜酸性粒细胞、肥大细胞和T淋巴细胞等多种细胞参与的气道慢性变态反应性炎症，使易感者对各种激发因子具有气道高反应性，并可引起气道缩窄，临床表现为反复发作性咳嗽和伴有哮鸣音的呼气性呼吸困难，常在夜间（和）或清晨发作、加剧，又自行缓解或治疗后缓解，以1～6岁患病较多，大多在3岁以内起病。

（一）一般护理

1. 保持病室空气新鲜，阳光充足，环境安静、舒适、室内避免放置花、鸟、羽毛等易引起过敏的物质。

2. 保证休息，做好心理护理，鼓励锻炼，提高活动耐力。

3. 饮食宜选清淡易消化饮食，鼓励多饮水。避免诱发哮喘发作的食物，如牛奶、蛋、鱼虾等。

4. 哮喘发作时给予半卧位，保持呼吸道通畅，按医嘱用镇静剂、解痉剂及氧气吸入或氧喷治疗，并观察疗效。

（二）病情观察

严密观察面色、呼吸、脉搏、如有心力衰竭现象应立即与医师联系处理。各种处理后，症状不见改善，而出现意识不清，发绀、呼吸浅、呼吸暂停等呼吸衰竭征象时，立即做人工呼吸，并通知医师，做好气管内插管的一切准备工作。

（三）健康教育

健康教育，鼓励锻炼，提高活动耐力，寻找哮喘发作因素，去除各种诱发因素。

第六节 充血性心力衰竭护理

充血性心力衰竭简称心衰，是指心脏在充足的回心血量的前提下，心搏出量不能满足周身循环和组织代谢的需要，而出现的一种病理生理状态。心功能代偿期，临床无症状。心功能失代偿期，出现静脉回流受阻，体内水潴留、脏器淤血等。

1. 按儿科一般护理常规及先天性心脏病护理。

2. 绝对卧床休息，取半卧位。保持呼吸道通畅，必要时吸氧。给予易消化、营养丰富的饮食，少量多餐，控制钠盐的摄入。

3. 应用洋地黄类药物治疗时的护理。

（1）严格按时间及剂量给药，宜在饭前口服，以免呕吐。

（2）用洋地黄前用听诊器听心律及心率（1分钟），并做好记录。如年长儿心率每分钟低于80次，婴幼儿每分钟低于100次，应与医师联系后再决定是否用药。

（3）洋地黄达到疗效的主要指标是：心率减慢、气促改善，肝脏缩小、尿量增加、安静、情绪稳定。

（4）密切注意洋地黄的毒性反应，如有无恶心、呕吐等肠胃道症状，有无嗜睡、昏迷、视力模糊、绿视等神经系统症状，以及有无心律失常，如期前收缩、心动过缓等，应及时报告医师。

4. 心理护理，密切注意其心率、心律、呼吸及血氧情况。

5. 严格控制补液量及补液速度。

第七节 病毒性心肌炎护理

病毒性心肌炎是指病毒侵犯心脏，以心肌炎性病变为主要表现的疾病，伴有心包炎和心内膜炎。

临床表现为发病前 1～4 周内有呼吸道或消化道的病毒感染史而出现相应的局部或全身症状，重者可发生心力衰竭、心源性休克、心律失常或脑心综合征。

按儿科疾病一般护理常规。

（一）一般护理

1. 保持环境安静，温、湿度适宜，阳光充足，减少不良刺激。

2. 急性期伴有心力衰竭和心脏扩大者应绝对卧床休息 3～6 个月，病情好转后逐渐增加活动量。

3. 给予高热量、高蛋白、多维生素、易消化饮食，心功能不全伴水肿者应限制钠盐及水摄入量。

4. 呼吸困难者，给予氧气吸入。

（二）病情观察

1. 密切观察体温、脉搏、心率、心律、呼吸、血压变化，注意有无心源性休克发生。

2. 注意有无乏力、胸闷、心悸、心前区不适等心肌受累表现。发现异常及时协助处理。

3. 观察洋地黄毒性反应，用药前后应测量心率、了解心前区不适等心肌受累表现，发现异常，及时协助处理。

4. 慢性心肌炎患儿长期服用激素时，应注意观察有无高血压、低血钾、消化性溃疡等副作用。

5. 控制输液的速度及量，以防肺水肿及心力衰竭的发生。

（三）健康教育

1. 向患儿及家长介绍医疗保健知识，使之对疾病有正确认识。

2. 加强锻炼，增强体质，防止呼吸道、消化道等病毒感染，在疾病流行期少去公共场所，一旦发病及时就诊。

3. 注意营养，保证休息，防止复发。

第八节 先天性心脏病护理

1. 按儿科一般护理常规。

2. 避免患儿情绪激动、剧烈活动及啼哭，以免加重心脏负担。保持大便通畅，保持病房安静，适当限制体力活动。

3. 注意营养，给予高蛋白、高热量、多种维生素饮食，给予足够的水分。

4. 加强对病情的动态观察，注意神志、面色、呼吸等，并注意有无气急、烦躁、心率增快等心力衰竭早期症状。如呼吸困难者，给予半卧位及氧气吸入；如有烦躁不安、心率增快现象，应及时与医生联系处理。

5. 需静脉补液时，输液速度必须严格控制，不宜太快，以防加重心脏负担，促使心力衰竭。

6. 四联症患儿

（1）给予足够的水分，定期喂开水，必要时静脉补液，预防脱水。

（2）加强护理，避免啼哭，以免引起脑缺血、缺氧。一旦发生，应将小儿置于膝胸卧位并配合医生进行抢救。如年长儿主诉头痛时，应提高警惕，防止昏厥。

附：

心导管检查术护理

（一）术前护理

1. 做好解释工作，减少患儿对检查的恐惧心理。

2. 观察体温情况，如有发热，暂停检查。

3. 术前3天开始肌肉注射抗生素，预防感染。

4. 术前6小时起禁食、禁水。

5. 术前1小时，按医嘱用镇静剂。

（二）术后护理

1. 患儿于麻醉清醒前，应去枕平卧，头侧向一侧，注意呕吐，以免吸入呼吸道。

2. 每30分钟测量血压1次，连续3次，注意脉搏、呼吸，特别注意有无心律失常现象。

3. 卧床休息12～24小时，穿刺侧肢体制动8小时，血管穿刺局部以沙袋压迫2～4小时，并观察患侧趾端颜色及足背动脉搏动。

4. 注意切口渗血，保持切口清洁，防止感染，如有渗血要找出原因，及时处理。

5. 原有心衰者，观察有无心衰加重现象。

第九节 风湿热护理

风湿热是一种累及多系统的炎症性疾病,初发与再发多与 A 组乙型溶血性链球菌感染后的变态反应、自身免疫密切相关,好发年龄为 5～15 岁。

临床发热,伴关节炎、心肌炎、较少出现舞蹈病、皮下结节、环形红斑。

按儿科疾病护理常规。

(一) 一般护理

1. 保持居室阳光充足,注意保暖,避免寒冷和潮湿。
2. 绝对卧床休息,无心肌炎休息 2 周,有心肌炎时,轻者休息 4 周,重者休息 6 周～12 周.伴心力衰竭者待心功能恢复后再卧床休息 3～4 周。血沉接近正常时方可逐渐下床活动,活动量应根据心率、心音、呼吸、有无疲劳而调整。
3. 给予高蛋白、高热量、多维生素、易消化的饮食,伴心力衰竭者适当限制钠盐,少食多餐。
4. 对舞蹈病患儿应采取必要的安全保护措施,防止跌伤。

(二) 病情观察

1. 观察心率、心律及心音等变化,注意有无烦躁不安、面色苍白、多汗、气急等心力衰竭表现。
2. 伴有心房颤动者,注意有无偏瘫、失语、腰痛及肢体疼痛,以便能早期发现脑、肾、肺、肢体等部位的栓塞现象。
3. 密切观察药物副作用,如长期服用水杨酸制剂及肾上腺皮质激素时,应注意有无胃肠道症状、消化道出血及感染倾向,并予饭后服用以减少反应。

(三) 健康教育

1. 避免受凉,以防止呼吸道感染。
2. 注意休息,避免过度活动。
3. 坚持长期治疗,定期复查。

第十节 小儿腹泻护理

小儿腹泻是因多种病原、多种因素引起的以大便次数增多和大便性状改变为特点的一组临床综合征,是儿科的常见病。根据病因分为感染性和非感染性两类,以前者更为多见。

(一) 一般护理

按儿科护理常规。

1.饮食宜清淡易消化,少量多次。重型腹泻应暂时禁食,指导饮食卫生。

2.遵医嘱给予正确补液,掌握输液速度和补液原则:"先快后慢,先盐后糖,先浓后淡,见尿补钾"。

3.加强生活护理及皮肤护理。勤换尿布,预防红臀。

4.预防交叉感染,接触患儿后应注意清洗双手,做好大便的管理,保持床单整洁。

(二)病情观察

1.观察呕吐、腹泻的次数、颜色、性质、尿量。

2.密切观察脱水情况,如皮肤弹性、前囟凹陷程度、精神状态等。

(三)健康教育

1.宣传母乳喂养的优点,指导合理喂养。

2.注意饮食卫生。

3.增强体质,适当户外活动,防止受凉或过热。

第十一节 婴儿红臀护理

1.每次便后用温水洗净,并涂红霉素软膏。

2.Ⅰ°臀红,可涂青鱼肝油。

3.Ⅱ°臀红,表皮破损,莫匹罗星外用,暴露臀部。

4.Ⅲ°臀红,表皮破损,面积较大,伴有渗血。暴露臀部,或用烤灯,严重者可给予抗菌药物,以防感染。烤灯照射时,需要注意:

(1)使用40～60W灯泡。

(2)灯泡距离臀部30～50cm,防止烫伤。

(3)照射时间一般为15～20分钟,每日2次。

(4)在烤灯照射过程中,应注意保暖。

5.臀部伴真菌感染可涂克霉唑软膏、达克宁霜等。

第十二节 急性肾炎护理

急性肾小球肾炎简称急性肾炎,是儿科常见的免疫反应性肾小球疾病,主要临床表现为急性起病、水肿、血尿、蛋白尿和高血压。本病多见于感染之后,其中多数发生于溶血性链球菌感染之后,被称为急性链球菌感染后肾炎。而由其他感染因子引起的急性肾炎,称为急性非链球菌感染后肾炎。

1. 按儿科一般护理常规。

2. 密切观察病情

(1) 及时发现并发症的发生,如患儿出现烦躁、喘憋、不能平卧、头疼、眩晕、呕吐、尿少等症状时,应警惕有无心力衰竭、高血压脑病、急性肾功能衰竭的发生,应立即报告医师,及时处理。

(2) 观察降压药的疗效,利血平肌肉注射时,应及时复测血压,因此药可致患儿鼻塞、嗜睡、面红、直立性低血压。在护理时嘱患儿缓慢起床及站立,避免直立性低血压发生。

3. 准确记录 24 小时出入量,并注意尿色的改变。

4. 协助留取晨尿,及时送检。

5. 应用利尿剂期间,每日测体重 1 次,了解水肿增减情况。

6. 注意保暖,减少探视,防止感冒加重病情。

7. 饮食:有浮肿及高血压患儿,应限制钠盐摄入,每天 1～2g。有氮质血症时应限制蛋白质的摄入量,每日 0.5g/kg。除非严重少尿或循环充血,一般不必严格限水。

8. 休息:发病 2 周内,应卧床休息,待浮肿消退、肉眼血尿消失、血压正常,才可下床在室内活动。血沉降至正常可恢复上学,但应避免剧烈运动,直至阿迪氏记数恢复正常,才能正常活动。

第十三节 肾病综合征护理

肾病综合征简称肾病,是多种病因所致。肾小球基底膜通透性增高,导致大量蛋白尿的一种临床症候群。临床具有四大特点:大量蛋白尿;低蛋白血症;高胆固醇血症;高度水肿。

1. 按儿科一般护理常规及急性肾炎护理。

2. 密切观察并发症的发生,如感染、电解质紊乱,应及时与医师联系。

3. 预防感染

(1) 与感染患儿分室居住,天气变化时要随时增减衣服,注意口腔清洁,预防呼吸道感染。

(2) 饮食:按医嘱给适量优质蛋白、低盐饮食。浮肿消退后给普通饮食。

(3) 休息:有浮肿、蛋白尿时,应卧床休息。症状消失。可逐渐增加活动,合理安排作息。

(4) 加强皮肤护理,注意床单清洁、整齐,勤换内衣裤,以防皮肤磨损。

（5）遵医嘱合理用药，观察药物治疗的疗效及副作用，激素治疗时，要预防继发感染，避免摔跤，防止骨折，并注意观察血压。免疫抑制剂应用时，注意血象及肝肾功能测定，观察有无出血、胃肠道反应、脱发等副作用。

第十四节 营养不良护理

按儿科疾病一般护理常规。

（一）一般护理

1. 病室应保持清洁，阳光充足，温、湿度适宜，防止交叉感染。
2. 调整饮食
（1）指导家长合理喂养。
（2）循序渐进地给予高热量、高蛋白、多维生素饮食。
（3）观察患儿的消化情况，如大便的形状、气味等，根据情况添加辅食，不可操之过急。
3. 保持口腔、皮肤清洁，防止并发症发生。
4. 定期测体重，评估营养状况是否改善。
5. 输液、输血时，应控制滴速和液体总量，防止心力衰竭及肺水肿的发生。

（二）病情观察

1. 注意面色、呼吸、脉搏及神志的变化。
2. 注意有无电解质紊乱、酸碱平衡失调，尤其是夜间应防止低血糖发生。

（三）合并多种维生素缺乏的护理

1. 维生素A缺乏时常出现眼干燥症、角膜炎或角膜溃疡，可用生理盐水湿润角膜或涂金霉素眼膏。
2. 肌注维生素AD时部位准确，穿刺宜深。
3. 维生素C缺乏时易引起毛细血管脆弱、黏膜出血，护理时动作应轻柔。

（四）健康教育

1. 向家长讲解营养不良的常见病因及预防方法。
2. 指导家长合理喂养，讲解母乳喂养的重要性。
3. 加强户外活动，多晒太阳，注意补充富含维生素D、钙、蛋白质等营养食品，防止佝偻病发生，定期复查。

第十五节 维生素D缺乏性佝偻病护理

维生素D缺乏性佝偻病简称佝偻病，是指缺乏维生素D所致的一种慢性营养缺乏病，见于婴幼儿，主要是由于日光照射不足，维生素D摄入不足；生长速度快，需要维生素D增多。

慢性肝胆、胃肠道疾病可影响维生素D的吸收、利用。

临床分为活动期（初期、激励期）、恢复期和后遗症期。活动期主要表现为易激惹、烦躁、易惊、夜啼、多汗枕秃、骨髓改变、颅骨软化、方颅、佝偻病手镯或足镯、肋骨串珠、鸡胸或漏斗胸；恢复期可见下肢弯曲成"O"形或"X"形腿；后遗症期仅遗留不同程度的骨骼畸形。

按儿科疾病一般护理常规。

（一）一般护理

1. 病室光线充足，空气新鲜，每日定时户外活动，直接接触阳光。

2. 采用母乳喂养，及时添加辅食及补充维生素D和钙片，喂鱼肝油时直接滴在舌面上，保证达到指定剂量。

3. 避免早坐、久坐、早走，保持正确姿势，宜侧卧位，预防骨髓畸形骨折。护理操作时应避免重压和强力牵拉。

（二）药物护理

1. 维生素D注射时宜深部肌肉注射，以利吸收。注射维生素D制剂前，必须口服钙剂1周或静脉补钙3日，以免使血钙降低而发生搐搦。

2. 静脉注射钙剂时应稀释后缓慢推注，以免血钙突然升高引起心搏骤停。

3. 钙剂勿与牛奶混合喂服，宜在两餐之间。口服10%氯化钙时，应稀释3倍～5倍，以免刺激胃黏膜。

（三）健康教育

1. 提倡母乳喂养，并及时添加辅食及维生素D。应从生后第2周开始给予维生素D预防剂量，每日400～800U。

2. 合理安排生活，要经常进行户外活动和日光浴。

3. 注意母亲孕期和哺乳期的保健，饮食应富有营养并多晒太阳。

第十六节　血液病护理

1. 按儿科一般护理常规。

2. 防止交叉感染，单病种应安排在同一病室（重点指白血病患儿），避免与感染性疾病的患儿接触，室内空气保持流通，每天通风2次，每天紫外线消毒1次。限制探视者。

3. 防止出血护理

（1）婴幼儿期患儿，要加强安全保护措施，防止由于外伤引起出血。

（2）尽量少用肌肉注射药物，以免局部出血。必须注射时。须较长时间压迫止血，防止再出血发生。

（3）采血后，用干棉球压迫止血，直至不出血，并加强观察是否有出血现象。

（4）宜用软毛牙刷，避免挖鼻以免损伤鼻腔黏膜，引起出血和继发感染。

4. 出血护理

（1）鼻中隔出血时，患儿应平卧。少量渗血，用1∶1 000肾上腺素棉球或吸收性明胶海绵剪成条形填塞鼻孔，鼻额部冷敷。大量出血时，报告医师，应请耳鼻咽喉科会诊，用碘伏纱条进行后鼻孔填塞，一般保存24～48小时。应经常用消毒液状石蜡滴入鼻孔以保持润滑，并加强口腔护理。

（2）口腔出血：常见为牙龈出血，局部处理可用吸收性明胶海绵压迫止血。饮食不宜过热过硬，以免刺激引起再度出血。

（3）胃肠道出血：患儿禁食，要密切观察面色、脉搏、血压、尿量。记录呕吐、便血量，如患儿有面色苍白、四肢冰冷、出冷汗、心悸等症状，应及时报告医师，采取抢救措施。

（4）颅内出血，患儿有头痛、头昏、嗜睡、神志模糊、瞳孔散大等神经系统症状，应去枕平卧，头侧向一侧，保持呼吸道通畅，做好大静脉穿刺，氧气吸入等抢救准备。

5. 预防感染

（1）严格按无菌原则进行技术操作。

（2）注意皮肤清洁干燥，防止破损。保持会阴部清洁，对白细胞降低者，可用1∶5 000高锰酸钾坐浴，每日1次，防止肛旁脓肿发生。

（3）加强口腔护理，每餐饭后漱口，按医嘱可用0.05%氯已定或复方硼砂溶液漱口。

6. 化疗时护理

（1）注意保护静脉，穿刺宜从远心端到近心端，并熟练掌握穿刺技术。

（2）静脉注射药物时，药物不能外漏，推药前后，均用生理盐水冲静脉。万一药液外漏，用25%硫酸镁湿敷，0.25%～1%普鲁卡因局封。

（3）鞘内注射时，术后须平卧4～8小时，并注意观察有无头痛、恶心、呕吐、感觉障碍等毒性反应。

（4）激素治疗时，注意保暖，预防继发感染，避免摔跤，防止骨折。

（5）患儿使用化疗药物后常有恶心、呕吐、食欲减退、脱发及骨髓抑制情况发生．甚至出现出血性膀胱炎等反应，因此应嘱患儿多饮开水或按医嘱补液，应使用新鲜配制药液。

7. 增加营养、注意饮食卫生，给予高蛋白、高维生素、高热量饮食，鼓励患儿进食，多饮水。

8. 消除心理障碍，建立战胜疾病的信心。

第十七节 营养性缺铁性贫血护理

营养性缺铁性贫血是指由于体内铁储存缺乏引起血红蛋白合成减少导致低色素小细胞性贫血，主要是由于先天性储铁不足、饮食缺铁、生长发育快及丢失过多或吸收减少引起，以婴幼儿及青少年发病率最高。

临床表现为起病缓慢、面色苍白、乏力、食欲不振、对周围环境缺乏兴趣、注意力不集中、智力及动作发育迟缓，严重者可出现心力衰竭。

按儿科疾病一般护理常规。

（一）一般护理

1. 注意休息，适量活动，对严重贫血者，应根据其活动耐力下降程度制定休息方式、活动强度及每次活动时间。

2. 给予营养丰富的饮食，如动物肝脏、鸡蛋、蔬菜、水果等，注意合理添加辅食，纠正偏食、择食等不良习惯。

3. 保持口腔清洁，预防感染。

（二）药物护理

1. 口服铁剂应饭中或餐中服用，以减少胃肠刺激。

2. 铁剂不宜与牛奶、钙剂和咖啡等同服，以免影响铁的吸收。

3. 口服液体铁剂时应使用吸管。以免牙齿长时间接触铁剂而变黑。服用铁剂后大便发黑应事前告诉家属，停药后可恢复正常。

4. 注射铁剂应精确计算剂量，分次深部肌肉注射，每次应更换注射部位，以免引起组织坏死。

5. 观察疗效。铁剂治疗有效者，用药后 3～4 日网织红细胞上升，1 周后可见血红蛋白逐渐上升。如服药 3～4 周无效，应查找原因。

（三）健康教育

1. 掌握科学的喂养知识。

2. 合理安排膳食，培养良好的饮食习惯。

3. 加强体育锻炼，增强其抗病能力。

第十八节 原发性血小板减少性紫癜护理

原发性血小板减少性紫癜（ITP）是指血小板免疫被破坏，外周血中血小板减少的出血性疾病，是小儿最常见的出血性疾病。主要病因是病毒体吸附于血小板表面，改变血小板抗体性而导致的一种自身免疫性能低下的疾病。

临床以自发性皮肤黏膜出血、血小板减少，束臂试验阳性为主要特征。

按儿科疾病一般护理常规。

（一）一般护理

1. 急性期应卧床休息，血小板低于 $20\times10^9/L$ 时，常有自发性出血，应绝对卧床休息。

2. 给予高蛋白、高热量、多维生素的饮食，禁食坚硬及带刺食物，牙龈出血、消化道出血者应给予温凉流质饮食，出血量多时应禁食。

3. 做好患儿及家属的心理护理，消除恐惧。

（二）病情观察

1. 观察生命体征变化。

2. 注意有无出血倾向，如皮肤黏膜、消化道、泌尿道、颅内出血等症状。

3. 监测血小板数量的变化。

（三）避免出血

1. 限制剧烈活动，忌玩锐利玩具，以免碰伤、刺伤、摔伤。

2. 减少肌肉注射，以免发生深部血肿。

3. 尽量避免哭闹，以免加重出血。

（四）健康教育

1. 教会患儿及家属压迫止血方法。

2. 知道自我防护方法，防止上呼吸道感染。

3. 避免使用阿司匹林等抗凝药，以免加重出血。

第十九节 急性白血病护理

急性白血病是指造血干细胞的克隆性恶性疾病，发病时骨髓中异常原始细胞（白血病细胞）大量增殖并浸润各器官、组织，使正常造血功能受到抑制，临床分为急性淋巴细胞白血病和急性非淋巴细胞白血病两大类。

临床上多数起病较急，少数起病缓慢，以发热、贫血、出血等白血病细胞浸润引起的症状为主要特征。

护理常规

按儿科疾病一般护理常规。

（一）一般护理

1. 根据病情适当休息，有高热、严重贫血、出血症状，以及在化疗过程中，应绝对卧床休息。

2. 给予高蛋白、高热量、多维生素、易消化的饮食，鼓励患儿进食，化疗期间多饮水。

3. 中枢神经系统白血病，鞘内注射后，须去枕平卧 8 小时。

（二）病情观察

1. 观察体温的变化。

2. 注意口腔、咽喉、肛周皮肤有无异常。

3. 观察皮肤黏膜、消化道、泌尿道及颅内有无出血倾向。

4. 注意有无白血病细胞浸润脑膜的表现。

5. 高热时按高热护理常规，忌用酒精擦浴。

（三）防止出血

1. 保持口腔清洁，忌食坚硬食物，防止牙龈出血。牙龈出血时可用吸收性明胶海绵贴敷或肾上腺素棉球压迫止血。

2. 勿用手挖鼻，鼻出血时可用1%麻黄素或0.1%肾上腺素棉球填塞。

3. 有颅内出血征兆时，应制动，头部罩冰枕，吸氧。

4. 消化道出血时，按消化道出血护理常规。

（四）预防感染

1. 保持病室环境整洁，每日空气消毒。限制探视。

2. 严格无菌技术操作，保持口腔、皮肤、肛周清洁。

3. 患儿白细胞低于 3.0×10^9／L，行保护性隔离。

（五）药物护理

1. 观察化疗药的疗效及副作用。

2. 化疗时应注意保护血管，防止药液外渗。如有外渗，立即用硫酸镁湿敷或用生理盐水加利多卡因及地塞米松局部封闭，外涂美宝烫伤药。

（六）健康教育

1. 少去公共场所，防止上呼吸道感染。

2. 适当进行体育锻炼，增强抗病能力。

3. 定期复查。

第二十节 中枢神经系统感染性疾病护理(化脓性脑膜炎、病毒性脑膜炎)

化脓性脑膜炎是指各种化脓菌引起的脑膜炎，主要是由肺炎链球菌（肺炎双球菌）、流感嗜血杆菌、脑膜炎双球菌引起，以婴幼儿多见，病死率较高。

临床以发热、头疼、呕吐、烦躁、惊厥、脑膜刺激征和脑脊液改变为主要特征。

病毒性脑炎是指由各种病毒引起的一组以精神和意识障碍为突出表现的中枢神经系统感染性疾病，80%由肠道病毒引起。

临床以脑实质损害及颅内高压为主要特征。首发症状多有不同程度的发热、意识障碍，轻者出现表情淡漠、嗜睡，重者出现颅内压增高，严重者出现脑疝甚至呼吸循环衰竭。

按儿科疾病一般护理常规。

（一）一般护理

1. 保持室内安静．避免不良刺激。

2. 给予富有营养、清淡、易消化的流质或半流质饮食，不能进食者给以鼻饲。

3. 取平卧位或头高足低位，抬高头部15°～30°，频繁呕吐时取侧卧位，腰穿后应去枕平卧6～8小时。

4. 保持皮肤、口腔清洁，如昏迷患儿应做好眼部及耳部护理。眼睑不能闭合者可用金霉素眼膏涂眼，并用生理盐水纱布遮盖。注意勤翻身、拍背，防止褥疮及坠积性肺炎的发生。

5. 高热时应用冰枕或冰袋敷大血管处，也可用酒精擦浴或服用退热药物。

6. 惊厥时应将头偏向一侧，及时吸出口、鼻、咽部分泌物，保持呼吸道通畅，防止窒息。压舌板放于上下臼齿之间，防止舌咬伤。

7. 恢复期应加强功能锻炼，促进语言、运动功能的恢复。

（二）病情观察

1. 观察生命体征、神志及瞳孔的变化。若出现意识障碍、囟门改变、瞳孔改变、躁动不安、频繁呕吐、四肢肌张力增高等惊厥先兆，提示有脑水肿、颅内压升高的可能；若出现呼吸节律不规则、瞳孔忽大忽小或两侧不等大对光反应迟钝、血压升高，提示有脑疝、呼吸衰竭。

2. 注意有无并发症发生，患儿在治疗中发热不退或退而复升、前囟饱满、颅缝裂开、呕吐不止、频繁惊厥，应立即协助处理。

3. 颅内压增高者，腰穿前应先快速静脉输入脱水剂，防止脑疝发生，同时要避免药液外渗。如发生渗出，立即用硫酸镁湿热敷，以免引起局部组织坏死。

（三）健康教育

1. 保持皮肤清洁干燥，防止褥疮。

2. 指导家属及患儿锻炼的方法,如语言训练、肢体按摩及被动运动等。

3. 注意保暖,预防上呼吸道感染。

4. 定期复查。

第二十一节 蓝光疗法护理

(一)目的

以波长 420～470nm 的蓝色荧光管照射患儿皮肤,可使患儿血清及照射部位皮肤的间接胆红素转变为光一氧化胆红素,经胆汁及尿液排出体外,达到降低血清间接胆红素含量的目的。

(二)用物准备

蓝光箱一台,黑色眼罩或墨镜 1 副、尿布,护理记录单。

(三)操作方法与护理

1. 患儿放入光疗箱之前,应先调好光管的升降把手,上方的蓝光灯管距离患儿 42cm,下方的蓝光灯管距离患儿 28cm,测体温、脉搏、呼吸,预热箱温 30℃,剪短指甲,戴眼罩,丁字形尿布遮住会阴部,脱去衣服,方可将患儿放入蓝光箱内。

2. 每小时测量体温、脉搏、呼吸,并记录箱温,通常箱温应保持在 30℃～33℃,相对湿度 55%～65%,患儿体温维持在 36.5℃～37.5℃。

3. 照射期间每 2 小时喂奶 1 次,在两次喂奶之间喂 5% 葡萄糖液,入量平均为每小时 10ml/kg 或稍多,详细记录出入量。

4. 每日详细记录光照部位皮肤黄疸情况,将患儿包裹后抱到自然光下观察。

5. 光照时间遵医嘱执行,一般可持续照射 6～8 小时。

6. 观察副作用,早期患儿可出现呼吸节律不规则,多能自动转为规则。少数患儿经照射后胸腹和四肢部位皮肤可能出现轻度皮疹,不需做特殊处理。

7. 蓝光照射结束后护理。去眼罩,检查眼部有无感染发生,并用新霉素眼药水滴眼;沐浴,检查皮肤有无破损、炎症或皮疹等;称体重,测体温,每 4 小时测体温 1 次,连续观察 2 日。

8. 光疗后复查胆红素,光疗箱消毒备用。

(四)注意事项

1. 光照前应检查灯管,若灯管不亮应及时更换,有灰尘时及时擦拭,检查是否漏电。

2. 光疗箱温直接影响患儿体温,必须保持箱温恒定,以患儿体温变化为依据,及时调整箱温。如夏季天气炎热时,可开空调降温、拉开侧窗等。冬季天气寒冷，可在室内放置电暖炉等。

3. 照射期间密切注意病情变化，发现异常及时处理。

4. 蓝光灯管使用时间过长会影响疗效效果，应设立记录卡，照射超过300小时应更换灯管。

5. 蓝光可引起视觉损伤，护理人员应戴墨镜，以阻断蓝光对眼的刺激。

第二十二节　保暖箱应用护理

（一）目的

保暖箱使用是用科学的方法，创造一个温度和湿度相适宜的环境，使患儿体温保持稳定，以提高未成熟儿的成活率。

（二）入保暖箱条件

1. 凡出生体重在2 000g以下的新生儿。

2. 体温不升、新生儿硬肿症等异常新生儿。

（三）保暖箱温度与湿度标准

温度是根据早产儿体重及出生天数决定，见表4-1。相对湿度为55%～65%。

表 4-1　不同体重早产儿暖箱温度参考数

新生儿体重（g）	保暖温度（℃）				湿度
	35	34	33	32	
1000以下	出生10天以内	10天以后	3周以后	5周以后	55%～65%
1000～1500	/	初生10天内	10天以后	4周以后	同上
1500～2000	/	初生10天内	2天以后	3周以后	同上
大于2500	/	/	初生2天内	2天以后	同上

（四）保暖箱使用方法

1. 使用前将保暖箱预热，一般先调至28℃，然后每小时提高箱温1℃，注意加水于水箱中以保持相对湿度（根据上表，按早产儿体重调节所需温度）。

2. 将患儿仅包裹尿布、穿单衣置温箱。

3. 护理、治疗集中操作，避免过多开启箱门，影响箱温。

4. 勤测体温，根据体温来调节箱温。

5. 暖箱每日用消毒液内外擦拭1次，水箱用水每日晨更换1次。出箱后，彻底消毒，备用。

6. 暖箱不宜放在阳光直射或对流风位置，以免影响箱内温度控制。

（五）出箱标准

1. 体重增到2 000g左右或以上。

（姚雨　刘苇）

第五章 妇产科常见护理

第一节 女性生殖系统炎症护理新进展

一、非特异性外阴炎的护理

（一）健康宣教保持外阴部清洁、干燥，避免穿化纤材质及过紧的内裤，宜穿纯棉内裤并每日更换。做好经期、孕期、分娩期及产褥期卫生护理。炎症期间勿饮酒、勿食用辛辣刺激性食物、勿用热水烫洗和刺激性药物或肥皂擦洗，局部严禁挠抓。

（二）病因查找应积极协助医生寻找病因，遵医嘱进行相关检查。

（三）指导用药指导病人正确使用药物，将剂量、使用方法向病人解释清楚。

（四）复查与就诊遵医嘱定期复查，但治疗期间如出现新的症状应及时就诊。

（五）抗生素应用体温升高、腹股沟淋巴结肿大且有压痛的病人，应遵医嘱使用抗生素。

二、前庭大腺炎的护理

（一）休息急性炎症发作时需卧床休息。

（二）注意局部清洁 可局部热敷，或用1：5000高锰酸钾溶液坐浴，每日两次。并遵医嘱使用抗生素。

（三）引流造口的护理 术前准备引流条，术后局部保持清洁，最好取半卧位利于引流。每日用1：40络合碘棉球擦洗2次，每日更换引流条，直至伤口愈合。以后继续用1：5000高锰酸钾溶液坐浴，每日两次。

（四）健康宣教注意个人卫生，尤其是经期卫生；勤洗澡、勤换内裤，外阴处出现局部红、肿、热、痛时及时就诊，以免延误病情。

三、滴虫阴道炎的护理

（一）健康宣教注意个人卫生，患病期间应每日更换内裤，并开水煮 5～10min 消毒，置阳光下照晒，以消灭病原体。注意洗浴用具专人使用以免交叉感染。

（二）治疗期间禁止性生活。已婚者还应检查男方是否有生殖器滴虫病，前列腺液有无滴虫。若为阳性，需同时治疗。

（三）应按医生的方案用药和治疗并按要求随诊。

（四）做好卫生宣教。积极开展普查普治工作，消灭传染源。公共洗浴、游泳等场所应严格管理制度，禁止滴虫病人或带虫者进入游泳池。浴盆、浴巾等用具应严格消毒。医疗单位必须做好消毒隔离，防止交叉感染。

四、念珠菌阴道炎的护理

（一）健康宣教勤换内裤，用过的内裤、盆及毛巾均应用开水烫洗。注意个人卫生。讲解疾病的易感因素，强调外阴清洁的重要性，洗浴卫生用品专人使用，避免交叉感染，特别注意妊娠期卫生。避免滥用广谱抗生素，积极治疗糖尿病。

（二）用药指导妊娠期一般不主张全身用药，局部用药也应慎重。除非极必要时，且征得病人同意可少量、短期选用对婴儿无致畸作用的药物。一般妊娠早期不予以药物治疗。

五、子宫颈炎的护理

（一）物理治疗的护理物理治疗应选择在月经干净后 3～7 天内进行。治疗后应告知病人阴道分泌物会增多，甚至有大量水样排液，应使用卫生垫，保持外阴清洁，以防发生感染。若已发生感染，应及时就医。治疗后应每天清洗外阴 2 次，禁盆浴、性交和阴道冲洗 2 个月，以免发生大出血和感染。同时应按要求定期检查。

（二）药物治疗护理药物治疗适用于糜烂面积较小和炎症浸润较浅的病人。治疗前取宫颈管分泌物做培养及药敏试验，根据结果选用相应的药物。向病人解释药物的用法及使用注意事项。

（三）健康宣教指导妇女定期进行妇科检查，发现宫颈炎症应积极治疗。治疗前应先进行宫颈刮片细胞学检查，以除外癌变可能。

第二节 子宫颈癌护理

一、术前护理

（一）心理护理手术前评估病人的身心状况以及控制焦虑的应对能力，向病人讲解有关疾病的治疗和预防知识，讲解手术前后的注意事项，减轻病人的不安情绪。

（二）阴道准备 术前1日用1:40的络合碘溶液行阴道冲洗两次，冲洗时动作轻柔，防止病变组织破溃出血。对于菜花型宫颈癌，应做好阴道大出血的抢救准备工作，备齐止血药物和填塞包，备好抢救车。需要行全子宫切除的病人，两次冲洗后宫颈处涂龙胆紫，起到消毒和标记的作用。

（三）肠道准备 行宫颈癌根治术的病人需术前3天开始肠道准备；若行子宫全切术，术前1日上午口服50%硫酸镁40ml或术前日晚行110ml甘油剂灌肠1次，达到清洁肠道的作用。

（四）皮肤准备 术前1日备皮，剃除手术部位汗毛和阴毛，范围从剑突下至会阴部，两侧至腋中线，彻底清洁脐部。

二、术后护理

（一）根据手术情况按硬膜外麻醉或全麻术后护理常规，观察病人的意识、神志，保持呼吸道的通畅，防止病人躁动而发生意外。

（二）严密监测病人的生命体征，观察阴道出血情况，保持腹部和阴道引流管的通畅，观察引流液的性状和量，及时发现腹腔内出血情况。

（三）术后导尿管要保留7~10天。拔除前2日开始训练膀胱功能，拔除尿管当天下午测残余尿量，若残余尿量超过100ml，则需继续保留尿管，并夹闭尿管定时开放，训练膀胱功能。

（四）病人手术后7~10天可开始化疗或放疗，放化疗会延迟腹部伤口愈合，因此伤口拆线要推迟，并注意观察伤口愈合情况。拆线时可先部分拆除缝合线，保留张力线，待完全愈合再将缝线全部拆除。

三、放疗护理

（一）放疗前护理

1. 心理支持：多数病人对放疗缺乏正确的认识，治疗前应简明扼要地向病人和家属介绍有关放疗的知识、治疗中可能出现的副作用及需要配合的事项。

2. 放疗前，要做肝、肾功能及血象检查，排空小便，会阴部备皮，用1:5000高锰酸钾溶液冲洗阴道1次，预防阴道、盆腔感染及粘连，增强放疗效果。准备好窥阴器、宫颈钳、阴道盒、宫腔管、纱布等。病人取膀胱截石位，护士协助医生放置阴道盒与宫腔管，将病人推入治疗间，连接好阴道盒与宫腔管盒后装治疗机。

（二）治疗中通过电视机和对讲机与病人联系，观察病人情况，如出现心慌、憋气、腹痛等症状，立即停机进入机房内及时处理。

（三）放疗后护理

1. 阴道护理：治疗结束后取出填塞纱布并核对数目，防止纱布留置在阴道内，观察阴道有无渗血和出血，如有出血应用无菌纱布填塞止血。如无出血可做阴道冲洗每日1次，防止阴道狭窄、粘连。

2. 观察膀胱功能：注意病人每日排尿情况，如有排尿困难，超过4h未解小便需导尿。应鼓励病人多饮水，24h内入量最好大于8000ral，注意补充维生素C和维生素K，可遵医嘱服用消炎利尿药物预防感染。

3. 注意血象变化：放疗可抑制骨髓造血功能，出现白细胞下降，严重者可出现血小板的下降。因此放疗病人应定期进行血常规检查。注意个人卫生，避免交叉感染。如白细胞低于3×10^9／L血小板低于$(50\sim100)\times10^9$/L，血红蛋白低于7g／L应暂停治疗，同时遵医嘱服用升血象的药物。

4. 皮肤护理：被照射部位的皮肤经放射线的侵袭可出现皮肤反应。皮肤反应多出现在照射后8～10天。放射性皮肤反应一般分为干性和湿性两种。干性反应表现为皮肤瘙痒、色素沉着及脱皮，无渗出物，不会引起感染，但可产生永久性浅褐色斑。此时应给予保护性措施，用无刺激性软膏如维生素AD软膏或羊毛脂涂擦。湿性皮肤反应表现为照射区皮肤有湿疹、水疱，严重时可出现糜烂、破溃，因此要注意放疗区域皮肤的清洁、干燥、避免衣物摩擦。如有水泡出现可涂2％龙胆紫；已经破溃者，应根据局部情况停止放疗，局部敷以抗生素软膏。护士要随时观察病人皮肤颜色和完整性，嘱病人勿挠抓皮肤，注意皮肤的清洁、干燥，内衣及毛巾应柔软、吸湿性好，避免日晒、摩擦、热敷、粘贴胶布及使用含刺激性的肥皂和化妆品。

四、健康指导

（一）定期进行妇科检查，建议一般妇女每1～2年检查1次。

（二）积极治疗宫颈癌前病变，预防宫颈癌。

（三）做好放化疗毒副反应的自我护理宣教工作，预防由血象降低引起的感染和出血。

（四）安排好休息和活动时间，劳逸结合，保持心情愉快。

第三节 子宫肌瘤护理

一、术前指导护士要了解病人手术前焦虑的原因及所承受的心理压力，向她们讲解生殖系统的解剖生理知识，讲解手术的方式及手术后注意事项。

二、术前准备及术后护理

三、健康指导

（一）出院以后，休养环境要安静舒适，温、湿度适宜，注意通风，保持空气新鲜。

（二）根据自身情况适当活动、锻炼，注意劳逸结合，逐步恢复自理能力。

（三）在恢复期要多食用富含维生素、蛋白质、高纤维的食物，如瘦肉、蛋类和新鲜的水果、蔬菜等，以尽快恢复身体机能。

（四）注意个人卫生。伤口拆线1周后可洗淋浴，1周内用温水擦身。使用流动的温开水冲洗外阴，勤换内衣裤。3个月内禁止性生活及盆浴。

（五）腹部伤口拆线2～3天后，把覆盖伤口的敷料或纱布揭去，以便观察伤口的情况。若伤口出现疼痛、红肿、硬结、渗血、渗液，且伴有体温升高，应及时来医院诊治。

（六）手术后1～2周，阴道可有少量粉红色分泌物，此为阴道残端肠线融化所致，为正常现象。若为血性分泌物，量如月经，并伴有发热，应及时到医院就诊。

（七）子宫肌瘤剔除术后的妊娠率可达60%，多在3年内，因此年轻未育的病人应在3年内尽快受孕。

（八）不具有手术指征者，应遵医嘱随诊。

第四节 卵巢肿瘤护理

1. 卵巢癌病人入院后，思想负担重，情绪低落。护士要耐心细致地向病人介绍病室环境，各种规章制度、主管医生和护士，增加病人的安全感和信任感，能积极配合治疗。

2. 病人做各种检查和治疗时，要向病人解释目的和注意事项，对病人提出的问题要耐心解答。

3. 病人卧床时间长，抵抗力差，易造成皮肤压伤。交接班时要查看病人全身皮肤，每2h翻身1次，按摩骨隆突处，保持床单的整洁。预防压疮的发生。

4. 卵巢癌病人饮食宜清淡，易消化，少食多餐，根据病情和需要选择不同的饮食。

5. 卵巢癌手术护理。

6. 卵巢癌术后的尿管、引流管、胃管的护理非常重要。要保持其通畅，观察其颜色、质量、性质，出现异常及时报告医生，给予处理。

7. 放疗护理同宫颈癌护理中"放疗护理"。

8. 化疗护理见妇科肿瘤病人化疗护理。

9.健康指导

（1）加强妇女防癌知识的普及宣传工作，加强妇女的防癌意识和防癌普查的自觉行为。适龄妇女每年做常规妇科检查，做到早发现、早诊断、早治疗。

（2）手术后坚持化疗，坚持随诊。

（3）家属应在专业护理人员指导下学会病人日常需要的护理技术，如为结肠造口术的病人调整饮食结构，保持造口的清洁，回肠代膀胱病人造口和尿袋的护理知识等。

第五节 滋养细胞疾病护理

滋养细胞疾病是一组由胎盘绒毛滋养细胞过度增生引起的疾病，包括葡萄胎、侵蚀性葡萄胎、绒毛膜癌和极少见的胎盘部位滋养细胞肿瘤。

（一）葡萄胎

1.心理护理详细评估病人对疾病的心理冲突程度及对接受治疗的心理准备，向病人讲解有关疾病的知识及清宫手术的过程，纠正其错误认识，以解除顾虑和恐惧，增强信心。

2.病情观察严密观察病情观察腹痛及阴道流血情况，检查阴道排出物内有无水泡状组织，并保留消毒纸垫，以评估出血量及流血性质。流血过多时，密切观察血压、脉搏、呼吸等。

3.预防感染病人阴道出血期间，保持局部的清洁干燥，每日冲洗会阴1次，监测体温，及时发现感染征兆。

4.生活护理病人卧床期间，护士应经常巡视，做好生活护理，满足病人的基本生活需要。

5.清宫术的护理葡萄胎一经诊断应立即行清宫术，为防止术中大出血，术前建立有效的静脉通路，备血，准备好抢救措施，协助病人排空膀胱。术中严密观察病人一般情况，注意有无面色苍白、出冷汗、口唇发绀的表现，及时测量血压、脉搏，防止出血性休克发生。术后注意观察阴道出血及腹痛情况。

6.预防性化疗的护理部分病人需要进行预防性化疗，按妇科肿瘤化疗病人护理。

7.健康及随访指导

（1）避孕葡萄胎后应避孕1年，至少半年，以免再次妊娠与恶变鉴别困难并且病人机体的康复也需要时间。避孕方法宜选用阴茎套及阴道隔膜。

（2）随诊葡萄胎病人有10%～20%恶变可能，因此病人要定期随访。尤其是随访尿或血内 HCG 的变化，可早期发现恶变倾向，对疾病预后尤为重要。葡萄胎清宫术后必须每周查尿1次，直到尿妊娠试验阴性，以后每月1次，半年以后每3个月1次，至少随访2年－随访期间坚持避孕，并注意观察自身症状，如出现不规则阴道出血、咯血时及时就诊。

（二）滋养细胞肿瘤病人护理

1 病室环境 脑转移病人应置于单间并有专人护理，病室内保持空气新鲜，暗化光线，防止强光引起病人烦躁、紧张、头痛而加重病情。抽搐的病人应安置床铺，防止发生意外。

2 病情观察 绒癌脑转移是病情已进入晚期，病人可出现因瘤栓引起的一过性症状，如猝然摔倒，一过性肢体失灵、失语、失明等，约数分钟或数小时可恢复。亦可因瘤体压迫致颅压增高，或瘤体破裂引起颅内出血，出现剧烈头痛、喷射性呕吐、偏瘫、抽搐、昏迷等，以上症状往往来势凶猛，护士应随时观察病人病情变化，认真倾听病人的主诉，以便能及时发现病情变化，从而及时进行抢救。

3 生活护理 做好生活护理，满足病人的基本生活需要，保持口腔卫生，协助病人每日用生理盐水漱口。

4 皮肤护理 保持皮肤的清洁干燥及床单的清洁无污物，对偏瘫、昏迷的病人要定时翻身，防止压疮的发生。

5 严格准确记录出入量 认真书写病情记录及准确记录出入量，病人每天的总入量应限制在 2000～3000mL，以防止加重脑水肿，同时应尽量控制脑转移病人钠的摄入量。应用脱水药物时，应根据药物的特性掌握好输入速度，以保证良好的药效。

6 脑转移抽搐的护理 脑瘤期由于肿瘤压迫，病人可突然出现抽搐。当抽搐发生时应立即用开口器，以防舌咬伤，同时通知医生进行抢救。保持呼吸道通畅，定时吸痰，有假牙的病人取下假牙防止吞服。抽搐后，病人常有恶心、呕吐，此时为防止病人吸入呕吐物，应去枕平卧，头偏向一侧。大、小便失禁者给予保留尿管并长期开放。昏迷病人要定时翻身叩背，并做好口腔及皮肤护理，防止肺部并发症及压疮的发生。

7 腰穿的护理

（1）腰穿的目的 ①测定颅内压及脑脊液生化及 HCG 的变化，②注入化疗药物达到治疗目的。可以说腰穿是诊断和治疗的重要手段之一。因此做好腰穿病人的护理是非常重要的。

（2）腰穿前 护士协助病人摆好体位，病人去枕侧卧，背齐床边，低头手抱双肩，腰部尽量后凸，使腰椎间隙增宽，便于操作。腰穿一般选择第3或第4

腰椎间隙。在治疗过程中要严格无菌操作，防止感染。护士要观察病人的呼吸、脉搏、瞳孔及意识的变化。如有异常发现应停止操作，进行抢救。操作时应注意放脑脊液的速度不可过快，防止形成脑疝。留取脑脊液标本时，一次不可超过 6mL。腰穿后病人宜头低脚高位 6h，平卧 24h，以便达到较好的治疗目的，亦可防止低颅压性头痛。腰穿前尚有颅内压增高或体温升高的病人不能进行腰穿，需控制体温及降低颅压后再进行。Ⅲ阴道转移病人的护理恶性滋养细胞肿瘤阴道转移瘤多发生在阴道前壁，尤多见于尿道下，瘤体数目不一，大小不等，多位于黏膜下，呈紫蓝色，破溃后引起大出血，容易发生感染。由于阴道黏膜静脉丛血流丰富且无瓣膜，出血往往是大量，活跃，可致休克，甚至危及病人生命。如能及时采取有效的治疗，转移结节可完全消失。因此，护士要严密观察精心护理，防止转移结节破溃出血，一旦发现出血应能立即采取抢救措施。

第六节 妇科肿瘤化疗护理

1. 护士的培训

（1）护士应熟练掌握化疗的基础知识，了解化疗药物的作用机制、应用方法、常见副反应的护理。

（2）护士在操作的过程中，应严格执行无菌技术操作原则和"三查七对"制度。

（3）做好化疗防护工作。护士在配药、给药时均应戴好口罩、帽子、手套，以防止化疗药物不慎接触裸露的皮肤。操作后应及时洗手。有条件的应使用生物安全柜进行化疗药物的配制。

2. 心理护理护士应耐心倾听，了解病人的心理反应，给予正确的疏导。向病人介绍化疗的效果，增强其对治疗的信心；为病人讲解化疗的相关知识，使病人对化疗有些初步了解，消除其恐惧心理，以良好的心理状态进行治疗。同时要取得病人家属的配合，共同帮助病人顺利度过化疗期。

3. 为病人测量体重 化疗药物用药量大多是按体重计算的，故应准确测量体重。测量体重的方法：首先应校准磅秤，宜在清晨 空腹，排空大、小便后，只穿贴身衣裤，不穿鞋，由护士为病人测 量，必要时两人核对。

4. 化疗副反应的护理

（1）造血系统反应的护理

①白细胞减少的护理

a 保持环境的清洁，建立严格的消毒隔离制度。

b 病情观察：应随时注意病人的血象变化（白细胞及分类细胞数目）。如病人的白细胞下降，每天应监测 3～4 次体温。若体温超过 38.5℃时，及时通知医生，取血做细菌培养，给予降温和抗生素治疗；同时应注意观察病人易发生感染部位有无炎症反应，如病人有咽痛、咳嗽、口腔溃疡、尿急、尿痛等症状，应及时通知医生处理。

　　c 营养支持：增加蛋白质、维生素及其他营养素的摄入，以增强机体抗病能力。同时注意饮食卫生。

　　d 卫生指导：保持口腔的清洁，使用盐水或硼酸水漱口。嘱病人每日要清洁外阴，勤洗澡及更换内衣裤，但应注意保暖，避免感冒。

　　e 在进行治疗的过程中应严格遵守无菌技术原则，避免医源性感染的发生。

　　f 必要时遵医嘱给予抗生素、升白细胞药物，并注意观察用药后的反应。

　　②血小板降低的护理

　　a 病情观察：应随时注意病人的血象变化（血小板计数）。如病人在血小板下降期，要密切注意皮肤黏膜有无出血情况，同时注意生命体征的变化，及早发现因血小板下降引起的出血，特别是隐性出血。

　　b 根据病情，适当限制病人的活动，防止活动时因体弱无力、贫血而发生外伤及出血意外，有颅内出血或其他内脏出血倾向的病人

　　c 嘱病人用软毛刷刷牙，不要使用牙签剔牙，防止牙龈出血。严重者有必要禁止刷牙，用盐水、硼酸水漱口或给予口腔护理。

　　d 嘱病人改掉不良习惯。如抠鼻、咬指甲等，以预防该部位的出血。

　　e 饮食指导：给予升血象治疗的同时，应改善病人的饮食，以达到食疗配合药疗的效果。可多食用红枣、花生、红豆粥、菠菜等有助于升血象的食物；忌食辛辣、坚硬粗糙的食物，防止因过强的刺激造成消化道出血；多喝水、吃新鲜水果及蔬菜，避免病人出现便秘，防止因用力排便引起肠黏膜损伤和潜在性的颅内压升高而发生脑出血。

　　f 医务人员在进行各种治疗操作时应动作轻柔，尽量避免肌内、静脉注射，慎用止血带。如必须进行注射，注射后要用棉球压迫穿刺部位至无出血为止。

　　(2) 消化道副反应的护理

　　①食欲不振、恶心、呕吐的护理

　　a 心理疏导：恶心、呕吐给病人造成的心理压力很大，使病人难以坚持治疗，造成焦虑和恐惧。护士应注意观察病人的心理状态，适时安慰病人，减轻其心理压力。

　　b 饮食指导：给病人创造良好的进食环境，以增进食欲。鼓励病人多进食清淡、易消化的食物，可少食多餐，可选用自己平常喜爱的食物。

c 病人出现恶心、呕吐时，及时清理呕吐物，且协助病人漱口，更换污染衣被。保持病人周围环境的清洁整齐和空气清新。

d 详细记录病人的呕吐量及次数，以利医生参考，及时补充水、电解质。

e 遵医嘱给予镇静、止吐药物，必要时给予静脉营养输注。

②口腔溃疡的护理

a 化疗前应了解病人口腔卫生情况，化疗过程中随时评估病人口腔黏膜情况。

b 保持口腔清洁：勤用盐水或硼酸水漱口，减少细菌在口腔内生长繁殖的机会。

c 口腔溃疡的护理：病人出现口腔溃疡后，应根据溃疡程度及时给予口腔护理。防止口腔溃疡感染，并促进黏膜愈合。口腔护理的具体方法：先用1%的双氧水让病人漱口；再用长棉签蘸15%双氧水为病人擦洗口腔黏膜溃疡处，注意动作要轻柔，尽量除去溃疡表面覆盖的腐败物质及脱落的黏膜，血小板低的病人，切忌擦破口腔黏膜，以避免出血不止；然后用生理盐水高压冲洗，将口腔内的污物冲洗干净；最后用棉棒蘸干后，将口腔溃疡散涂于溃疡处。口腔溃疡引起的疼痛严重影响病人进食、进水等，在病人进食前用0.03%的丁卡因溶剂喷涂溃疡部位，以减轻疼痛。同时鼓励病人多咀嚼、多说话，以利唾液（内含溶菌酶）的分泌。口腔溃疡病人饮食应以较清凉、质软、无刺激性食物为主，急救期的病人应给流食。

③腹痛、腹泻的护理

a 详细记录病人每天的大便次数，并观察其量、体质及颜色。并且嘱病人将自身腹痛、大便次数增多的情况及时报告医务人员，以便及早采取防范、治疗措施。

b 如在化疗的过程中病人出现腹泻，应立即停止化疗药的使用。及时留取大便送细菌培养（普通+厌氧）。

c 饮食指导：不吃不洁、生冷、油腻的食物，养成良好的饮食卫生习惯。鼓励病人多饮用酸奶等含乳酸菌类的饮料。急性期的病人宜禁食，通过输液补充肠道内损失的电解质，恢复期则可进流食。

d 对疑似伪膜性肠炎的病人，要及时进行床边隔离。备专用便盏，对所有污染粪便均要用石灰水搅拌20min处理，病人衣裤床单等应放入专用口袋，先行消毒后再清洗，以防发生交叉感染。

e．病人因不间断的腹痛、腹泻，无法休息，加之大剂量肠液丢失导致严重脱水、电解质紊乱，体力消耗极大，须卧床休息。

（3）皮肤、黏膜损害的护理保护血管，防止药物外渗。护士应熟练掌握静脉穿刺技术，提高一次穿刺成功率，减少反复穿刺造成血管的损伤；有计划、合理地使用血管；使用化疗药物时，应先进行静脉穿刺成功后，再输注化疗药物。如在输注化疗药物，特别是对血管刺激性强的化疗药物时，出现外渗现象，应马上给予处理。处理方法如下：①立即停止用药。②局部采取封闭治疗，一方面局限药物，以免其对周围组织继续损害，另一方面减轻病人的疼痛。封闭治疗方法：使用0.4%普鲁卡因(2%普鲁卡因：0.9%生理盐水=1：4)，应用局麻的方法在外渗表皮打起一皮丘，皮丘应覆盖或超过药物外渗范围。③给予冰袋冷敷药物外渗部位，并嘱病人局部24h不可接触热物。

（4）脱发的护理

①护士应帮助病人正确面对自身形象的改变。向其讲解化疗引起脱发的原因，并强调脱发是暂时性的，治疗结束后头发会再长出来。

②协助病人选择假发、围巾、帽子等装饰物，以增进病人的自尊。

（5）肾功能损害的护理

①在化疗的过程中应通过静脉给予大量液体，且严格控制输液速度；同时鼓励病人多饮水，多吃一些利尿食物，如西瓜、冬瓜、黄瓜等。以保证肾脏的持续灌注，维持一定的尿量。

②详细记录24h出入量，供医生参考，以及时补充水、电解质。

③要注意观察病人有无泌尿系统症状，是否有排尿困难、血尿等，出现问题应及时通知医生。

④遵医嘱及时给予急救药。

第七节 围手术期护理

一、腹部手术护理

（一）手术前护理

1. 焦虑与害怕丧失器官、手术后疼痛及对未来的不确定感有关。
2. 知识缺乏与自身疾病和手术相关的知识有关。
3. 体液不足与术前和手术当天饮食控制有关。
4. 睡眠形态紊乱与环境改变及担心手术有关。

【护理要点】

1. 心理护理病人的手术日期及手术方式确定后，护士应深入了解病人的病情及思想状况，进行有针对性的术前宣教。应本着以诚恳、热情、耐心的态度，设法消除病人的顾虑、恐惧及其他不安的情绪。

2. 认真阅读病历，检查病人术前各项化验检查是否完备、正常，如发现问题及时与医生联系。3 术前 1 日为手术病人监测 3 次体温，并观察病人有无异常情况，如发热（体温 >37.3℃）、上呼吸道感染、月经来潮等，应及时通知医生，及早采取相应措施。

4. 遵照医嘱认真完成各项术前准备工作，并做好相应的宣教。

5. 手术当天，病房护士应与接手术的护士认真核对病人的姓名、床号、手术方式及所携带入手术室的物品和药物，并送病人离开病房。

【主要护理问题】

1. 焦虑与害怕丧失器官、手术后疼痛及对未来的茫然有关。
2. 知识缺乏与自身疾病和手术相关的知识有关。
3. 体液不足与术前和手术当天饮食控制有关。
4. 睡眠形态紊乱与环境改变及担心手术有关。
5. 自我形象紊乱与子宫脱垂的临床表现有关。

【相关知识】

1. 心理护理手术前护理人员要主动接近病人与其交谈，了解病人的心理状态，帮助病人消除紧张心理，树立战胜疾病的信心，以良好的心态接受手术。

2. 阴道手术病人术前 3 日开始每日用络合碘（1：40）溶液冲洗阴道 1 次。

3. 发生溃疡、严重子宫脱垂病人先给予治疗后方可进行手术。

4. 肠道准备

（1）手术涉及直肠及肛门者，术前 3 日半流食，术前 2 日流食，术前 1 日禁食，并口服庆大霉素 8 万 U，每日两次。术前 1 日清洁洗肠。

（2）手术不涉及肠道者，术前 1 日口服 50％硫酸镁或甘油灌肠剂 110m，术前 6～8h 禁食水。

5. 皮肤准备　备皮范围上至耻骨联合上 10cm，下至会阴及肛周，两侧达股内侧上 1/3。

6. 术日晨去手术室前排尿，术前一般不需要放置导尿管，带导尿管及其他用物到手术室。

【护理要点】

1 准备麻醉床及各种物品，如血压计、听诊器、弯盘、引流瓶等。

2．监测生命体征，每日测体温 3 次，遵医嘱给予抗生素治疗。

3．阴道手术病人术后应重点观察阴道出血情况，询问医生有无放置阴道纱条及引流管，并提醒医生按时取出。放置阴道引流管的病人应保持引流管通畅，注意观察引流液的量及性质，并认真记录。

4 保持外阴清洁、干燥，每日用 1：40 络合碘溶液会阴冲洗 2 次，外阴手术病人每次排便后应及时清洗。外阴癌术后病人应行外阴吹风，每日 2 次，每次 20min，并用支架将盖被支起，以利于通风，保持伤口处干燥，利于愈合。

5 外阴、阴道手术后需要留置尿管 3～10 日，保留尿管期间，应鼓励病人多饮水，以稀释尿液起到自行冲洗膀胱的作用，并注意保持尿管通畅，观察尿量、尿色。

6 拔除尿管后，嘱病人适量饮水，观察排尿次数、尿量、有无尿潴留。测残余尿超过 100ml 应保留尿管，遵医嘱白天每 4h 开放 1 次，夜间完全开放，锻炼膀胱功能。

7 术后饮食采用静脉麻醉的病人，手术后 4～6h 待麻醉恢复后即可进食，手术涉及肠道、肛门应遵医嘱饮食，并通知配膳员。

8 外阴、阴道手术后，应注意观察病人排便情况，必要时可用缓泻剂，以免大便过于干燥，影响伤口愈合。

9．术后指导子宫脱垂病人术后半年内应避免增加腹压的活动，如提超过 5kg 重物等。同时保持大便通畅。适当进行盆底肌肉锻炼，如做缩肛运动等。其他内容同妇科腹部手术出院指导。

第八节 正常分娩期妇女护理

（一）第一产程的护理

【相关知识】

分娩的全过程是从规律性宫缩开始至胎儿胎盘娩出，称为总产程。临床上根据不同阶段的特点又分为 3 个产程。第一产程又称宫颈扩张期，指从间歇 5～6 分钟开始的规律性宫缩至宫颈口开全。初产妇的宫颈较紧，子宫口扩张较慢，约需 11～12h；经产妇的宫颈较松，子宫口扩张较快，约需 6～8 小时。

【护理要点】

1. 一般护理

（1）待产妇于临产后入院，但有特殊情况发生，如胎膜早破、阴道流血量多等情况时应紧急入院。

（2）待产妇入院后，医护人员应热情接待，介绍待产室、产房环境及工作人员，护士应主动与待产妇沟通，消除待产妇紧张、陌生的情绪。

（3）询问、评估并记录待产妇的身体状况，既往病史、孕期情况、此次住院原因等，以便及时发现问题，提供有针对睦的护理。同时要向待产妇讲解产程中各种注意事项。

（4）观察生命体征临产后体温一般变化不大，脉搏、呼吸可稍有增加。如果待产妇有头晕、眼花、头痛、呕吐、上腹部痛,子宫收缩异常、烦躁不安、呼吸困难等应给予高度重视。

(5)注意阴道流血量,若待产妇阴道流血为鲜红色且量多大于月经量,应及时与医生联系以除外前置胎盘或胎盘早剥等情况发生。

(6)一般初产妇常规行外阴备皮。

(7)灌肠待产妇灌肠的目的是通过反射作用刺激子宫收缩,同时清洁直肠,避免分娩时粪便溢出污染消毒区域。一般初产妇临产后,宫口开大3cm以下且无特殊情况,可给予1%肥皂水灌肠。但若有胎膜破裂、阴道异常流血、心肌病、胎儿窘迫、胎头高浮或胎头下降很低压迫直肠达不到目的时,应禁止灌肠。灌肠后要观察子宫收缩,勤听胎心。

(8)预防尿潴留待产妇临产后护理人员应每2~3h,提醒其排尿1次,防止尿潴留发生。

2 产程护理

(1)严密观察产程进展,以及待产妇、胎儿对临产的反应,及时发现影响健康的早期征象,并进行处理。

(2)听胎心音 待产妇临产后应每隔1h在宫缩间歇时听取胎心音1次,每次听1min并记录。宫缩紧时应每30min听取1次。当宫缩停止后,如出现胎心率下降久不恢复、160次/min或<120次/min、胎心不规律、胎儿监护显示胎心有减速应紧急处理。

(3)观察子宫收缩最简单的方法是由助产人员以一手手掌放于待产妇腹壁上,触诊手法应柔和,用力适当,不能在腹壁上来回移动。宫缩时宫体部隆起变硬,间歇期松弛变软。应定时连续观察宫缩,每次观察宫缩应3次以上,并做好记录。

(4)肛门检查临产后,应适时在宫缩时进行肛门检查,其次数需要根据胎产次、宫缩强弱、产程进展等情况而定,次数不宜过多。此外,肛门检查还可了解胎膜是否破裂、骨盆腔大小、胎儿先露部及先露部下降的程度。若有异常阴道流血或怀疑有前置胎盘者,应禁止肛查,以免诱发出血。

(5)阴道检查 阴道检查必须在严密消毒后进行,检查者戴无菌手套。阴道检查前、后要向待产妇做好解释工作,取得待产妇的配合,消除其思想顾虑。

(6)减轻产妇由于临产引起的各种不适。

二、第二产程的观察和护理

1.心理护理第二产程期间护理人员应陪伴在产妇身边,给予安慰和支持,缓解、消除其紧张和恐惧。待产妇出汗多时及时用湿毛巾擦拭,宫缩间歇时协助饮水。

2.指导待产妇正确使用腹压应严密观察待产妇的一般情况,测血压,听胎心音。指导待产妇在宫缩时屏气用力，增加腹压，将胎儿娩出。待产妇一般采取半坐卧位，双腿屈曲，双脚置于脚蹬上，调整脚蹬到适合双腿的位置，使其高度和角度不致造成腓肠肌的压力，可以有效地支持双脚，待产妇双手握住产床边把手，当宫缩开始时，先吸一口气，吐掉，然后再吸一口气，憋住，如解干大便样向下用力。如果在气用尽后，待产妇觉得子宫仍持续收缩，则再吸一口气憋住，往下用力，如此，一直持续用力到此次子宫收缩结束。待产妇在向下用力时可以将把手往后拉，做出划船的动作，以期更有效地使用腹压。在宫缩间歇时，护理人员可鼓励待产妇尽量放松，安静休息，以保存体力。由于待产妇用力时会丢失大量水分，此时护理人员应协助其饮水，增加待产妇的舒适感。

3．胎儿监护第二产程宫缩频而强，影响胎盘血循环，易造成胎儿宫内缺氧，应每 5～6min 听胎心音 1 次，或使用胎心监护仪。若发现胎心异常应立即检查处理，尽快结束分娩。

4．消毒外阴待产妇采取仰卧位或半坐卧位，双腿屈曲分开；臀下置冲洗盆。先用温水洗去外阴部的血迹、黏液，然后用无菌钳夹取消毒的纱布球或海绵块放入无菌圆碗内，倒入10％消毒肥皂水或络合碘浸泡后，进行两遍外阴消毒。顺序是大小阴唇、阴阜、大腿内上1，3、会阴及肛门周围。第1遍用无菌清水冲洗，第2遍用无菌生理盐水冲洗。为了防止冲洗液流入阴道，可用消毒纱布球盖住阴道口，冲洗后取下，然后取去冲洗盆，垫上无菌巾。

5．接生者的准备。按手术要求，刷手、穿接生衣、戴手套、铺消毒巾及接生单。备好新生儿睡篮，打开热辐射开放暖箱，开启产包，用好无菌生理盐水、新生儿吸痰器，如为初产妇应准备会阴侧切包及局麻药品。

6．胎头娩出。会阴水肿、会阴过紧缺乏弹力、耻骨弓过低、胎儿过大、胎儿娩出过速等均容易造成会阴撕裂，因此接生者要掌握好胎头娩出的时机。保护会阴的同时协助胎头俯屈，让胎头以最小径线娩出。最好在宫缩间歇时让产妇稍向下屏气，使胎头缓慢娩出，可预防会阴撕裂。

7．脐带处理用无菌纱布擦净脐根周围后，在距脐根 0.5~10cm 处气门芯或脐带夹结扎脐带，或用粗丝线分别在距脐根 0.5cm、1 0cm 处结扎两遍，注意用力适当，必须扎紧，以防脐带出血。于线上 0.5cm 处剪断脐带，挤净断面上的脐血，由20％高锰酸钾或２５％碘酒及75％乙醇消毒脐带断面．注意高锰酸钾不可触及新生儿皮肤，以免新生儿皮肤被灼伤。脐带用脐沙包好，脐带卷固定。

三、第三产程的观察及护理

1．协助胎盘娩出　当确认胎盘已经完全剥离时子宫缩时左手握住宫底并按压，右手轻轻拉脐带，协助娩出胎盘，当胎盘娩至阴道口时，接产者用双手捧住胎盘，向一个方向旋转并缓慢向外牵拉，协助胎膜完整剥离排出。

2. 检查胎盘胎膜 胎盘娩出后将胎盘铺平，仔细检查胎盘、胎膜是否完整，注意有无胎盘小叶缺损，血管有无断裂，及时发现副胎盘。若发现有残留胎盘和胎膜时，应在无菌操作下植入宫腔内取出残留组织，或行产后刮宫。

3. 检查软产道 胎盘娩出后应仔细检查会阴、小阴唇内侧、尿道口周围、阴道及宫颈有无裂开。如有裂伤，应立即缝合。

4. 预防产后出血 胎儿娩出后立即遵医嘱肌内注射催产素10U，促使胎盘迅速剥离以减少出血。

5. 帮助父母建立最初的亲子关系 新生儿娩出后应抱给母亲看，若新生儿状况稳定，应让父母与孩子相处一段时间，这是亲子依附开始的最佳时机。护理人员可鼓励父母和新生儿做眼对眼的接触，触摸新生儿或者抱抱新生儿等，以巧妙的方法协助亲子关系的建立。

6. 新生儿即时护理 新生儿娩出后，采用阿普加评分法判断新生儿有无窒息或窒息的程度。一般于生后1min、5min各进行1次评分。

（1）新生儿保暖 在新生儿出生后，应立即给予保暖，以预防体热散失过快。用毛巾将新生儿身上的血迹、黏液擦掉，胎脂部位可用消毒花生油棉球拭去，尤其是皮肤皱褶处。整个动作要轻、快，注意保暖，可在辐射开放暖箱台上进行操作。

（2）早开奶 在出生1h内，若新生儿无异常情况，应裸体与母亲进行皮肤接触，将新生儿放置于母亲的胸部进行早开奶30min。通过婴儿吸吮母亲的乳房，可刺激垂体前叶、后叶释放催乳素及催产素，促使早下奶并可预防产后出血，同时也可促进母婴的情感交流。

（3）眼睛护理 出生后用泰利必妥眼药水滴双眼，以预防经过产道时新生儿眼睛受感染。

（4）为新生儿量体重、测身长 将写有母亲姓名和病历号的手腕条系在新生儿的右手腕上，将婴儿右脚底纹印在婴儿病历上，然后把新生儿放在睡篮内，以便随母亲一同进入母婴病室。

7. 产后即时护理 指胎盘娩出后需继续在产房内观察2h的一段时间内的护理。产程结束后，护理人员要针对产妇在产后2h的生理状况、舒适需求以及营养、水分、休息的需要完成一个系统性的评估。给产妇提供擦浴、更换衣服、垫好消毒会阴垫，同时注意保暖，使产妇安静休息。在此期间应观察子宫收缩、宫底高度、膀胱充盈度、阴道流血量、会阴及阴道内有无血肿。一般情况每15~30min测量1次血压、脉搏，询问产妇有无头晕、乏力等。观察阴道流血量,膀胱是否过胀,有无会阴、阴道血肿等。产妇分娩后易感口渴饥饿,应给予易消化、富含营养的食物及饮料,以恢复体力。产后观察2h,若子宫收缩好,阴道流血不多,生命体征平稳时,同新生儿一起送至母婴病室。

第九节 产褥期护理

1. 一般护理

(1)环境 产后应有温、湿度适宜、安静舒适的休养环境。室温保持18～20℃,湿度为55%～60%为宜,空气新鲜,经常通风换气,保证室内有充足的光线。通风时避免对流风直吹产妇,夏季要注意防暑。

(2)个人卫生 产褥期应每天梳头刷牙,保持整洁及口腔卫生。产褥期早期皮肤排泄功能旺盛,排出大量汗液,尤以睡眠和初醒时最明显,这是正常生理现象。因此,产后衣着薄厚要适当,勤用热水擦身或淋浴,洗发时须注意保暖勿受凉,勤换衣裤、会阴垫及床单等。

(3)生命体征 产后24h内应密切观察血压、脉搏、体温、呼吸的变化。若产妇脉搏加快,应该注意血压、子宫收缩、阴道出血量、会阴或腹部伤口情况,以便及时发现产后出血等病情变化。由于分娩的疲劳,产后24h内体温略有升高,如≥38℃应及时通知医生。一般产后应每日测量体温、脉搏、血压、呼吸2次。

(4)营养 正常分娩后稍事休息,产妇即可进易消化的半流质饮食,以后可根据产妇具体情况进普食。产后的饮食应营养丰富、易于消化、少食多餐,多进食汤汁类可促进乳汁分泌。

(5)休息与活动 产后12h内以卧床休息为主,生命体征平稳后可逐渐增加运动量。产后要鼓励产妇早期下床活动,以增进血液循环、促进子宫收缩、恶露排出及会阴伤口的愈合,同时可促进大小便排泄通畅,并可预防盆腔或下肢静脉血栓形成。产褥期应保证充分的休息和睡眠,避免久蹲或久站及提重物和重体力劳动等。过早负重和疲劳过度会引起腰背和关节酸痛,甚至因盆底肌肉张力恢复欠佳而导致子宫脱垂。

2 生殖器官的观察与护理

(1)子宫收缩 ①首先应严密观察宫缩及恶露情况,每30min～1h观察1次,共4次。产后子宫收缩呈硬球形,子宫底约一般低于脐部居中或偏右侧。如子宫底上升,子宫体变软,可能有宫腔积血,应在腹部按摩以刺激子宫收缩,排出血块,预防产后出血。

②其次测量宫底,在测量时应注意每日在同一时间测量子宫底高度,以准确观察子宫复旧情况。检查前产妇应排空膀胱,仰卧床上,测量由耻骨联合上缘至宫底的距离,并记录。产后第 1 天,子宫底平脐或脐下 1cm,以后每日下降 1~2cm,产后 1 周缩小为如孕 12 周大小,仅在耻骨联合上方触及,产后 10 天左右经腹部检查已触不到子宫底,检查子宫底高度的同时应注意子宫及双侧附件有无压痛。产妇出院前,护理人员应向产妇讲解有关子宫复旧的过程,指导产妇如何触摸子宫底,以及出血量多时,如何按摩子宫底。

(2)恶露 产后随子宫蜕膜的脱落,血液、坏死蜕膜组织经阴道排出称恶露。观察恶露时,注意其量、颜色和气味的变化。一般在按压子宫底的同时观察恶露情况。正常恶露有血腥味但无臭味,持续 4~6 周,总量约 500ml。产后 1~2 天可有小血块,血性恶露约持续 3 天后转为浆液恶露,约 2 周后变为白色恶露,再持续 2~3 周后干净。观察时,若恶露量多有较大的血块,应注意是否有宫缩乏力或胎盘残留。恶露有臭味提示可能有宫腔感染。产后的最初 8h 内,每隔 1h 检查恶露 1 次,以后每 8h 观察 1 次。

(3)会阴护理 分娩后应做好会阴护理,以预防感染,促进会阴伤口愈合,增加产妇的舒适感。产后每日用温水加络合碘溶液(浓度为 1:40)冲洗会阴 2 次,大便后亦应冲洗。冲洗前先请产妇排空膀胱,冲洗时应由上至下的冲洗,动作要轻柔。冲洗后用干纱布擦干外阴,垫好消毒会阴垫。每次冲洗外阴时要观察恶露量、性质及气味,同时注意观察会阴伤口的情况。平时应保持会阴部清洁干燥,及时更换会阴垫。

3.尿潴留和便秘的处理 产后产妇尿量增多,充盈的膀胱可影响子宫收缩,因此,护士应于产后 4~6h 内主动送便器并协助产妇排尿,但产妇常因会阴伤口疼痛,卧床小便不习惯,产后疲乏,以及分娩过程中膀胱受压肌张力减低等原因影响排尿。如产后 6~8h 产妇仍不能自行排尿,应协助产妇坐起或下床小便、用温开水冲洗外阴或听流水声音诱导排尿反射,也可按摩膀胱或针刺三阴交、关元、气海等穴位刺激排尿。用上述方法无效时,应在严格无菌操作下导尿并留置导尿管,开放引流 24~48h,使膀胱肌休息并逐渐恢复其张力,必要时给予抗生素预防感染。产后产妇易发生便秘,护士产后应鼓励产妇多饮水,多食蔬菜及水果,尽早下床运动,防止便秘发生。

4 乳房护理 乳房应保持清洁、干燥,经常擦洗。分娩后第 1 次哺乳前产妇应洗净双手,用温水毛巾清洁乳头和乳晕。以后每次哺乳前后都用温水毛巾擦洗干净。产妇哺乳时,护士应进行喂养方面知识和技能的指导。哺乳后应将婴儿竖直抱起,轻拍背 1~2min,排出胃内空气防止婴儿溢奶。产妇在哺乳期应佩戴大小适宜的乳罩,以支持增大的乳房,减轻不适感,

5 产褥期保健操 产后运动可促进子宫复旧，促进骨盆底肌肉收缩和复旧，并可以增强阴道口和尿道口肌肉张力，使骨盆底肌肉恢复支托生殖器官和泌尿器官的功能。产后运动还可促进血液循环，预防血栓性静脉炎；促进肠蠕动，增进食欲并预防便秘。产妇在产后第 2 天便可开始锻炼，锻炼时应注意运动量大小，同时应由简单轻便的项目开始，然后根据产妇的情况逐渐增加运动量，但要避免过于劳累。产后运动必须坚持，持之以恒，这样才能达到恢复肌肉张力的作用。

6 性生活指导 一般产褥期期间恶露尚未干净时不宜性生活。应在产后 6 周检查完毕，生殖器官已复原的情况下，恢复性生活。性生活时应采取避孕措施。

7 产后复查 分娩后 6 周进行产后复查，检查内容包括产妇全身及生殖器官恢复的情况，会阴、阴道伤口愈合情况，骨盆底肌肉张力，乳房及泌乳情况。同时测量血压，必要时做血红蛋白及红细胞计数、尿蛋白及尿常规检查。同时对婴儿进行全身检查，了解喂养及发育状况，进行保健咨询。对有并发症的产妇应及时给予治疗处理，有合并内、外科疾患的产妇，应到相应的科室随诊，继续治疗。

8 心理护理 帮助产妇保持心情愉快、放松精神，给予相关知识及技能的指导，使产妇能很快适应母亲角色，顺利度过产褥期。

9 出院指导 产妇出院前护士应认真评估其身体状况，并告知产妇继续保证合理的营养膳食，适当的活动和休息，合理安排家务及婴儿护理，注意个人卫生和会阴部清洁，保持良好的心理状态，尽快适应新的家庭生活。同时告诉产妇随访的时间，确保母婴在产后 42 天到医院随访。

第十节 正常新生儿护理

1. 一般环境 母婴同室的房间宜向阳，光线充足、空气流通，室温保持在 20～24℃，相对湿度在 55%～65%。

2. 体温控制 产房内的温度应适中，新生儿娩出后及时擦干体表的水分，做好保暖。擦拭后用干净、温暖的包布包裹婴儿，并且用帽子将头部包住，再进行新生儿与母亲的皮肤接触和早开奶。在换尿布和沐浴时动作应迅速，以减少散热，保持新生儿体温。

3. 预防低血糖 当怀疑新生儿入量不足时，应检测其血糖值变化，若血糖值低于 35～40mg／dl，应立即加喂。每日沐浴后，测量新生儿体重，并与出生时体重进行比较，了解新生儿生理性体重下降的情况。

4. 密切观察黄疸情况 初乳有轻度促进排泄的作用，可使一部分胆红素从肠道尽早排出，以减轻黄疸。因此，护理人员应鼓励母亲进行母乳喂养。同时注意观察新生儿黄疸的程度，如面部、巩膜、手脚的皮肤颜色，了解胆红素值的变化。发现黄疸严重，及时通知医生进行处理。

5. 预防吸入性并发症 新生儿在每次喂食后应给新生儿拍背，促使其胃内气体排出，减少或避免新生儿溢乳。

6. 预防感染 新生儿由于免疫机制不健全，皮肤层较薄等原因易发生感染。因此，在日常护理新生儿时要特别注意并加以预防。婴儿衣物、食具应专人专用，每次接触新生儿时应洗手。

7. 大、小便的观察 新生儿生长发育有赖于良好的喂养，而大便的性状能提示喂养情况，故每次更换尿布时要观察大小便次数、性状，并记录第1次排尿、排便时间，通过观察可初步了解消化道情况。

8. 新生儿抚触 通过抚触可促进母婴情感交流；促进新生儿神经系统的发育，增加其应激能力；加快免疫系统的完善，提高免疫力；加快新生儿对食物的吸收，增加体重。一般在出生后24h开始给新生儿抚触，时间在沐浴后，两次哺乳之间进行。每次抚触10～15min，每天2～3次。

第十一节 妊娠高血压综合征护理

1. 心理护理。评估孕妇的心理状态，耐心倾听孕妇的诉说。正确指导应对方式，减轻孕妇的焦虑和紧张的情绪。鼓励家属的参与和支持，并为孕妇提供良好的休息环境，避免不良刺激。

2. 休息 轻度妊高征的孕妇可在家休息，需要适当减轻工作量，保证充足的睡眠。卧床休息时以左侧卧位为宜，在必要时可右侧卧位，但避免平卧位。护士应指导孕妇及家属妊娠期间自我照顾的方法，如经常按摩四肢、背部肌肉等，以促进四肢血液循环，防止肌肉萎缩和血栓性静脉炎的发生。中重度妊高征的孕妇应住院治疗，卧床休息，左侧卧位。保持病室的安静和清洁，避免各种刺激。护士应准备好各种急救的药品和物品。

3. 饮食 轻度妊高征的孕妇需摄入足够的蛋白质、蔬菜，补充维生素、铁和钙剂。食盐不必严格限制，因为长期低盐饮食可引起低钠血症，易发生产后血液循环衰竭，而且低盐饮食也会影响食欲，减少蛋白质的摄入，对母儿不利。但全身水肿的孕妇应限制食盐的摄入。重度妊高征的孕妇根据病情需要适当限制食盐，每天少于3g。

4．病情观察妊高征的孕妇住院期间一般需要每 4h 测血压 1 次，每天监测尿蛋白、水肿情况，发生异常及时与医师联系，尽快处理。随时观察和询问孕妇有无头晕、头痛、目眩等症状出现。同时要注意胎动及胎心情况，定时测量，了解胎儿宫内情况。严格记录 24h 出入量。

5．用药护理硫酸镁是目前治疗中、重度妊高征的首选解痉药物。由于硫酸镁的治疗剂量和中毒量相近，故在进行硫酸镁治疗时应严密观察其毒性作用，并认真控制硫酸镁的用量。每次用药前和用药期间，均应检测膝腱反射、呼吸次数及尿量。

6．癫痫前期的护理

（1）将病人安置在单人暗室，保持室内空气流通，避免一切外来声、光刺激，保持绝对安静，限制探视以防干扰其休息。医护活动尽量相对集中、动作轻柔，避免外部刺激而诱发抽搐。

（2）准备下列物品①呼叫器，置于病人触手可及之处。②放好床挡，防止病人坠床、受伤。③急救车、吸引器、氧气、开口器、急救药品（如硫酸镁、肼屈嗪、葡萄糖酸钙）等以备随时使用。

7．发生子痫的护理

（1）发生子痫时，使病人取头低位、左侧卧位，以防黏液吸入呼吸道或舌头阻塞呼吸道，必要时用吸引器吸出喉部黏液或呕吐物，以免窒息。

（2）专人守护，详记护理记录及 24h 出入量，密切观察生命体征变化。观察记录抽搐次数、持续时间、间歇时间，积极预防抽搐再次发生。

（3）立即给氧，若有义齿应取出，并用开口器在上、下臼齿之间放置一个缠好纱布的压舌板，用舌钳固定舌头以防咬伤舌头或致舌后坠的发生。

（4）拉起床挡，并放置一些枕头于病人与床挡之间，以免病人从床上跌落受伤。

（5）在病人昏迷或未完全清醒时，禁止给予一切饮食和口服药，防止误入呼吸道而致吸入性肺炎。

（6）遵医嘱采用药物控制抽搐，首选药物为硫酸镁，必要时加用镇静剂、降压药等。注意在抽搐时切忌选用硫酸镁注射，因为注射时的疼痛刺激可能诱发抽搐。

（7）密切观察尿量，可留置尿管，同时记录出入量，并按医嘱及时做尿常规、血液检查、心电图和眼底检查等，还应严密监测血压、脉搏、呼吸，定时测量体温，另需特别注意观察瞳孔大小的变化、肺部啰音、四肢运动情况、腱反射及有无宫缩出现、胎儿的状况，以期及早发现脑出血、肺水肿和肾功能不全或衰竭的征兆，并判断是否已临产。做好新生儿抢救准备。

（8）情况允许时，病人家属应守候在床旁，便于及时沟通病情进展情况，在抽搐控制后6～12h，应考虑终止妊娠。

8. 分娩期的护理经阴道分娩的产妇，在第一产程中应严密观察产程进展，注意病人的自觉症状、血压、脉搏、尿量、胎心及子宫收缩情况，按医嘱给药，保持孕妇安静。在第二产程中，尽量缩短产程，避免产妇用力，初产妇可行会阴侧切、低位产钳或胎头吸引器助产。在第三产程中，注意胎盘及胎膜及时娩出，预防产后出血。胎儿娩出后继续监测血压，病情稳定后方可送回病房。

9. 产褥期护理产褥期仍需继续监测血压，产后48h内应至少每2h测量血压1次。重症病人产后应继续应用硫酸镁治疗1～2日，产后24h至5日内仍有发生子痫的可能，即使产前未发生抽搐，产后48h亦有发生的可能，故不可放松治疗及护理措施。使用大量硫酸镁的孕妇产后易发生子宫收缩乏力；另外，妊高征病人血容量减少，即使少量出血，也使其病情严重，故应密切观察子宫复旧及恶露情况，严防产后出血的发生。

10. 为病人家属提供有效的照顾将病人家属列入护理计划中，使之成为病人的主要支持者。提供与病情相关的信息，解释病人的治疗计划及采取这些措施的原因，可减轻家属不必要的担忧和焦虑，并能取得家属的支持与配合，如家属可能看到病人子痫发作时抽搐而束手无策，护理人员应及时给予在场的家属解释和指导，鼓励家属说出内心的感受并提出的问题，为家属提供有效的支持。

第十二节 妊娠合并心脏病护理

1. 非孕期

对于有心脏病的育龄妇女，要求做好孕前咨询，以明确心脏病的种类、程度、心功能状态，确定能否妊娠。不宜妊娠者，指导采取有效的避孕措施，严格避孕。

2. 妊娠期

（1）加强孕期保健允许妊娠者，从早孕开始定期进行产前检查，防止病情加重。孕20周前每2周一次，20周以后每周1次。发现早期心衰征象应住院治疗。发绀型先心病孕妇应于预产期前3周住院待产。二尖瓣狭窄的孕妇，即使未出现症状，也应在预产期前2周住院待产。

（2）保证充足的休息首先让孕妇了解休息的重要性，以保证充足的睡眠。夜间保证10h的睡眠，中午至少要有2h休息或睡眠。早、晚餐后有半小时的休息。休息和睡眠时宜采取左侧卧位。根据孕妇的具体情况可进行适宜的活动，如轻度家务劳动或散步。孕期生活规律，保持良好的心理状态，避免过劳和情绪激动。住院期间适当限制病人谈话及探视时间。

（3）合理营养、控制体重　孕妇应摄入富含蛋白质、高维生素、低盐、低脂肪、足够热量的饮食，在保证胎儿营养发育的同时，需防止体重增长过快，整个孕期总体重增长不宜超过11kg，否则会加重心脏负担。

（4）预防感染　妊娠期诱发心衰的常见原因是贫血及上呼吸道感染，因此服用铁剂、叶酸，纠正贫血极为重要。孕妇出现感冒早期症状时，即应卧床休息，出现发热及持续咳嗽应立即住院。

（5）指导孕妇自我监护　如每天自测心率、呼吸、体重、胎动计数。若休息时心率>110次/min，呼吸>20次/min，或家务劳动能力突然减退，夜间出现端坐呼吸、咳嗽，咳粉红色泡沫痰等早期心衰的症状时，应立即住院治疗。

（6）配合急性心衰的抢救工作　孕妇出现急性心衰时，应让孕妇半卧位或坐位，高流量加压给氧（6～8L/min），以减少肺循环血量和静脉回心血量、改善肺气体交换，增加心肌收缩力及减轻心脏前后负荷。遵医嘱给予药物治疗，改善心功能状况。如严重囊，可在控制心衰的同时行急诊剖宫产，取出胎儿，减轻心脏负担，以挽救孕产妇生命。

（7）心理护理　耐心向孕妇及家属解释病情，讲解出现危险情况的抢救及处理措施，增加孕妇的安全感。同时鼓励家属陪伴，给予爱的支持。与孕妇及家属讨论其担心的问题，教会其放松技术。以减轻孕妇的焦虑程度。

3．分娩期护理

（1）严密监测孕妇心功能情况，为孕妇提供一个舒适、安静的待产环境，协助取左侧卧位15°，上半身抬高30°，以防出现仰卧位低血压综合征。第一产程，每小时测脉搏、呼吸3～4次，第二产程每10min测脉搏、呼吸1次。每1～2h进行胸部听诊，注意有无啰音及心律失常；每小时测尿量。

（2）预防感染　临产后遵医嘱使用抗生素至产后1周，预防感染发生。临产开始即为孕妇建立静脉通路，可应用5%葡萄糖液，禁用含盐液体，并严格控制输液量，每小时维持50ml，便于随时给予药物。

（3）减轻孕妇的体力消耗　①第一产程：向孕妇做好解释工作，消除其顾虑，取得孕妇的密切配合。对无发绀、心脏功能代偿良好，可适当应用吗啡等镇静剂以减轻产痛，以保证产妇休息，减轻心脏负荷。②第二产程：尽量缩短第二产程，避免产妇屏气用力，指导产妇宫缩时张口哈气，无宫缩时完全放松，可行会阴侧切，通过胎头吸引器或产钳助产。整个产程及分娩阶段均予以面罩吸氧。③第三产程：胎儿娩出后，立即在腹部放置沙袋加压持续6～8h，防止腹压骤降，大量血液向腹腔内脏血管倾注而诱发心衰。产后尽量不使用催产素，催产素可引起明显的低血压或心律失常。麦角新碱有升压作用禁用。遵医嘱皮下注射吗啡10mg，同时密切观察产妇的血压、脉搏、子宫收缩情况，若子宫收缩不好，发生产后出血，需使用催产素，应稀释后静滴，但不可快速、大量输入。

4. 产褥期护理

（1）孕产期末发生心功能障碍者，在产后3天内仍有可能出现心衰。护理人员要加强巡视，观察产妇生命体征变化，准确、详细记录液体出入量，及早发现心衰症状。防止产褥感染及产褥期血栓形成。产后遵医嘱使用抗生素1周或更长时间，以防感染诱发心衰。对心功能Ⅰ～Ⅱ级产妇，除应用抗生素外，鼓励并指导母乳喂养。心功能Ⅲ级或以上者，应卧床5～10天，但须经常活动下肢，注意下肢静脉回流，在护理人员协助下逐渐增加活动量，宜退奶，并协助行人工喂养。

（2）产褥期饮食，适量摄入蛋白质、低盐、多食富含纤维食物，避免大便秘结，防止因产后用力排便而诱发心衰。

（3）提供心理支持，若新生儿有缺陷、死亡，要鼓励产妇表达其失落感，做好产妇及家属的疏导工作，给予产妇适宜的情绪支持。

5．健康指导患有心脏病的产妇延迟出院1～2周；指导产妇及家属掌握自我护理及照顾婴儿的能力，帮助选择避孕措施及出院指导；合理安排饮食和休息。心功能Ⅲ级或以上者最好于产后1周行绝育术；有心衰者，应在病情控制后择期做绝育术，口服避孕药易造成血栓。与产妇及家属共同制定休养计划，使产妇了解心功能不全的症状，嘱其随时按需复诊。

第十三节　产后出血护理

1．注重产后出血的预防

（1）产前预防措施

①加强孕前及孕期的保健工作，对于合并凝血功能障碍、重症肝炎等不宜继续妊娠的妇女，及时在早孕时终止妊娠。

②产前检查需做好血液系统检查，以早期诊断和治疗血液系统疾病及各种妊娠并发症。对有可能发生产后出血的孕妇，如妊高征、胎盘早剥、多胎、子宫发育不良、羊水过多等应提前住院分娩，检查血型，配血备用。

（2）产时的预防措施

①第一产程密切观察产妇情况，为孕妇提供心理护理消除恐惧、焦虑情绪，

注意产妇的饮食、休息和排尿情况。密切观察产程进展情况,防止产程延长。

②第二产程加强会阴保护,指导产妇正确使用腹压,防止胎儿娩出过快,会阴侧切应适时适度,防止软产道损伤。胎儿娩出后,立即肌注催产素10U,或静脉滴注缩宫素,以加强子宫收缩减少出血。

③第三产程应妥善处理。准确收集并测量产后出血量。胎盘未剥离前,不可过早牵拉脐带或按摩、挤压子宫;待胎盘剥离征象出现后,及时协助胎盘娩出,并仔细检查胎盘、胎膜是否完整,检查软产道有无撕裂或血肿,观察子宫收缩情况并按摩子宫以促进子宫收缩。

(3)产后的预防措施产后出血约80%发生在产后2h内。应让产妇在胎盘娩出后继续留置产房观察2h,严密观察产妇般情况、生命体征、子宫收缩和阴道流血情况,重视产妇的主诉。对可能发生产后出血的高危孕产妇,分娩时保持静脉通路,以及早补充血容量。鼓励产妇产后及刚排空膀胱和挤压出宫腔内积血。提倡分娩后60min内新生儿即早期吸吮,通过乳头吸吮反射加强子宫收缩,减少阴道流血量。

2. 产后出血的一般护理

(1)使产妇保持安静,充分休息及足够睡眠,避免过多移动。加强生活护理。

(2)进高蛋白质、富含维生素和无刺激性食物,以增强机体抵抗力。

(3)密切观察产妇的一般状况、生命体征、子宫收缩情况、阴道流血量、尿量等。(4)失血多、休克者应平卧位、吸氧、保暖、保持静脉通路,做好输液、输血准备。

3. 找出原因,及时帮助止血。

4. 预防出血性休克发生,必要时采取填塞子宫,结扎子宫动脉,结扎髂内动脉,子宫切除等措施。

5. 预防感染的护理措施保持床单的清洁干燥,做好会阴护理,注意观察会阴伤口情况,恶露的颜色、气味及量的变化,遵医嘱给予广谱抗生素预防感染。

6. 心理支持 产后出血后产妇会面临体力差、活动无耐力、生活自理能力差等诸多困难,并对出血引起的并发症产生恐惧,因此应为产妇及家属详细解释说明各种治疗护理措施,并鼓励他们参与制订产妇的护理计划,以减轻其恐惧、焦虑心理。尽量给产妇及家属提供机会,鼓励其说出内心的感受。

7. 健康教育

(1)指导产妇及家属进行子宫按摩,观察子宫复旧情况,恶露的变化及会阴护理的技巧。

(2)宣传产褥期的康复技巧,强调营养、休息和运动的重要性。

(3)告诉产妇及家属出院后复查的时间、目的、意义,鼓励并支持产妇按时产后复查，并注意继续观察产后出血的症状，发现异常情况及时返院就诊。

第十四节　晚期产后出血护理

1. 病情观察　密切观察生命体征，包括血压、脉搏、面色、出血量，注意有无休克发生。同时注意观察恶露的性质、量、气味，子宫复旧等，出血时应保留会阴垫。

2. 配合抢救大出血出现休克时，应积极配合医师抢救，输血、输液、补充血容量，保留静脉通道。

3. 预防感染产妇在出血期间，应保持床单的清洁干燥，严格会阴护理，遵医嘱使用抗生素。同时注意产妇的体温及血象变化。

4. 心理护理产妇因出血时间长、量大，心情烦乱和恐慌，护士应多关心产妇、解释相关治疗和护理问题，缓解产妇压力。

5. 加强生活护理因产妇身体虚弱，生活上应给予更多关照，帮助并协助产妇日常生活起居，满足基本生理需求。

6. 健康教育指导产妇学会自我检查子宫复旧的方法，观察恶露的变化。有贫血的产妇应根据自己的体力适量活动。加强营养，补充含铁的食物，注意休息。观察体温的变化，预防感染发生。加强母乳喂养，促进子宫复旧。

第十五节　产褥感染护理

1. 病情观察注意生命体征、血象的变化，观察伤口的愈合情况，恶露的颜色、性质、量和气味，有无腹部疼痛和压痛。

2. 卧床休息产妇取半卧位以利于恶露引流及炎症局限。如为血栓性静脉炎，应抬高患肢，局部保暖，配合药物治疗，促进炎性水肿消失。

3. 营养支持给予易消化、富有营养的饮食。不能进食者静脉补液，必要时可少量多次输血增加机体抵抗力。体温升高时鼓励多饮水，注意出入量和电解质平衡。

4. 药物治疗产褥感染的产妇均需使用抗生素治疗，护士应注意观察药物的疗效，提供治疗依据。

5. 减轻疼痛关心、同情、安慰产妇，指导产妇减轻疼痛的方法，必要时使用镇痛剂。

6. 外阴清洁每日定时清洗外阴，保持会阴清洁，感染产妇使用的便盆需隔离处理，防止交叉感染。

7．对症处理如出现高热、恶心、呕吐等症状分别按症状护理，解除或减轻产妇的不适。

8．预防交叉感染护士应严格执行消毒隔离制度，病室定时通风换气，保持清洁舒适。

9．健康指导产妇注意休息和睡眠，注意个人卫生，使用消毒的会阴垫，并勤更换，保持局部的清洁。对于母乳喂养的产妇，鼓励坚持哺乳或定时挤奶，以保持泌乳。协助家属与产妇的协调，使产妇安心治疗，减少顾虑。

第十六节　前置胎盘护理

1．促进孕妇及胎儿的健康

（1）维持正常血容量密切观察病情进展情况，监测生命体征的变化、出血量、胎心率、宫缩情况等，嘱孕妇绝对卧床休息，采取左侧卧位，定时给予间断吸氧，每日3次，每次20～30min，改善子宫胎盘血液循环状况，增加胎儿氧供应。保留会阴垫，注意休克的早期症状，有异常时立即通知医生。保持静脉输液通路通畅，按医嘱配血，及时提供输血、输液、止血等措施，维持足够的血容量。前置胎盘出血是因为子宫下段伸长与附着的胎盘发生错位所引起，而宫缩时可加重错位，所以应用宫缩抑制剂如硫酸镁可减少或制止出血，但应随时注意药物副反应。为了避免扩大胎盘剥离面，凝血栓脱落而引起大出血，前置胎盘孕妇应禁止肛查，慎做阴道检查。

（2）预防感染严密观察与感染有关的体征。认真核实子宫底高度，子宫收缩情况和阴道出血的量、性状、气味等，发现异常及时和医生联系。应指导病人保持会阴部清洁，每日外阴擦洗两次以预防逆行感染。鼓励病人进富含高蛋白的食物，增强机体抵抗力，以利于康复。医务人员应严格执行无菌操作规程，杜绝医源性感染的发生。

（3）术前准备有些前置胎盘的病人发病急，病情控制的效果难以预料，需通过急诊手术迅速控制出血，因此护士在病人入院时就应按腹部手术护理要求为病人做好术前准备。

2．提供适宜的产后护理　注意观察产妇的生命体征变化，子宫收缩情况及恶露的量、性状，以早期发现产后出血。及时应用宫缩剂预防产后出血。加强会阴护理，预防感染。护理操作集中进行，保证产妇充分的休息与睡眠。

3．提供心理支持根据孕妇的具体情况向其解释有关疾病的知识。与孕妇一起听胎心音.指导其数胎动等措施均有助于减轻焦虑,稳定孕妇情绪。允许家属陪伴,消除孕妇的孤独感。适当运用沟通的技巧,为其提供心理支持。

4. 健康教育 向孕妇及家属宣传预防保健知识,避免多产、多次剖宫、引产等引起的宫内感染,减少子宫内膜损伤或子宫内膜炎。如为期待疗法的孕妇应对其提供有关疾病治疗和护理的知识,帮助其严格遵守医嘱、护嘱,学习掌握自主胎动及自我监护的方法。

第十七节 流产护理

1. 卫生宣教 先兆流产的病人应卧床休息,禁忌性生活。向孕妇介绍流产发生的原因,目前病情的进展情况,治疗和护理经过以及可能的预后,使孕妇能主动配合,并有助于减轻焦虑及恐惧心理,使其情绪稳定,信心增强。指导病人保持外阴清洁,勤换消毒会阴垫,预防感染。向病人及家属解释行宫颈内口环扎术后 1~2 天有轻微出血是正常现象,若出现阴道流血、腹痛、阴道排液等流产征象,应及时通知医师拆除缝线,以免造成宫颈撕裂。

2. 密切观察病情及配合医师治疗 密切观察生命体征的变化,阴道流血情况,分泌物的性质、颜色、气味,有无妊娠产物的排出,并根据病情决定是否进行病理检查等。协助做好各项检查,如 B 型超声检查、血液检查等,如出现异常,及时与医师联系处理。对于先兆流产及习惯性流产者,遵医嘱给予黄体酮 20mg 肌内注射,每日 1 次,维生素 E_5mg 每日 3 次。及对胎儿危害小的镇静剂(如苯巴比妥)。难免流产者必要时静滴催产素以促使子宫收缩。不全流产者若发生失血性休克,应做好输血、输液的准备,给予抗生素预防感染。稽留流产配合处理时应做好凝血功能检查,及时纠正凝血功能障碍;若发生流产感染,应配合积极抢救感染性休克及做好切除子宫的准备。

3. 提供心理支持 病人因失去胎儿可表现出失落、哀伤、愤怒、否认、内疚、低自尊等情绪变化,护士应给予精神上的支持,鼓励其宣泄悲伤的情绪,提供机会表达内心的感受和对此事件的看法,运用沟通的技巧宣传优生优育的重要意义,耐心解释发生流产的原因,当出现确实不能保胎的情况,应顺其自然,以缓解不必要的紧张气氛,并减轻负罪感。

4. 健康教育 不论妊娠是否能继续,都应嘱病人卧床休息,不能举重物和过于劳累。出血期间或术后两周内禁止性生活,如流产手术后应教育病人注意观察术后并发症的出现。如出现下列情况应及时就医:发热寒战,体温在 37.5℃ 以上;阴道分泌物恶臭;严重腹痛,恶心、呕吐;大量阴道出血或出血时间超过 1 周。流产后如计划再次妊娠应相隔 6 个月,并按时进行产前检查。习惯性流产如有条件应进行产前遗传检查并根据结果决定再次妊娠的计划。

(曹翠君)

第六章 眼科常见疾病护理

第一节 眼科一般护理

【护理措施】

1. 病人入院后热情接待，合理安排床位，做好入院宣教，12时内完成入院评估。

2. 即刻测体重、T、P、R、BP并记录，急症病人即刻建立静脉通路，根据病情给予吸氧。24小时内测T、P、R，每4小时1次，连测3次，无异常者改为每日测2次。

3. 了解病人心理状况，向病人解释病情，有针对性地做好心理护理。

4. 严密观察病情，注意有无合并症，警惕休克的发生。

5. 根据病情给予不同饮食，注意改善病人营养状况。

6. 有手术指征者及时做好术前准备，以备急症手术。择期手术者根据手术需要，术前指导练习卧位大小便及有效咳嗽，按麻醉方式及术式做好常规术前准备，术后注意做好预防并发症的护理。

7. 协助医师完成各项辅助检查及留取化验标本，每日下午记录大小便次数，如有腹泻、便秘及时给予处理。

8. 入院24小时内完成洗澡、洗头、剪指（趾）甲、更衣等卫生处置，本班次内完成护理病历的首次记录。有吸烟史病人劝其戒烟，以免呼吸道分泌物增多导致肺部并发症。

9. 病房内应安静舒适、阳光充足、空气新鲜，室温保持在摄氏18～22度，地面、桌面及用物每日用消毒液擦拭消毒。病人如有伤口应按时更换敷料，并做好废弃敷料的焚烧处理，严防院内感染的发生。

10. 病情许可时，鼓励并协助病人下床活动，鼻饲及生活不能自理的病人行口腔护理，每日2次。长期卧床的病人注意做好皮肤护理。

11. 有引流管者，注意保持导管固定，经常检查有无脱出、移位、折叠、受压，每日定时挤压以保持通畅，向病人交代注意事项，翻身及下床活动时应注意保护导管。观察引流物性质及量，如有异常及时通知医师。

12. 应用中药治疗者，应详细交代服用的方法及注意事项。

【健康指导】

1. 急症手术术后安返病房者，告诉患者手术顺利结束并给予鼓励、安慰。根据医嘱指导患者的治疗护理、用药护理。在治疗完毕后，指导生活、饮食护理。

2. 介绍医院的环境、制度及主管医生、护士长、责任护士；医院和病房的规章制度包括：查房时间、探视时间、陪床制度、膳食制度。不同的病情，入院告知要区别对待，护士根据轻重缓急有计划地工作。

3. 介绍病室环境，作息时间，卫生间的使用，贵重物品的保管安全及注意事项，呼叫器的使用，应用心电监护仪，嘱其家属禁忌乱动机器及私自调节开关和阀门，以防发生意外。不得搬动病房内的医疗设备，注意安全。

4. 病室禁止吸烟，禁止使用明火，禁止使用外接电源，保持病房清洁安静，请您不要随地吐痰，不要乱扔果皮纸屑、乱泼水，输液钩上除挂液体外，不要挂其他东西，严禁在病房内大声喧哗，饮酒等。病人不能擅自外出。请您爱惜病房内的一切设施，不要将脚放在坐凳和踩在床边处。

5. 入院后请不要随便离开病房，以免医师不能及时与您联系，耽误治疗，如有特殊情况需离开病房，须征得医师的同意后写请假条，方可离院。擅自离院在院外发生任何意外或影响治疗出现病情恶化者，患者方自负责任，擅自离院超过24小时院方有权按自动出院处理。

6. 住院期间护士会出具每日清单；出院时根据需要可要求医护人员出具诊断证明、出院记录；出院后可按规定复印病历。

7. 住院期间请您准备好足够的医药费用，以免影响患者的治疗。

第二节 角膜溃疡护理

【护理措施】

1. 按眼科一般护理常规护理。

2. 普食，鼓励患者多吃含维生素A丰富的食物如动物肝脏，胡萝卜等以改善角膜的营养，促进角膜上皮再生，促进溃疡的愈合。

3．严格实施消毒隔离措施，加强卫生宣教，注意医护人员和患者的消毒，防止医院感染。

4．滴眼药时，动作应轻柔，切勿用手压迫眼球，以防角膜穿孔。球结膜下注射时应避免在同一部位反复注射，注射针头应背离角膜，切勿注入眼内。

5．行结膜囊冲洗时，冲洗管的头端应置于眼内眦角处，勿触及角膜。

6．角膜刺激症状严重，如出现眼痛、畏光、流泪等，酌情遮盖患眼，避免强光刺激使咽部疼痛加剧。

【健康教育】

1．多食营养丰富、易消化、含维生素 A 丰富的食物，如动物的肝脏、胡萝卜、蛋类等，多吃蔬菜、水果以改善角膜营养，提高组织修复力，促进炎症吸收，从而促使角膜愈合。

2．由于角膜炎病程较长，且多反复发作，易导致视力下降，使患者失去对疾病治疗的信心，易产生焦虑、悲观、失望的心理。对此应耐心地与患者进行交流，帮助、开导并鼓励患者，使其消除焦虑，以良好的心态配合治疗护理。

3．眼睛畏光、流泪、异物感明显时，用眼垫遮盖患眼，避免强光刺激，加重患眼疼痛。

4．眼睛前房积液、积脓时，疼痛异常剧烈，可以用止痛剂，禁止热敷，避免感染扩散。

5．注意眼部卫生与休息，按时滴眼药水。

6．注意手的清洁；不揉擦患眼；不与其他人共用洗脸毛巾和脸盆，避免交叉感染。

第三节 眼内手术护理

【术前护理】

1．按眼科一般护理常规护理。

2．全身麻醉者，按全身麻醉术前护理常规护理。

3．了解病情，注意是否有发热、咳嗽、月经来潮及局部炎症等情况；眼部是否有结膜充血及分泌物。

4．做好术前各项检查，观察患者有无其他部位的化脓性病灶及其他慢性疾病。

5．耐心向患者解释，消除紧张和恐惧心理，取得患者合作。

6．术前晚及术晨观察合作体温、脉搏、呼吸、血压的情况，如有异常及时报告医师。

7. 术前 1 日遵医嘱做好抗生素皮试，协助患者做好全身卫生处置。

8. 便秘者，遵医嘱给予缓泻剂或术前肥皂水灌肠。

9. 手术当天遵医嘱执行术前用药，代为保管贵重物品。

【术后护理】

1. 按眼科一般护理常规护理。

2. 全身麻醉者，按全身麻醉后护理常规护理。

3. 迎接安置患者，清点带回用物，双眼包扎者，协助日常生活。

4. 嘱患者安静休息、头部少活动，勿大声叫喊、用手揉眼、咳嗽和用力大便。

5. 注意观察患者体温、脉搏、呼吸、血压、排尿及排便情况，如有异常及时通知医师。

6. 观察术眼视力情况及有无伤口疼痛、敷料松脱，避免局部潮湿，并注意非手术眼视力的情况，发现异常及时报告医师。

7. 注意眼内反射；密切观察患者病情变化，对卧床休息的患者协助日常生活。

8. 取下敷料后，嘱患者勿压眼球，滴眼药时动作轻柔。

9. 告知患者术后术眼会出现轻度眼干、异物感等，此为术后常见反应，不必惊慌。术后 1 个月内术眼勿进水，避免风沙、烟的刺激。

10. 在使用激素类眼药时，应严格遵医嘱执行，并注意用药时间及频次。

11. 观察非手术眼的情况，如出现眼红、视力下降等及时报告医师处理。

【健康指导】

1. 术前患者每天滴抗生素眼药水 4 次、眼膏每晚 1 次，预防手术感染。术前禁止吸烟，以免刺激气管黏膜，增加分泌物，诱发咳嗽，如有咳嗽应给予止咳剂，并教患者止咳法，如张口呼吸或用舌尖顶向上颚。术前 1~2 日做好全身清洁，包括理发、洗头、洗澡、剪指甲等。泪囊手术及内眼手术须常规冲洗泪道。手术前训练病人眼球向各方向运动，使病人能配合手术操作者的需要，术后需绝对卧床休息的患者，术前还应训练适应床上生活，如进食，使用大小便器，以免术后引起尿潴留及便秘。眼肌、眼球摘除手术，小儿及全麻患者术前 4~6 小时禁食、禁水，并在术前当晚和手术前 1 小时给予镇静剂，手术当天早晨测血压、体温、呼吸、脉搏，术前排空大小便，更换衣服，穿对胸结扣的衣服为适宜，避免穿套头衣服，以免术后脱衣时碰伤术眼。长发妇女应编成两条辫子，耳环应脱下，按手术要求备皮及清洁皮肤，术前半小时护送病人入手术室。

2. 术后用手术车送患者回病房，协助病人过床时，嘱病人放松头部，张口呼吸，不要用力，协助过床者一人双手执托头部，另一人协助病人将身体轻移过床，不可震动头部，值班护士应听取手术室护士及麻醉师交班，并嘱病人不要用力挤眼和不要剧烈活动。并根据手术不同种类，交代其他注意事项并使患者安静休息，协助患者日常生活，嘱病人不要用力咳嗽，不要用力大小便等，术后进半流质，以后无特殊者可改普通饮食。一般创口疼痛可用止痛剂，若病人反映头痛，或伴有恶心、呕吐及其他情况，应及时报告手术医生，检查是否感染或眼压增高。内眼手术应加用护眼罩，防止碰及术眼，并注意眼部绷带松紧，有无脱落、移位，伤口有无渗血及渗液，及时汇报并给予处理。

3．术后保持大小便通畅，对绝对卧床者、术后不习惯床上排尿者，应解除患者思想顾虑和紧张情绪，采取引导法帮助排尿，如按摩，热敷，声音诱导，针刺关元、足三里、三阴交，取侧卧位排尿，尽量避免污染，防止感染。术后便秘对创口不利，如病人用力大便，腹压增高，会导致眼部切口裂开及术眼出血等并发症，应适当用开塞露或中药帮助排便。

第四节　白内障手术护理

【术前护理】

1．按眼内手术术前护理常规护理。做好病人的心理护理，生活不能自理者给予必要的协助，吸烟者戒烟。

2．术前常规滴激素与抗生素的混合制剂眼药。

3．注意观察患者是否有全身性疾病。白内障病人需做血、尿常规，肝、肾功能。如有糖尿病，一般控制在正常指标下，根据情况决定手术。

4．扩瞳：术前护理是白内障手术的必要环节，一般瞳孔扩大至6mm以上为宜。

5．注意术眼扩瞳药时，勿使扩瞳药流入非手术眼。

【术后护理】

1．按眼内手术术后护理常规护理。

2．术后患者卧床休息，嘱患者少低头工作，勿用力大便。

3．术眼戴眼罩，如有头痛、头晕、呕吐、刀口疼痛、发热、夜间不能入眠，及时通知医生。

4．勿用力揉眼，遵医嘱给予卧姿。注意观察术眼有无不适，如出现眼痛、视力下降、复视等症状，及时报告医师。

5．做好出院指导，告知定期白内障专科复查。

【健康指导】

1. 告知病人点药、服药及出院后的注意事项、复诊时间。

2. 注意饮食和休息，并做到用眼卫生，防止视疲劳。

3. 术后3个月内，创口尚未长牢，人工晶体还不稳定，所以不宜做重体力劳动及剧烈的活动，同时要防止碰撞，不要揉眼。

4、平卧位，头部少用力活动，避免咳嗽及情绪激动。

5. 眼部勿施加压力，勿低头，用力等。

6. 进易消化半流质饮食，不吃带骨刺及难咀嚼的硬性食物。保持大便通畅，减少用力。

7. 术后3个月内避免重体力劳动，咳嗽者应用镇咳剂；戒烟。

8. 遵照医生的嘱咐来院复查和佩戴眼镜。

9. 告诉病人术后常感视物发蓝或眩目，此是正常现象，逐步可以习惯，不必恐惧，若出现眼痛、眼胀、视力下降等情况应及时就诊。

第五节 斜视手术护理

【术前护理】

1．按眼外手术术前护理常规护理。

2．术前遵医嘱洗眼。

3．抗生素眼药水滴眼。

【术后护理】

1．按眼外手术术后一般护理常规护理。

2．给予患者松软、易消化饮食，避免过热、过硬食物。

3．注意伤口渗血情况，保持敷料干燥、固定。

4．注意眼心、眼胃反射，如有呕吐时，嘱患者侧卧位，头偏向健侧，防止污染敷料；向患者解释呕吐是术后常见反应，消除紧张心理；呕吐剧烈时，记录呕吐物的量、次数、颜色并报告医师处理。

5．嘱患者定期到斜视专科复诊。

【健康指导】

1. 手术后做双眼包扎，应嘱病人闭目养神，尽量少转动眼球，以免影响愈合。

2. 正确点眼药水。首先家属或病人将手洗干净，然后病人取仰卧位，嘱其眼睛向上看，家属或病人左手拇指食指分开上下睑，拇指向下轻拉下睑，右手持眼药瓶，将眼药点于下穹隆部，嘱其轻转眼球后闭目1～2分钟，用吸水纸拭去流出的药液。点眼药时瓶口距眼睑1～2厘米，勿触及睫毛，同时点两种药物以上者每种药间隔3～5分钟，每次点1～2滴。

3. 注意用眼卫生，不要过度用眼，揉眼，避免眼睛过度疲劳，保证充足睡眠。

4. 饮食上注意营养摄入要均衡，忌烟酒和辛辣刺激性食物。

5. 对有屈光不正的患者，术后需及时配镜治疗。对于部分调节性内斜视的儿童，术后应戴原矫正眼镜，且尽量不用近距离视力，以免调节导致内斜视的复发。如有弱视，需在医生指导下进行弱视训练。

（刘苇）

第七章 康复科常见疾病护理

第一节 脑血管疾病的康复护理

【概述】

脑血管疾病是指各种病因导致脑血管发生病变，进而引起脑部功能障碍的一组疾病。其主要病理过程包括血管壁病变、血液成分及血流动力学改变，最终导致脑组织缺血、缺氧或出血性损害。

【分类】

脑血管疾病按病理改变可分为缺血性脑血管病和出血性脑血管病两大类。前者包括短暂性脑缺血发作（TIA）、脑血栓形成和脑栓塞；后者则包括脑出血和蛛网膜下腔出血。这些疾病均可能导致不同程度的神经功能障碍，如偏瘫、失语、认知障碍等。

【康复护理】

1. 康复护理的重要性

康复护理在脑血管疾病的康复过程中起着至关重要的作用。它不仅有助于减轻患者的残障程度，提高生活质量，还能促进患者重新融入社会，减轻家庭和社会的负担。

2. 康复护理的内容

（1）评估与计划制定：康复护理团队首先会对患者进行全面的评估，了解其病情、功能状况和康复需求，进而制定个性化的康复计划。

（2）物理康复治疗：物理治疗是康复护理的重要组成部分，通过运动训练、康复器械和物理疗法等手段，帮助患者恢复肌力、平衡和运动功能。

（3）语言和言语康复治疗：针对脑血管病常见的语言和言语障碍，语言治疗师会通过各种语言训练和言语疗法帮助患者恢复语言能力。

（4）认知康复治疗：认知训练、记忆技巧和注意力训练等有助于改善患者的认知功能，提高日常生活的自主性和独立性。

（5）心理支持和心理康复：面对疾病和康复过程中的心理困扰，心理支持和心理康复干预对于提高患者的心理韧性和适应能力至关重要。

（6）家庭支持与教育：康复护理团队还会为家庭成员提供支持、教育和指导，帮助他们理解脑血管病的特点和康复过程，为患者提供良好的康复环境和支持系统。

3. 康复护理的挑战与未来展望

尽管康复护理在脑血管病的康复中取得了显著成效，但仍面临诸多挑战，如个体差异、跨学科合作、持续性和长期性等问题。未来，随着医疗技术和康复理念的不断发展，康复护理将进一步完善和创新，如虚拟现实技术、智能康复设备和远程康复服务等新技术将为康复护理提供更多可能性。

【健康教育】

1. 健康教育的重要性

健康教育是提高公众对脑血管疾病认识、预防和控制疾病发生发展的重要手段。通过健康教育，人们可以了解脑血管疾病的危险因素、早期症状及预防措施，从而采取积极的生活方式干预和健康管理措施。

2. 健康教育的内容

（1）危险因素教育：介绍脑血管疾病的常见危险因素，如高血压、糖尿病、高脂血症、吸烟、酗酒等，并强调这些危险因素的可干预性。

（2）早期症状识别：教育公众识别脑血管疾病的早期症状，如突然出现面部、上肢或下肢麻木无力、言语障碍、视力下降等，以便及时就医。

（3）生活方式干预：倡导健康的生活方式，包括合理膳食、适量运动、戒烟限酒、保持心理健康等，以降低脑血管疾病的发病风险。

（4）药物治疗与管理：对于已确诊的脑血管病患者，教育其遵医嘱服药、定期复查血压、血糖、血脂等指标的重要性。

（5）急救知识普及：普及脑血管疾病的急救知识，如保持呼吸道通畅、避免搬动患者、及时拨打急救电话等。

3. 健康教育的实施策略

（1）多渠道宣传：利用电视、广播、报纸、网络等多种媒体渠道进行健康教育宣传，提高公众对脑血管疾病的认知度。

（2）社区干预：在社区开展健康讲座、义诊咨询等活动，为居民提供面对面的健康教育和指导。

(3) 家庭参与：鼓励家庭成员参与到患者的健康教育和管理中来，共同促进患者的康复和生活质量的提高。

(4) 政策支持：政府应加大对脑血管疾病健康教育的投入和支持力度，制定相关政策和法规以保障健康教育的有效实施。

第二节 颅脑损伤的康复

【概述】

颅脑损伤是指外界暴力直接或间接作用于头部，导致颅骨、脑组织、脑血管及脑脊液等颅脑结构发生损伤的一种严重外伤。其病因常见于交通事故、高空坠落、失足跌倒、工伤事故和火器伤等。

【分类】

颅脑损伤根据损伤部位、损伤程度及是否与外界相通等标准可分为多种类型。按损伤部位可分为头皮损伤、颅骨损伤和脑损伤；按损伤程度可分为轻、中、重、特重四型；按颅腔内容物是否与外界相通可分为开放性颅脑损伤和闭合性颅脑损伤。此外，颅脑损伤还可按受伤时间和类型分为原发性颅脑损伤和继发性颅脑损伤。

【康复护理】

1. 康复护理的重要性

颅脑损伤的康复护理对于减轻患者症状、促进功能恢复、提高生活质量具有至关重要的作用。通过科学的康复护理措施，可以有效减少并发症的发生，缩短康复周期，提高患者的生存质量。

2. 康复护理的内容

(1) 病情观察与评估：密切观察患者的生命体征、神志、瞳孔、肢体活动等情况，及时发现并处理病情变化。同时，对患者进行全面的评估，了解其功能障碍程度和康复需求。

(2) 基础护理：保持患者呼吸道通畅，及时清除呼吸道分泌物或血块，防止窒息。做好口腔及鼻腔的清洁工作，预防感染。保持环境安静、整洁，避免强光、噪声等不良刺激。

(3) 功能康复训练：针对患者的具体功能障碍，制定个性化的康复训练计划。包括肢体功能训练、语言功能训练、认知功能训练等。通过循序渐进的训练，帮助患者恢复或改善功能。

(4) 心理干预：颅脑损伤患者常伴有焦虑、抑郁等心理问题。因此，心理干预也是康复护理的重要内容之一。通过与患者建立良好的沟通关系，了解其心理状态，给予针对性的心理疏导和支持。

（5）营养支持：合理的营养支持对于颅脑损伤患者的康复至关重要。根据患者的具体情况，制定个性化的饮食计划，保证充足的营养物质供给，促进损伤的修复和康复进程。

3．康复护理的挑战与未来展望

颅脑损伤的康复护理面临诸多挑战，如个体差异大、康复周期长、并发症多等。未来，随着医学科技的进步和康复理念的更新，颅脑损伤的康复护理将更加注重个体化、精准化和智能化。例如，利用虚拟现实技术、智能康复设备等新技术手段，为患者提供更加高效、便捷的康复护理服务。

【健康教育】

1．健康教育的重要性

健康教育是提高公众对颅脑损伤认识、预防和控制疾病发生发展的重要手段。通过健康教育，人们可以了解颅脑损伤的危险因素、早期症状及预防措施，从而采取积极的生活方式干预和健康管理措施。

2．健康教育的内容

（1）危险因素教育：介绍颅脑损伤的常见危险因素，如交通事故、高空坠落、失足跌倒等，并强调这些危险因素的可预防性和可控性。

（2）早期症状识别：教育公众识别颅脑损伤的早期症状，如头痛、呕吐、意识障碍等，以便及时就医。

（3）急救知识普及：普及颅脑损伤的急救知识，如保持呼吸道通畅、避免搬动患者、及时拨打急救电话等。

（4）康复知识宣传：宣传颅脑损伤康复的重要性和方法，鼓励患者和家属积极参与康复过程，提高康复效果。

（5）生活方式干预：倡导健康的生活方式，如遵守交通规则、避免高空作业、注意安全防护等，以降低颅脑损伤的发生风险。

3．健康教育的实施策略

（1）多渠道宣传：利用电视、广播、报纸、网络等多种媒体渠道进行健康教育宣传，提高公众对颅脑损伤的认知度。

（2）社区干预：在社区开展健康讲座、义诊咨询等活动，为居民提供面对面的健康教育和指导。

（3）学校教育：将颅脑损伤健康教育纳入学校教学计划，从小培养学生的安全意识和自我保护能力。

（4）政策支持：政府应加大对颅脑损伤健康教育的投入和支持力度，制定相关政策和法规以保障健康教育的有效实施。

第三节 脊髓损伤的康复护理

【概述】

脊髓损伤是指由于各种原因引起的脊髓结构、功能损害，造成损伤水平以下的运动、感觉、自主神经功能障碍。这种损伤可能由外伤性因素如交通事故、工业事故、运动损伤等导致，也可能由非外伤性因素如脊髓炎、肿瘤、血管病变等引起。脊髓损伤的程度和临床表现取决于损伤的部位、性质和程度，常导致不同程度的四肢瘫或截瘫，严重影响患者的生活质量。

【分类】

脊髓损伤的分类方法多样，根据不同的标准可分为不同类型。以下是几种常见的分类方法：

1. 按病因分类：

（1）外伤性脊髓损伤：由交通事故、跌倒、坠落、运动损伤等外力直接作用于脊柱导致脊髓损伤。

（2）非外伤性脊髓损伤：由脊髓炎、肿瘤、血管病变、椎间盘退变等非外伤性因素引起的脊髓损伤。

2. 按损伤程度分类：

（1）完全性脊髓损伤：损伤平面以下的感觉和运动功能完全丧失。

（2）不完全性脊髓损伤：损伤平面以下保留部分感觉和运动功能，根据保留功能的程度和范围可进一步细分为多个等级。

3. 按损伤部位分类：

（1）颈段脊髓损伤：常导致四肢瘫痪（四肢瘫）。

（2）胸腰段脊髓损伤：常导致躯干及下肢瘫痪（截瘫），上肢功能相对保留。

4. 按病理生理分类：

（1）原发性脊髓损伤：外力直接作用于脊髓造成的即刻损伤。

（2）继发性脊髓损伤：原发性损伤后，由于脊髓水肿、出血、炎症反应等导致的进一步损害。

【康复护理】

1. 康复护理的重要性

脊髓损伤的康复护理是患者恢复功能、提高生活质量的关键环节。通过科学的康复护理措施，可以有效减轻患者症状、预防并发症、促进功能恢复。

2. 康复护理的内容

（1）急性期护理：①正确肢位摆放：保持患者肢体处于功能位，防止关节挛缩和畸形。

②呼吸及排痰训练：评估患者呼吸功能，进行腹式呼吸、咳嗽咳痰训练，预防肺部感染。③被动活动：在生命体征稳定后，尽早开始全身各关节的被动活动，防止关节僵硬和肌肉萎缩。④坐起训练：逐步从卧位转向半卧位或坐位，增加患者的耐受性和适应性。⑤大小便管理：采用留置导尿、定时开放尿管等方法管理排尿，预防泌尿系统感染；使用润滑剂、缓泻剂等方法管理排便，预防便秘。

（2）恢复期护理：①增强肌力促进运动功能恢复：根据患者具体情况制定个性化的肌力训练计划，提高上肢及躯干肌力，带动下肢运动。②坐位、站立及步行训练：逐步进行坐位平衡训练、站立训练和步行训练，提高患者的站立和行走能力。③日常生活活动能力训练：指导和协助患者进行床上活动、就餐、洗漱、更衣、排泄等日常生活技能训练，提高患者的自理能力。④假肢、矫形器及辅助器具使用：帮助患者掌握假肢、矫形器及辅助器具的使用方法和注意事项，提高患者的独立生活能力。

（3）并发症预防：①泌尿系统感染：加强泌尿道清洗，定时开放尿管，预防泌尿系统感染。②压疮：定时翻身、拍背，保持皮肤清洁干燥，预防压疮发生。③深静脉血栓：通过被动肢体运动、按摩等方法促进血液循环，预防深静脉血栓形成。

3. 康复护理的挑战与未来展望

脊髓损伤的康复护理面临诸多挑战，如患者个体差异大、康复周期长、并发症多等。未来，随着医学技术的不断进步和康复理念的更新，脊髓损伤的康复护理将更加注重个体化、精准化和智能化。例如，利用虚拟现实技术、智能康复设备等新技术手段，为患者提供更加高效、便捷的康复护理服务。

【健康教育】

1. 健康教育的重要性

健康教育是提高公众对脊髓损伤认识、预防和控制疾病发生发展的重要手段。通过健康教育，人们可以了解脊髓损伤的危险因素、早期症状及预防措施，从而采取积极的生活方式干预和健康管理措施。

2. 健康教育的内容

（1）危险因素教育：介绍脊髓损伤的常见危险因素，如交通事故、高空坠落、失足跌倒等，并强调这些危险因素的可预防性和可控性。

（2）早期症状识别：教育公众识别脊髓损伤的早期症状，如肢体麻木无力、感觉障碍、大小便功能障碍等，以便及时就医。

（3）急救知识普及：普及脊髓损伤的急救知识，如保持呼吸道通畅、避免搬动患者、及时拨打急救电话等。

（4）康复知识宣传：宣传脊髓损伤康复的重要性和方法，鼓励患者和家属积极参与康复过程，提高康复效果。同时，强调康复护理的长期性和持续性，鼓励患者树立战胜疾病的信心。

（5）生活方式干预：倡导健康的生活方式，如遵守交通规则、注意安全防护、加强体育锻炼等，以降低脊髓损伤的发生风险。

3. 健康教育的实施策略

（1）多渠道宣传：利用电视、广播、报纸、网络等多种媒体渠道进行健康教育宣传，提高公众对脊髓损伤的认知度。

（2）社区干预：在社区开展健康讲座、义诊咨询等活动，为居民提供面对面的健康教育和指导。

（3）学校教育：将脊髓损伤健康教育纳入学校教学计划，从小培养学生的安全意识和自我保护能力。

（4）政策支持：政府应加大对脊髓损伤健康教育的投入和支持力度，制定相关政策和法规以保障健康教育的有效实施。

第四节 周围神经损伤的康复

【概述】

周围神经损伤是指发生在身体的神经系统之外，特别是在手臂、腿部或脚部等肢体上的神经损伤。这种损伤可能由多种原因引起，如切割伤、牵拉伤、压迫性损伤、火器伤、缺血性损伤、电烧伤、放射性烧伤以及药物注射性损伤等。损伤后，受该神经支配区的运动、感觉和营养均将发生障碍，临床上表现为肌肉瘫痪、皮肤萎缩、感觉减退或消失等症状。

【分类】

周围神经损伤可以根据其严重程度和病理特点进行分类。常见的分类方法包括 Seddon 分类法和 Sunderland 分类法。此处主要介绍 Seddon 分类法，它将神经损伤分为三种类型：

1. 神经失用（Neurapraxia）

神经轴突和鞘膜完整，显微镜下改变不明显，电反应正常，但神经功能传导障碍，有感觉减退、肌肉瘫痪，但营养正常。多因神经受压或挫伤引起，大多可以恢复；但如果压迫不解除，则不能恢复。

2. 轴突断裂（Axonotmesis）

神经轴突发生断裂，但内膜（施万细胞基底膜）保持完整，为轴突生长提供了完好的解剖通道。远端发生沃勒变性，但神经功能可自行恢复。

3. 神经断裂（Neurotmesis）

神经干连续性完全中断，两端分离或形成瘢痕连接，神经功能完全丧失。需要通过手术修复，但恢复效果较差。

此外，根据损伤的病理过程，周围神经损伤还可细分为髓鞘损伤、轴突和内膜断裂、神经束膜损伤等类型，这些类型对治疗和康复策略的制定有重要意义。

【康复护理】

1. 康复目标：

周围神经损伤康复的主要目标在于促进神经再生、保持肌肉质量、增强肌肉力量和恢复感觉功能。通过综合性的康复护理措施，帮助患者最大程度地恢复功能，提高生活质量。

2. 早期康复

（1）保持休息

受损的神经需要时间恢复和修复，因此休息是最重要的一步。在受损区域施加压力或过度活动可能会导致更多的损伤。患者应遵循医生的建议，适当休息，避免过度活动。

（2）控制疼痛

受损区域可能会感到疼痛。使用止痛药、冰敷和休息可以帮助控制疼痛。医生会根据患者的具体情况开具合适的止痛药物，并指导正确的使用方法。

（3）物理治疗

物理治疗在周围神经损伤的康复中起着重要作用。通过按摩、热敷、冷敷以及特定的运动训练，可以促进血液循环，减轻炎症和水肿，促进神经再生和肌肉恢复。

3. 恢复期康复

（1）主动活动

在神经损伤程度较轻、肌力在2-3级以上时，患者可以在早期进行主动运动。注意运动量不能过大，尤其是在神经创伤和神经肌腱缝合术后，适当的主动活动可以作为一种生理性刺激，促进神经再生和肌肉恢复。

（2）肌力训练

随着康复进程的推进，患者需要进行系统的肌力训练。通过等长肌肉收缩训练、等速肌肉力量训练等方法，增强受损肌肉的力量，恢复肢体功能。

（3）感觉功能恢复

感觉功能的恢复是周围神经损伤康复的重要组成部分。通过触觉、痛觉、温度觉等感觉刺激训练，帮助患者恢复受损区域的感觉功能。同时，教育患者如何正确使用和保护感觉缺失的部位，防止意外伤害。

4. 康复护理中的注意事项

（1）个性化护理计划

由于周围神经损伤的类型和程度各异，康复护理计划应根据患者的具体情况进行个性化制定。医生、治疗师和患者应共同参与康复计划的制定和调整。

（2）营养均衡

饮食管理对神经系统的健康至关重要。患者应增加富含维生素 B12、B6 和叶酸的食物摄入，如鸡肉、牛肉、鱼类、蔬菜和水果等，以帮助神经修复与再生。

（3）心理支持

周围神经损伤可能给患者带来严重的心理负担。因此，心理支持在康复护理中同样重要。医护人员应关注患者的心理状态，提供必要的心理疏导和支持，帮助患者建立积极的心态面对康复挑战。

【健康教育】

健康教育是周围神经损伤康复的重要组成部分。通过向患者及家属传授康复知识、技能和方法，提高其自我管理和参与康复的能力。具体措施包括：

1. 康复知识普及

向患者及家属普及周围神经损伤的基本知识、病因、病理、临床表现及康复治疗方法等，使其对疾病有全面的了解。

2. 康复技能训练

对患者进行康复技能训练指导，包括体位摆放、关节活动、肌力训练、感觉刺激训练等具体方法的操作演示和指导。鼓励患者积极参与康复训练，提高康复效果。

3. 日常生活指导

指导患者如何在日常生活中保护受损肢体，避免意外伤害。教育患者如何正确使用辅助器具和适应性工具，提高生活自理能力。同时，鼓励患者在工作和生活中尽可能多地使用患肢，促进功能恢复。

4. 心理健康教育

关注患者的心理状态变化，提供必要的心理健康教育。帮助患者建立积极的心态面对康复挑战和生活中的困难。鼓励患者与家人和朋友保持沟通联系，获得社会支持。

第五节 骨关节伤病的康复护理

【概述】

骨关节康复护理是一门涉及骨科疾病治疗、护理、康复及预防的综合性学科。它主要针对因骨折、关节炎、脊柱疾病等骨科疾病导致的功能障碍和疼痛，通过专业的评估、制定个性化的康复计划、实施有效的护理措施以及提供心理支持等，帮助患者恢复关节功能、缓解疼痛、提高生活质量。

【分类】

骨关节疾病种类繁多，根据病因和临床表现，大致可以分为以下几类：

1. 骨折：指骨结构的连续性完全或部分断裂，常见于交通事故、摔倒、运动损伤等。

2. 关节炎：包括骨关节炎、类风湿性关节炎等，主要表现为关节疼痛、肿胀、僵硬及活动受限。

3. 脊柱疾病：如颈椎病、腰椎病等，多因退行性变、外伤、劳损等原因引起，影响患者的日常生活和工作。

4. 关节脱位：关节骨端关节面脱离正常位置，造成关节功能障碍。

5. 软组织损伤：包括韧带、肌腱、肌肉等的损伤，常见于运动损伤。

【康复护理】

1. 康复护理的重要性

骨关节康复护理在骨科疾病治疗中扮演着至关重要的角色。它不仅有助于促进患者关节功能的恢复，还能有效缓解疼痛，预防并发症，提高患者的生活质量。通过专业的康复护理措施，患者可以更快地重返正常生活和工作。

2. 康复护理的内容

2.1 术前准备

评估患者病情：了解患者的病史、病情、疼痛程度、关节活动度等，为制定个性化的康复计划提供依据。

心理护理：术前患者可能存在焦虑、恐惧等心理问题，护理人员需要积极与患者沟通，解释手术过程、风险及预后，帮助患者建立信心，减轻心理负担。

术前训练：根据患者的具体情况，进行术前训练，如深呼吸、咳嗽、床上翻身等，为术后康复打下基础。

2.2 术后护理

监测生命体征：术后密切监测患者的生命体征，如心率、血压、呼吸等，确保患者安全度过手术期。

疼痛管理：术后患者可能出现疼痛，护理人员需要根据患者的疼痛程度和耐受性，采取合适的疼痛管理措施，如药物镇痛、物理疗法等。疼痛管理不仅关注药物治疗，还包括物理治疗、心理治疗等综合手段。

预防感染：术后感染是骨科手术常见的并发症之一，护理人员需要保持手术切口清洁干燥，定期更换敷料，遵医嘱给予抗生素等预防感染的药物。

康复锻炼：术后康复锻炼是恢复关节功能的关键。护理人员需要根据患者的具体情况，制定个性化的康复计划，指导患者进行关节活动度训练、肌肉力量训练等。锻炼应遵循循序渐进的原则，逐渐增加锻炼的强度和频率，避免过度锻炼导致损伤。

饮食指导：保持均衡的饮食，摄入充足的蛋白质、钙、镁等营养物质，有助于关节修复和恢复。营养师可以根据患者的具体情况制定个性化的饮食计划，满足患者的营养需求。

2.3 心理支持

骨关节疾病对患者的心理状态产生较大影响，护理人员需要关注患者的心理需求，提供心理支持。可以通过与患者沟通、倾听患者的心声、鼓励患者积极参与康复锻炼等方式，帮助患者建立信心，减轻心理负担。同时，家属的支持也非常重要，护理人员应积极与家属沟通，共同为患者提供全方位的照顾和支持。

【健康教育】

健康教育是骨关节康复护理中不可或缺的一部分。通过健康教育，患者可以更好地了解疾病知识，掌握康复技巧，提高自我管理能力，从而加速康复进程。

1. 疾病知识教育

向患者普及骨关节疾病的相关知识，包括病因、临床表现、治疗方法及预后等。使患者了解自己的病情，认识到康复护理的重要性，从而积极配合治疗。

2. 康复技巧指导

指导患者掌握正确的康复锻炼方法，包括关节活动度训练、肌肉力量训练、平衡训练等。同时，教会患者如何正确使用辅助器材，如拐杖、助行器等，确保康复过程的安全性。

3. 生活方式管理

引导患者改变不良的生活习惯和工作方式，如避免长时间保持同一姿势、减少关节负重等。鼓励患者积极参加适量的体育活动，增强体质和关节稳定性。同时，提醒患者注意保暖，避免寒冷刺激对关节造成不良影响。

4. 心理调适指导

帮助患者树立战胜疾病的信心，学会调整心态，保持积极乐观的情绪。指导患者通过音乐、阅读、社交等方式转移注意力，减轻心理压力。同时，鼓励患者与家属、朋友等保持良好的沟通，获得情感支持。

第六节 颈肩腰腿痛的康复护理

【概述】

颈肩腰腿痛是一组常见的临床症状，主要表现为颈部、肩部、腰部及腿部的疼痛、僵硬、活动受限等症状。这些疼痛往往由多种因素引起，包括长期不良姿势、过度劳累、外伤、退行性变等。颈肩腰腿痛的康复护理旨在通过综合的护理措施，帮助患者缓解疼痛、恢复功能、提高生活质量。

【分类】

颈肩腰腿痛根据病因和临床表现可分为多种类型，但总体上可以分为两大类：急性期和慢性期。

1. 急性期：此期疼痛起病急、时间短，主要症状以局部的疼痛、红肿、热为主，有些患者甚至伴随有刺痛感，这种疼痛通常不能按压。急性期多见于急性损伤、炎症急性发作等情况。

2. 慢性期：慢性期疼痛多由急性期过后长期反复发作形成，疼痛性质以酸痛为主，患者多喜温喜按。慢性期疼痛多与长期劳损、退行性改变等因素有关，如慢性肩周炎、慢性腰肌劳损等。

【康复护理】

1. 颈椎病的康复护理

（1）定义与分型

颈椎病是由于颈椎间盘退行性变及由此继发的颈部组织病理变化累及颈神经根、脊髓、椎动脉、交感神经等组织结构而引起的一系列临床症状和体征。根据临床表现，颈椎病可分为颈型、神经根型、脊髓型、椎动脉型和混合型五种类型。

（2）康复护理措施：①疼痛管理：采用VAS评定疼痛程度，根据疼痛情况给予药物治疗（如布洛芬、对乙酰氨基酚等）或物理治疗（如热敷、红外线照射等）。②功能恢复：通过颈椎的屈伸、旋转等动作增加颈椎活动度，同时采用颈椎牵引、推拿和手法治疗等方法缓解肌肉紧张，改善颈椎功能。③生活指导：纠正不良姿势，选择合适的枕头，避免长时间低头工作或看手机，定期进行颈椎保健操锻炼。

2. 肩关节周围炎的康复护理

（1）定义与病程

肩关节周围炎俗称"五十肩"，是由于肩关节周围组织退行性病变，在受凉、慢性劳损、扭伤等外因作用下导致关节周围肌肉发生无菌性炎症，逐渐发生粘连而形成肩关节疼痛和活动受限。病程可分为早期、冻结期和恢复期。

（2）康复护理措施：①疼痛管理：评估疼痛程度，给予药物治疗或物理治疗缓解疼痛。②功能恢复：通过钟摆运动、肩周炎保健操等运动疗法增加肩关节活动范围，采用关节松动术和注射疗法进一步改善关节功能。③生活指导：保持良肢位，加强生活护理，避免患侧肩部受凉和过度负重，定期进行功能锻炼。

3. 腰椎间盘突出症的康复护理

（1）定义与症状

腰椎间盘突出症（LDH）是指腰椎间盘退变后突或破裂，压迫脊神经根或马尾神经，引起腰痛、下肢放射痛或膀胱、直肠功能障碍。主要症状包括疼痛和活动受限。

（2）康复护理措施：①疼痛管理：采用 VAS 评定疼痛程度，给予药物治疗或物理治疗缓解疼痛。②功能恢复：卧床休息为主，腰围制动保护腰部，同时进行腰椎牵引、物理治疗及腰腿痛保健操锻炼增加腰椎活动度和稳定性。③生活指导：选择合适的床垫和枕头，避免久坐久站和弯腰提重物，加强腰背肌功能锻炼以增强腰椎稳定性。

【健康教育】

颈肩腰腿痛的预防和治疗离不开患者的自我管理和健康教育。以下是一些重要的健康教育内容：

1. 保持正确姿势：无论是工作还是生活中，都应保持正确的坐姿、站姿和睡姿，避免长时间低头、弯腰或扭曲身体。

2. 适度运动：定期进行适量的有氧运动和局部肌肉锻炼，如散步、慢跑、游泳以及针对颈肩腰腿部的保健操等，以增强肌肉力量和关节稳定性。

避免过度劳累：合理安排工作和休息时间，避免长时间连续工作或进行高强度体力劳动，以免加重颈肩腰腿部的负担。

3. 注意保暖：寒冷天气时及时增添衣物，避免颈肩腰腿部受凉引发疼痛或加重症状。

4. 合理饮食：保持均衡的饮食结构，多摄入富含维生素和纤维素的食物，如蔬菜、水果等，以增强体质和免疫力；同时避免过度肥胖以减轻关节负担。

5. 定期检查：对于有颈肩腰腿痛病史的患者，应定期进行相关检查以评估病情变化和治疗效果，及时调整康复护理方案。

6.心理调适：颈肩腰腿痛患者往往伴随一定的心理负担和焦虑情绪。因此，进行必要的心理调适和疏导也是康复护理的重要方面之一。患者可以通过与家人朋友交流、参加社交活动等方式缓解压力，保持积极乐观的心态面对疾病和治疗过程。

（张薇）

第八章 肿瘤科疾病护理

第一节 肺癌的护理

【概述】

肺癌,全称为原发性支气管肺癌,是一种起源于支气管黏膜或腺体的恶性肿瘤。根据组织学类型,肺癌可分为小细胞肺癌(SCLC)和非小细胞肺癌(NSCLC),后者又包括腺癌、鳞癌、大细胞癌等。肺癌的发生与多种因素有关,其中吸烟是最主要的危险因素,长期吸烟或吸入二手烟均可显著增加患肺癌的风险。此外,职业暴露、空气污染和遗传因素也是不可忽视的因素。

【护理】

1. 病情观察

肺癌患者的病情观察是护理工作中的重要环节,通过细致的观察可以及时发现病情变化,为治疗提供依据。

(1)神志观察:注意患者的神志变化,观察有无烦躁、昏睡、神志模糊等症状。这些症状可能提示患者病情恶化或出现了脑转移。

(2)生命体征监测:密切监测患者的生命体征,包括体温、脉搏、呼吸、血压等。特别要注意呼吸频率和深度,有无呼吸困难等症状,以便及时处理。

(3)疼痛评估:详细询问患者的疼痛情况,包括疼痛的部位、性质、程度及持续时间等。观察疼痛对患者的影响,如是否影响睡眠和日常活动。同时,要观察止痛药物的效果和副作用。

(4)咳嗽及咯痰观察:观察患者的咳嗽情况,注意痰量、颜色、有无痰中带血等。这些症状可能提示肺部感染或肿瘤侵犯血管。

(5) 心理状态评估：关注患者的心理状态，了解其对疾病的认知、承受能力和心理需求。及时发现并处理患者的焦虑、恐惧、悲伤等负面情绪。

(6) 并发症观察：注意肿瘤危象的情况，如有无上腔静脉综合征、胸腔积液等并发症发生。这些并发症可能严重影响患者的生活质量，甚至危及生命。

2. 对症护理

针对肺癌患者的不同症状，采取相应的护理措施，以减轻患者的痛苦，提高生活质量。

(1) 疼痛护理：①药物止痛：根据疼痛程度，遵医嘱使用阿片类、非甾体抗炎药等止痛药物。注意药物剂量和给药时间的调整，避免药物成瘾和耐药性产生。②非药物止痛：采用物理疗法、心理疗法等辅助缓解疼痛。如体表止痛法，通过按摩、涂清凉止痛药等刺激疼痛部位周围的皮肤；注意力转移止痛法，通过听音乐、看笑话等方式转移患者的注意力；放松止痛法，通过全身放松、深呼吸等方式减轻疼痛反应。

(2) 呼吸道护理：①保持呼吸道通畅：鼓励患者深呼吸、有效咳嗽和咳痰，必要时进行雾化吸入、拍背排痰或负压吸痰。保持口腔、鼻腔和皮肤的清洁，避免呼吸道感染。②预防窒息：对于呼吸困难的患者，给予适当的吸氧治疗，改善呼吸功能。备齐急救药品和器械，及时进行气管插管或机械通气，防止窒息发生。

(3) 褥疮预防

对于长期卧床的患者，要减轻局部压力，按时更换体位，使用气圈、软枕等垫起身体易受压部位。保持皮肤清洁干燥，预防褥疮发生。

(4) 营养支持

根据患者的病情、营养状况和饮食习惯，制定个体化营养支持方案。优先选择肠内营养支持，必要时采用肠外营养支持。保证食物多样性，摄取足够的蛋白质、脂肪、碳水化合物、维生素和矿物质。

3. 一般护理

一般护理是肺癌患者日常护理的基础，通过科学的护理措施，为患者提供一个舒适、安全的康复环境。

(1) 环境护理

保持病室内空气清新，温湿度适宜。一般温度以18℃～22℃，湿度以60%为宜。肺癌晚期患者所住病房应定期进行空气消毒，防止交叉感染。

保持室内安静，避免吵闹和刺激性物质对患者的影响。优化家居环境，确保家居设施的安全性，如防滑地毯、扶手等，预防患者发生意外。

(2) 饮食护理

供给患者易消化、富含蛋白质的食物，多吃新鲜蔬菜和水果，注意少食多餐，每餐八分饱。避免辛辣刺激性食物和烟酒的摄入。对于吞咽困难的患者，应给予流质饮食或鼻饲置管。

（3）心理护理

关注患者的心理需求，提供心理支持和安慰。鼓励患者树立战胜疾病的信心，用一个良好的心态面对疾病。家属和亲友应给予患者关爱和支持，帮助患者缓解焦虑和恐惧情绪。

【健康指导】

健康指导是肺癌患者护理的重要组成部分，通过科学的指导，帮助患者建立健康的生活方式，提高生活质量。

1. 生活管理

鼓励患者适当锻炼，如散步、太极拳等，但要避免过度劳累。保持良好的作息习惯，保证充足的睡眠和休息。禁止吸烟和饮酒，减少对肺部的刺激和损害。

2. 饮食调理

供给患者易消化、富含蛋白质和维生素的食物，多吃新鲜蔬菜和水果。注意少食多餐，每餐八分饱，避免过凉食物引起腹泻。

3. 定期复查

肺癌治疗后需要定期复查，以监测疗效和早期发现肿瘤的复发和转移。复查以影像学检查为主，如胸部 X 线、CT 等。若患者出现不适症状，应及时就医，规范治疗。

4. 环境优化

指导患者注意室内空气质量，保持空气流通，避免烟雾、粉尘等刺激性物质的影响。优化家居环境，确保家居设施的安全性，预防意外发生。

5. 心理调适

鼓励患者保持积极乐观的心态，树立战胜疾病的信心。家属和亲友应给予患者关爱和支持，帮助患者缓解心理压力和负面情绪。

第二节　胃癌的护理

【概述】

胃癌是指源于胃粘膜上皮细胞的恶性肿瘤，以胃腺癌最为常见。胃癌好发于幽门部，其次为贲门、胃底部，且多见于 40～60 岁的中老年人群，男性发病率略高于女性。胃癌起病隐匿，早期症状不典型，因此早期诊断较为困难。

随着病情的发展，患者可出现上腹部疼痛、饱胀不适、食欲减退、消瘦、乏力、恶心、呕吐、呕血、黑便等症状。胃癌的发生与多种因素有关，包括地域环境、饮食生活习惯、幽门螺旋杆菌感染、遗传因素等。

【护理】

1. 病情观察

在胃癌患者的护理过程中，病情观察是核心环节，它直接关系到患者病情的评估和治疗方案的调整。

（1）生命体征观察

密切监测患者的体温、脉搏、呼吸、血压等生命体征，尤其注意有无异常波动。胃癌患者常因肿瘤消耗和营养不良而出现贫血、低血压等症状，因此需特别注意血压和心率的监测。

（2）疼痛观察

胃癌患者常伴有上腹部疼痛，护理人员需详细询问患者疼痛的性质、部位、程度及持续时间，评估疼痛对患者日常生活的影响。对于疼痛剧烈的患者，应及时给予止痛药物，并观察药物疗效及副作用。

（3）消化道症状观察

注意观察患者的食欲、进食量、呕吐物及大便情况。胃癌患者常因肿瘤阻塞胃腔而出现进食困难、呕吐等症状；同时，肿瘤破溃出血可导致呕血、黑便。一旦发现这些症状，应及时报告医生处理。

（4）心理状态观察

胃癌患者常伴有焦虑、恐惧、抑郁等负面情绪，护理人员需密切观察患者的心理状态变化，及时给予心理疏导和支持。鼓励患者表达内心感受，引导其正确认识疾病，树立战胜疾病的信心。

2. 对症护理

针对胃癌患者的不同症状，采取针对性的护理措施，以缓解患者不适，提高生活质量。

（1）疼痛护理

对于疼痛明显的患者，除了给予止痛药物外，还可采用非药物止痛措施，如体表止痛法、注意力转移止痛法等。同时，保持病室安静整洁，减少外界刺激，以减轻患者疼痛感受。

（2）消化道症状护理

对于进食困难的患者，可采用鼻饲管喂食或肠外营养支持等方式保证营养摄入。对于呕吐频繁的患者，应协助其取半卧位或侧卧位，防止呕吐物误吸入呼吸道；同时给予止吐药物以缓解症状。对于呕血、黑便的患者，应迅速建立静脉通道补充血容量并遵医嘱给予止血药物处理；同时密切观察患者生命体征变化以防休克发生。

（3）并发症护理

胃癌患者手术后可能出现多种并发症如胃出血、胃排空障碍、吻合口瘘等。护理人员需密切观察患者病情变化及时发现并处理并发症。对于胃出血的患者应迅速给予止血药物并密切观察引流液的颜色、性质及量；对于胃排空障碍的患者可给予胃肠减压以促进胃排空恢复；对于吻合口瘘的患者应迅速建立静脉通道补充血容量并遵医嘱给予抗感染药物处理以防感染扩散。

3. 一般护理

一般护理是胃癌患者日常护理的基础内容，包括环境护理、基础护理、安全护理等多个方面。

（1）环境护理

保持病室环境安静整洁、空气清新温湿度适宜。定期开窗通风换气并进行空气消毒以预防交叉感染的发生。同时控制探访人员数量和时间以保证患者充足的休息和睡眠。

（2）基础护理

协助患者完成日常生活护理如洗漱、更衣、进食等。注意观察患者的皮肤情况预防压疮的发生。对于长期卧床的患者应定时翻身拍背以促进血液循环预防肺部感染和深静脉血栓形成的发生。

（3）安全护理

评估患者的安全风险因素如跌倒坠床等并采取相应的预防措施如安装床栏、使用防滑垫等。同时加强对患者的安全宣教提高其安全意识避免意外事件的发生。

【健康指导】

健康指导是胃癌患者护理的重要组成部分旨在帮助患者建立健康的生活方式提高自我管理能力促进疾病的康复和预防复发。

（1）饮食指导

胃癌患者的饮食应以清淡易消化为主避免进食辛辣、刺激、油腻等食物。建议少食多餐每次进食量不宜过多以免加重胃肠道负担。同时鼓励患者多摄入富含蛋白质和维生素的食物如瘦肉、鱼类、豆制品及新鲜蔬菜水果等以满足机体所需营养。对于行胃大部切除术后的患者应遵循从流质到半流质再到软食的过渡原则逐渐恢复正常饮食。

（2）心理指导

加强与患者的沟通交流了解患者的心理需求和困扰并给予相应的心理支持

和安慰。鼓励患者积极面对疾病树立战胜疾病的信心同时引导家属给予患者更多的关心和支持共同营造温馨和谐的家庭氛围以促进患者的心理健康和康复进程。

（3）复查与随访

强调定期复查的重要性并告知患者复查的时间和内容以便及时发现病情变化并采取相应处理措施。复查内容主要包括影像学检查如腹部 CT、MRI 等以及实验室检查如血常规、肝肾功能等以监测治疗效果和评估疾病进展情况。同时建立随访制度定期电话随访了解患者病情变化和康复情况给予必要的指导和帮助。

（4）生活方式指导

指导患者建立健康的生活方式包括戒烟限酒、适量运动、规律作息等。戒烟限酒可以降低胃癌复发的风险；适量运动可以增强体质提高抵抗力；规律作息可以保持精力充沛促进康复进程。同时鼓励患者积极参与社交活动保持良好的心态和社会适应能力以促进身心健康和全面康复。

第三节 肝癌的护理

【概述】

肝癌是一种发生在肝脏的恶性肿瘤，通常由肝细胞或胆管细胞异常增生形成。肝细胞癌是最常见的肝癌类型，占肝癌总数的 80% 以上。肝癌的发生与多种因素有关，包括乙型肝炎和丙型肝炎病毒感染、长期摄入致癌物质、遗传因素以及不良生活习惯等。

【护理】

1. 病情观察

（1）生命体征监测

肝癌患者的病情可能随时发生变化，因此，密切观察患者的生命体征变化是护理工作的重要内容。护士应定期监测患者的体温、脉搏、呼吸和血压，及时发现异常情况并报告医生。

（2）意识状态评估

意识状态是反映患者病情严重程度的重要指标。护士应经常评估患者的意识状态，包括神志是否清醒、反应是否灵敏等，以便及时发现肝性脑病等严重并发症。

（3）肝区疼痛观察

肝区疼痛是肝癌患者最常见、最典型的症状之一。护士应详细询问患者疼痛的性质、持续时间及有无放射等，遵医嘱按时给予镇痛剂，并根据患者疼痛情况调整用药剂量和频次。

（4）介入治疗及放化疗后观察

对于接受介入治疗或放化疗的肝癌患者，护士应密切观察其术后反应和副作用。如肝介入治疗术后，应观察患者足背动脉搏动及伤口有无渗血；放化疗术后，应密切观察患者是否出现恶心、呕吐、腹泻等副作用，并做好对症处理。

2. 对症护理

（1）疼痛护理：对于肝区疼痛明显的患者，护士应遵医嘱按时给予镇痛剂，并采取多种措施减轻患者疼痛。如指导患者通过深呼吸、听音乐等方式转移注意力；保持病房安静舒适，减少外界刺激；必要时给予按摩或针灸等辅助治疗。

（2）饮食护理：肝癌患者的饮食护理尤为重要。对于食欲不振的患者，护士应经常更换饮食花样，鼓励患者少食多餐，并选择清淡易消化的食物。对于有腹水的患者，应限制钠盐摄入，给予低盐饮食。同时，鼓励患者多食用富含蛋白质和维生素的食物，如瘦肉、鸡蛋、牛奶和新鲜蔬菜水果等，以保证充足的营养摄入。

（3）腹胀及腹水护理：腹胀和腹水是肝癌晚期患者的常见症状。对于腹胀并伴有腹水的患者，护士应指导其取半卧位休息，保持床位整洁干燥，并定时协助患者翻身以防止褥疮的发生。同时，密切观察患者水、电解质平衡情况，给予低钠饮食并详细记录出入量及腹围变化。

3. 一般护理

（1）心理护理：肝癌患者常伴有焦虑、恐惧和抑郁等不良情绪。护士应多关心、鼓励和安慰患者，耐心向患者及其家属介绍疾病的相关知识、治疗方法和预后情况，帮助患者树立战胜疾病的信心。同时，鼓励患者积极参加文娱活动和社会交往，以缓解心理压力和提高生活质量。

（2）活动护理：对于病情较轻的肝癌患者，护士应鼓励其在陪同下进行适当的散步或室内活动。对于无法下床活动的患者，则可在床上进行肢体伸屈锻炼和肌肉按摩等以促进血液循环和防止肌肉萎缩。同时，注意保持患者体位舒适和安全防止跌倒等意外事件的发生。

（3）口腔及皮肤护理：保持口腔和皮肤的清洁卫生对于预防感染和提高患者舒适度具有重要意义。护士应指导患者早晚刷牙、饭后漱口以保持口腔清洁；同时定期协助患者更换被服衣物、修剪指甲等以防止皮肤抓伤和感染的发生。对于长期卧床的患者还应特别注意防止褥疮的发生并定期翻身和按摩受压部位皮肤以促进血液循环和防止压疮的形成。

【健康指导】

1. 戒烟戒酒

烟草中的多种致癌物质和长期过度饮酒都会加重肝脏负担并损害肝功能因此肝癌患者应积极戒烟戒酒以减少疾病复发的风险和提高生活质量。

2. 合理饮食

肝癌患者应保持合理饮食习惯以补充充足营养并促进身体恢复健康。建议多食用富含蛋白质和维生素的食物如瘦肉、鸡蛋、牛奶和新鲜蔬菜水果等；同时避免食用油炸油煎食物和动物脂肪等高脂肪高热量食物以减少肝脏负担并预防并发症的发生。

3. 规律作息

保持规律作息习惯对于促进身体恢复健康和提高免疫力具有重要意义。肝癌患者应保证充足的睡眠时间避免熬夜和过度劳累；同时适当参加体育锻炼以增强身体素质和提高免疫力从而有助于预防疾病复发和促进身体康复进程加速进行下去。

4. 定期复诊

肝癌患者在治疗过程中应定期复诊以便及时了解病情变化并调整治疗方案从而提高治疗效果和预后质量水平。复诊时应携带相关病历资料和检查结果以便医生全面了解患者病情并给出针对性建议和指导措施帮助患者更好地控制病情和促进身体康复进程加速进行下去。

第四节 乳腺癌的护理

【概述】

乳腺癌是发生在乳腺上皮组织的恶性肿瘤，是女性最常见的癌症之一。乳腺癌具有较高的致死率，特别是在晚期，治疗难度显著增大。早期乳腺癌通常表现为无痛性乳腺肿块，表面不光滑，质地较硬，与周围组织分界不清。部分患者可能出现乳头溢液、皮肤凹陷、腋窝淋巴结肿大等症状。乳腺癌按照肿瘤大小、淋巴结转移情况、远处转移等分为Ⅰ期、Ⅱ期、Ⅲ期和Ⅳ期，分期越高，病情越严重，治疗难度越大。

【护理】

1. 病情观察

乳腺癌患者的病情观察是护理工作的基础，主要包括以下几个方面：

（1）术后伤口观察：手术后，应定期观察伤口情况，查看是否有红肿、流出液体或渗血。如有引流管，需特别关注引流管的量和性质，确保引流通畅，防止感染。

（2）疼痛评估：了解患者的疼痛程度和部位，评估疼痛对日常生活的影响。及时采取措施缓解疼痛，如使用非甾体消炎药、阿片类药物等，或提供物理治疗、按摩、针灸等非药物治疗。

（3）定期复查：患者应定期到医院进行复查，包括血常规、C反应蛋白、肝功能、离子全项、葡萄糖测定等相关化验，以及影像学检查，以便及时发现病情变化或复发。

2. 对症护理

对症护理是根据患者的具体症状采取相应的护理措施，以促进患者康复。

（1）伤口护理：手术后，伤口护理尤为重要。需保持伤口干燥、清洁，定期换药，防止感染。如伤口出现红肿、渗出等情况，应及时处理。

（2）疼痛护理：除药物治疗外，还可通过心理疏导、放松训练等方法减轻患者疼痛。鼓励患者表达疼痛感受，给予情感支持。

（3）化疗和放疗护理：化疗和放疗期间，患者可能出现恶心、呕吐、脱发、白细胞减少等不良反应。需密切观察患者症状，及时采取措施缓解不适。如提供清淡易消化饮食，保持室内空气清新，减少探视等。

3. 一般护理

一般护理是乳腺癌患者日常护理的基础，包括饮食护理、起居护理、心理护理等方面。

（1）饮食护理

营养均衡：患者应摄入均衡的营养，包括高蛋白、低脂肪、富含维生素和矿物质的食物。如新鲜鱼肉、虾肉、瘦肉、鸡蛋、酸奶等优质蛋白，以及猕猴桃、苹果、鸭梨等富含维生素的水果。①清淡饮食：避免辛辣、油腻、腌制等刺激性食物，如辣椒、辣条、麻辣火锅、腌制酸菜等。这些食物可能加重胃肠道负担，不利于患者康复。②适量饮水：保持充足的水分摄入，有助于促进新陈代谢和废物排出。

（2）起居护理：①保证充足的睡眠时间，避免熬夜和过度劳累。②根据身体状况进行适度的体育锻炼，如慢跑、打太极等。避免剧烈运动导致局部疼痛或不适。③保持身体清洁，勤洗澡、勤换衣。避免使用刺激性强的洗护用品。

（3）心理护理：①加强患者的心理疏导工作，关注患者的情绪变化。当患者出现态度粗暴、心情抑郁及烦躁不安时，及时给予情感支持和鼓励。②鼓励患者与家人、朋友沟通交流，分享感受和需求。同时，医护人员也应与患者保持良好的沟通关系，及时解答患者疑问。

【健康指导】

健康指导是帮助患者建立健康生活方式、预防疾病复发的重要措施。

1. 定期随访：

患者应终生随访，通过随访及时发现复发的癌灶或转移病灶。这有助于做到早发现、早治疗，提高治疗效果。

2. 健康生活方式

（1）均衡饮食：保持均衡的饮食习惯，避免暴饮暴食和偏食。适量摄入优质蛋白、低脂肪、富含维生素和矿物质的食物。

（2）适量运动：根据自身身体状况进行适量的体育锻炼，如散步、慢跑等。避免剧烈运动导致身体不适。

（3）戒烟限酒：避免吸烟和过量饮酒等不良习惯，以降低乳腺癌复发风险。

3. 心理调适

（1）积极乐观：保持积极乐观的心态，避免过度焦虑和抑郁。可以通过听音乐、阅读等方式放松心情。

（2）社会支持：积极参与社交活动，与家人、朋友保持密切联系。获得社会支持有助于减轻心理压力和提高生活质量。

4. 定期复查

（1）定期检查：按照医生的建议定期进行乳腺检查和相关化验，以便及时发现病情变化或复发。

（2）记录病情：建议患者记录自己的病情变化和感受，以便与医生进行更准确的沟通和治疗方案的调整。

第五节 膀胱癌的护理

【概述】

膀胱癌是指发生在膀胱黏膜上的恶性肿瘤，是泌尿系统最常见的恶性肿瘤之一。膀胱癌可分为多种类型，包括尿路上皮癌、鳞状细胞癌和腺癌等。其发病率在男性中较高，且随着年龄的增长而增加。膀胱癌的早期症状可能并不明显，但常见的表现包括无痛性血尿、尿频、尿急、排尿困难等。早期诊断和治疗对于提高膀胱癌患者的生存率和生活质量至关重要。

【护理】

1. 病情观察

病情观察是膀胱癌护理的重要环节，它有助于及时发现病情变化并采取相应的护理措施。以下是病情观察的主要内容：

（1）血尿观察：血尿是膀胱癌最常见的症状之一。护理人员应密切观察患者血尿的程度和颜色变化，记录血尿的量和频率。如血尿突然加重或出现鲜红色血液，应及时通知医生处理。

（2）排尿情况观察：观察患者有无尿频、尿急、尿痛等膀胱刺激症状，以及排尿是否困难。注意尿流的速度和量，以及尿线是否变细。这些症状可能提示膀胱癌的进展或并发症的发生。

（3）疼痛观察：膀胱癌患者可能出现腰部疼痛或下肢浮肿等症状。护理人员应询问患者的疼痛部位和性质，评估疼痛对日常生活的影响。对于疼痛明显的患者，应及时给予镇痛药物并观察镇痛效果。

（4）生命体征监测：密切监测患者的生命体征，包括体温、心率、呼吸频率和血压等。生命体征的变化可能反映患者的病情变化和并发症的发生。

（5）引流管观察：对于术后留置引流管的患者，应观察引流液的颜色、性质和量。如引流液出现鲜红色或量突然增多，提示可能有内出血发生，应及时通知医生处理。

2. 对症护理

对症护理是根据患者的具体症状采取相应的护理措施，以减轻患者痛苦和促进康复。

（1）出血护理：对于出现血尿或内出血的患者，应卧床休息并减少活动。遵医嘱给予止血药物和输血治疗。密切观察血尿和引流液的变化情况，及时调整治疗方案。

（2）疼痛护理：对于疼痛明显的患者，应给予有效的镇痛药物并观察镇痛效果。同时，可以采用物理疗法如热敷、按摩等缓解疼痛。鼓励患者表达疼痛感受并给予情感支持。

（3）感染护理：保持伤口和引流管的清洁干燥，定期更换敷料和引流袋。遵医嘱给予抗生素预防感染。监测患者的体温变化和白细胞计数等指标，及时发现并处理感染情况。

（4）尿瘘护理：对于出现尿瘘的患者，应取半坐卧位并保持引流管通畅。遵医嘱给予抗生素预防感染并观察尿瘘情况的变化。如尿瘘持续存在或加重，应及时通知医生处理。

3. 对症护理

对症护理是根据患者的具体症状采取相应的护理措施，以减轻患者痛苦和促进康复。

（1）出血护理：对于出现血尿或内出血的患者，应卧床休息并减少活动。

遵医嘱给予止血药物和输血治疗。密切观察血尿和引流液的变化情况，及时调整治疗方案。

（2）疼痛护理：对于疼痛明显的患者，应给予有效的镇痛药物并观察镇痛效果。同时，可以采用物理疗法如热敷、按摩等缓解疼痛。鼓励患者表达疼痛感受并给予情感支持。

（3）感染护理：保持伤口和引流管的清洁干燥，定期更换敷料和引流袋。遵医嘱给予抗生素预防感染。监测患者的体温变化和白细胞计数等指标，及时发现并处理感染情况。

（4）尿瘘护理：对于出现尿瘘的患者，应取半坐卧位并保持引流管通畅。遵医嘱给予抗生素预防感染并观察尿瘘情况的变化。如尿瘘持续存在或加重，应及时通知医生处理。

4. 一般护理

一般护理是膀胱癌患者日常护理的基础，包括饮食护理、起居护理、心理护理等方面。

（1）饮食护理：①营养均衡：鼓励患者多摄入高蛋白、易消化、营养丰富的食物如鱼、肉、蛋、奶等以及新鲜蔬菜和水果等富含维生素和矿物质的食物。避免辛辣、油腻、刺激性食物的摄入以减少对膀胱的刺激。②适量饮水：鼓励患者多饮水以增加尿量并起到内冲洗的作用。每日饮水量建议达到2000～3000mL。③肠道准备：对于行膀胱全切回肠代膀胱术的患者术前需进行肠道准备包括无渣饮食、禁饮水以及肠道抗炎药物的应用等。

（2）起居护理：①保证患者充足的休息和睡眠避免过度劳累和剧烈运动。鼓励患者进行适度的活动以促进康复和增强体质。②保持身体清洁干燥定期更换内衣裤和床单等物品避免感染的发生。

（3）心理护理：①情绪疏导：膀胱癌的诊断和治疗对患者及其家属来说是一个巨大的心理压力。护理人员应关注患者的情绪变化给予心理支持和安慰帮助患者树立战胜疾病的信心。同时鼓励患者积极参与治疗过程保持乐观的心态。②沟通交流：与患者建立良好的沟通关系倾听患者的需求和感受及时解答患者的疑问并给予必要的指导和帮助。

第六节 子宫内膜癌的护理

【概述】

子宫内膜癌，医学上称为子宫内膜腺癌，是起源于子宫内膜腺体的恶性肿瘤，占女性生殖道恶性肿瘤的 20%～30%。其发病与雌激素过度刺激子宫内膜、肥胖、高血压、糖尿病等因素有关，好发于围绝经期和绝经后女性。子宫内膜癌可分为雌激素依赖型（I 型）和非雌激素依赖型（II 型），前者多为子宫内膜样癌，后者则包括浆液性癌、透明细胞癌等。

【护理】

1. 病情观察

（1）症状观察

子宫内膜癌的主要症状为子宫异常出血，包括绝经后阴道出血和月经紊乱。大约九成的病人在早期会有出血情形，因此，大部分患者能在早期癌细胞尚未扩散前被诊断出来。此外，患者还可能出现阴道分泌物增多、下腹部疼痛等症状。一旦出现这些症状，应及时就医进行详细检查。

（2）体格检查

医生会对患者进行全面的体格检查，包括腹部触诊、妇科检查等，以了解患者腹部是否有异常包块、压痛及子宫大小等情况。晚期患者可能触及腹部包块，并伴有恶病质状态。

（3）辅助检查

①肿瘤标志物检查：如癌胚抗原（CEA）、CA125 等，可用于辅助诊断子宫内膜癌。②影像学检查：包括超声检查、CT 检查、MRI 检查等，可以明确肿瘤的大小、位置及是否发生扩散和转移。③病理学检查：是诊断子宫内膜癌的金标准，通过手术切除病变组织或宫腔镜下取子宫内膜组织进行病理学检查，以明确诊断。

2. 对症护理

（1）疼痛护理：子宫内膜癌晚期患者可能因肿瘤浸润周围组织而出现疼痛。护士应遵医嘱给予镇痛剂，并采用多种措施减轻患者疼痛，如指导患者通过深呼吸、听音乐等方式转移注意力，保持病房安静舒适，减少外界刺激等。

（2）出血护理：对于阴道不规则出血的患者，护士应密切观察出血量及性状，必要时给予止血药物或输血治疗。同时，保持会阴部清洁干燥，每日进行会阴冲洗 1～2 次，勤换会阴垫及内衣裤。

3. 腹水及腹胀护理：晚期患者可能出现腹水导致腹胀不适。护士应指导患者取半卧位休息以利于呼吸和引流腹水；同时限制钠盐摄入并给予低盐饮食；定期监测腹围变化并记录出入量；必要时遵医嘱给予利尿剂等治疗。

3. 一般护理

（1）心理护理：子宫内膜癌患者常伴有焦虑、恐惧和抑郁等不良情绪。护士应多关心、鼓励和安慰患者及其家属，耐心向患者介绍疾病的相关知识、治疗方法和预后情况；帮助患者树立战胜疾病的信心；采用非技术性语言使病人能听得懂治疗进程；鼓励患者积极参与社交活动以缓解心理压力和提高生活质量。

（2）饮食护理：患者应保持低脂肪、高蛋白、高热量、富含维生素的饮食结构；多食蔬菜水果等新鲜食物；慎食含雌激素类过多的食物如蜂王浆等；进食不足或营养状况极差者应遵医嘱静脉补充营养以提高手术耐受力。术前术后饮食需特别注意：术前2天开始进流质饮食，术前8小时禁食，术前4小时内禁水；术后2日禁饮食，待肠蠕动恢复后给予流质饮食并逐渐过渡到高蛋白、富含维生素、易消化饮食。

（3）休息与活动：患者应保证充足的睡眠时间避免熬夜和过度劳累；适当参加体育锻炼以增强身体素质和提高免疫力；卧床期间应协助病人翻身以防止压疮等并发症的发生；鼓励患者早期离床活动以促进身体恢复和预防并发症的发生。

【健康指导】

1. 普及防癌知识

中年妇女应每年进行妇科检查一次，尤其对于生育期、绝经期后有不规则阴道流血合并内科高血压、糖尿病、肥胖的妇女应适当增加检查次数；高危人群如家族中有癌瘤史者应高度警惕并定期进行相关检查以便早期发现和治疗子宫内膜癌。

2. 心理指导

体内激素水平改变会加重患者的心理反应。因此，患者应正确认识疾病减轻负面情绪积极乐观面对治疗过程；家属也应给予足够的关心和支持帮助患者建立战胜疾病的信心。

3. 饮食指导

患者应加强营养摄入多食用富含蛋白质和维生素的食物如瘦肉、鸡蛋、牛奶和新鲜蔬菜水果等；避免食用刺激性食物如烟、酒、咖啡、浓茶、辛辣、煎炸、腌制等食物以减少对身体的刺激和负担。

4. 定期复查

患者术后应遵医嘱定期复查以便及时了解病情变化并调整治疗方案。一般建议在术后2-3年内每3个月随访一次；3年后每6个月随访一次；5年后每年随访一次。随访内容包括体格检查、妇科检查及必要的辅助检查如B超等以全面评估患者的恢复情况。

5. 生活方式调整

患者应积极调整生活方式保持健康的生活习惯如戒烟限酒、适量运动、控制体重在正常范围内等以减少子宫内膜癌复发的风险并提高生活质量。

（董春娟）

第九章 急诊科常见疾病护理

第一节 急性左心衰的护理

一、病人取坐位,双腿下垂,减少静脉回流。

二、吸氧:湿化瓶内加 50％酒精或其他制剂,降低肺泡泡沫表面的张力,使泡沫破裂液化,以利呼吸道通畅。

三、测血压、脉搏、呼吸,做心电图,按常规进行心电监测。

四、严重气急、烦躁不安者,遵医嘱使用吗啡。

五、遵医嘱使用快速利尿剂,并观察利尿剂效果,记录 24 小时出入液量。

六、使用洋地黄者要注意观察病情及毒性反应,如厌食、恶心、呕吐、腹泻和各种心律失常等,如有上述反应,立即报告医生,立即停药或减量。

七、心理护理:以高质量的护理取得病人的信任,做好病人和家属的安慰和解释工作,给病人以心理支持,以利于早日康复。

八、健康教育:向病人及其家属讲解疾病的相关知识、治疗护理要点及相关注意事项及自我保健常识。

第二节 呼吸衰竭护理

一、严密观察病情变化,注意神志、呼吸、心率、血压的变化。按常规进行心电监测。

二、持续低流量吸氧,吸氧浓度 1～2 升／分钟,可减轻对呼吸的抑制,有效地改善缺氧状况。

三、保持呼吸道通畅：使头偏向一侧，协助病人翻身拍背，促进痰液排出，并备好吸痰器。

四、慎用镇静剂，如病情需要则应密切观察呼吸的深度、频率、节律、次数，发现异常及时报告。

五、人工呼吸机的使用。

六、做好重症护理记录。

七、心理护理与健康教育：注意与病人及其家属的沟通，及时解释和说明病情，缓解病人及其家属的紧张和焦虑情绪，使其以愉快的心态配合治疗和护理。向病人及其家属讲解疾病的相关知识、治疗护理要点及相关注意事项等。

第三节 休克护理

一、取仰卧中凹位，心源性休克者酌情半卧位。

二、注意保暖。

三、给予氧气吸入，保持呼吸道通畅。

四、严密观察神志、瞳孔、体温、脉搏、呼吸、血压的变化，做好重症护理记录，按常规进行心电监测。

五、开放静脉通道1～2条，必要时可采用中心静脉置管输液。并遵医嘱给药。

六、严密观察病情变化，准确记录24小时出入液量，严重休克者应留置尿管。

七、心理护理与健康教育。注意与病人及其家属的沟通，及时解释和说明病情，缓解病人及其家属的紧张和焦虑情绪，使其以愉快的心态配合治疗和护理。向病人及其家属说明疾病相关知识、治疗护理要点及相关注意事项等。

第四节 急性有机磷中毒护理常规

一、病人安置：迅速安置病人于抢救室内，脱去污染衣物，注意保暖，污染的皮肤用肥皂水彻底清洗，眼部污染用2％碳酸氢钠溶液冲洗，防止毒物持续吸收，同时立即通知医生。

二、呼吸管理：病人头偏向一侧，及时清除和吸引呼吸道的分泌物和呕吐物，以保持呼吸道通畅。给予氧气吸入。若呼吸困难、微弱或停止，应立即行气管插管。

三、立即洗胃：洗胃要求及时洗、反复洗、彻底洗，可用生理盐水、温开水或2%～4%碳酸氢钠溶液（温度25～38℃为宜）每次300～500ml，反复清洗。若敌百虫中毒禁用碳酸氢钠溶液洗胃，以免变成毒性更强的敌敌畏。洗胃的时间和灌洗的量不受限制，直至清亮无味为止。

四、立即开放静脉通道，遵医嘱迅速使用阿托品（或长托宁）和解磷定，应与洗胃同时进行。

五、密切观察呼吸、脉搏、瞳孔的变化，要警惕阿托品过量引起阿托品中毒。症状如面色潮红，脉率超过120次/分钟，瞳孔散大，皮肤干燥，烦躁不安。一旦出现上述情况立即报告医生。体温升高时，应行降温处理。

六、心理护理与健康教育：注意与病人及其家属的沟通，及时解释和说明病情，缓解病人及其家属的紧张和焦虑情绪，使其以愉快的心态配合治疗和护理。向病人及其家属讲解疾病的相关知识、治疗护理要点及相关注意事项等。

第五节 一氧化碳中毒护理

一、迅速将病人搬离中毒环境，移至空气流通处，松开衣带领口，注意保暖。

二、高流量氧气吸入，保持呼吸道通畅。清除口、鼻、咽部分泌物，若出现呼吸抑制及时行气管插管。

三、严密观察病情变化，特别是瞳孔、呼吸、血压及脉搏的变化，发现问题及时通知医生进行处理。

四、及时送高压氧舱进行治疗。

五、做好健康教育。本病预防最重要，应反复进行宣传教育。

六、心理护理与健康教育：注意与病人及其家属的沟通，及时解释和说明病情，缓解病人及其家属的紧张和焦虑情绪，使其以愉快的心态配合治疗和护理。向病人及其家属讲解疾病的相关知识、治疗护理要点及相关注意事项等。

第六节 急性心肌梗死护理

一、绝对卧床休息，保持安静，立即高流量吸氧。

二、测血压、脉搏，建立静脉通道，并做好重症护理记录。

三、做心电图检查，按常规进行心电监护。

四、止痛：遵医嘱给予杜冷丁，并做好必要的生化检查。

五、密切观察病人的心律变化，如发现室性期前收缩、窦性心动过缓、房室传导阻滞等心律失常，立即通知医生，并备好胺碘酮、阿托品等药物。

六、保持大便通畅，必要时服止泻药。

七、心理护理与健康教育：注意与病人及其家属的沟通，及时解释和说明病情，缓解病人及其家属的紧张和焦虑情绪，使其以愉快的心态配合治疗和护理。向病人及其家属讲解疾病相关知识、治疗护理要点及相关注意事项等。

第七节 脑出血护理

一、保持呼吸道通畅：使病人头偏向一侧，及时吸引呼吸道分泌物及呕吐物，困难者给予氧气吸入，必要时行气管切开。

二、密切观察并记录病人的神志、瞳孔、体温、脉搏、呼吸、血压的变化，以及排泄物、呕吐物的颜色，次数及量，及时发现颅高压、脑水肿并及时与医生联系。

三、注意皮肤的清洁，定时翻身、按摩，防止压疮发生。

四、加强口腔护理，预防口腔并发症。

五、昏迷病人应行鼻饲，以维持机体所需要的热量与营养，增加抵抗力。

六、心理护理与健康教育：注意与病人及其家属的沟通，及时解释和说明病情，缓解病人及其家属的紧张和焦虑情绪，使其以愉快的心态配合治疗和护理。向病人及其家属讲解疾病的相关知识、治疗护理要点及相关注意事项等。

第八节 镇静安眠药中毒的护理

一、洗胃：根据病情给予口服洗胃或插胃管洗胃。

二、病情观察：定时测量生命体征，观察意识状态、瞳孔大小、对光反射、角膜反射，若瞳孔散大、血压下降、呼吸变浅或不规则，应及时报告医生，及时处理。

三、保持呼吸道通畅，头偏向一侧，吸净呼吸道分泌物。必要时停气管插管或气管切开。

四、氧气吸入。

五、心理护理，不宜让病人单独留在病房，防止再度自杀。

六、心理护理与健康教育：注意与病人及其家属的沟通，及时解释和说明病情，缓解病人及其家属的紧张和焦虑情绪，使其以愉快的心态配合治疗和护理。向病人及其家属讲解疾病的相关知识、治疗护理要点及相关注意事项等。

第九节 危重病人护理常规

一、根据病人病情取相应的体位。

二、头偏向一侧，保持呼吸道通畅。给予氧气吸入。

三、建立留置针静脉通道（1～2条），并保持输液通畅。

四、立即通知相关专业的医生进行诊疗。

五、严格遵守"三查七对"制度，准确执行各项医嘱。

六、常规导尿，并保持尿管通畅。

七、加强巡视，密切观察生命体征及病情变化，发现异常，及时报告，及时处理。

八、建立危重病人护理记录单，及时、准确、规范地做好各项护理记录。

九、加强基础护理，预防并发症的发生。

十、心理护理与健康教育：注意与病人及其家属的沟通，及时解释和说明病情，缓解病人及其家属的紧张和焦虑情绪，使其以愉快的心态配合治疗和护理。向病人及其家属讲解疾病的相关知识、治疗护理要点及相关注意事项等。

第十节 心脏、呼吸骤停护理

一、根据病人突然发生意识丧失及大动脉搏动消失，或根据心电图示波器上显示出心搏骤停的心律表现，确定病人发生了心搏骤停后，应立即呼唤其他医务人员，同时即刻开放气道，实施人工呼吸和心脏按压。

二、迅速建立静脉通道，至少开放两条静脉，遵医嘱给予复苏药物。

三、立即气管插管，呼吸机辅助呼吸。

四、使用"心肺复苏机"行胸外心脏按压。

五、执行口头医嘱应复述一遍，查对无误后方可应用。药物随用随记。

六、按常规进行心电监测，并随时记录病人的意识状态、心率、心律、血压、呼吸、脉搏、出入液量、血气分析结果等。

七、头置冰帽或冰袋，以保护脑组织。

八、向病人家属交代病情，讲解抢救措施实施的目的并听取他们的意见。

九、如病人意识恢复，要给予情感支持和心理护理，避免因焦虑、恐惧而加重病情。

（姚雨）